# 에필리아가 들려주는 뇌전증 이야기

|증보판|

뇌전증 환우와 가족들을 위한 실제적인 안내서

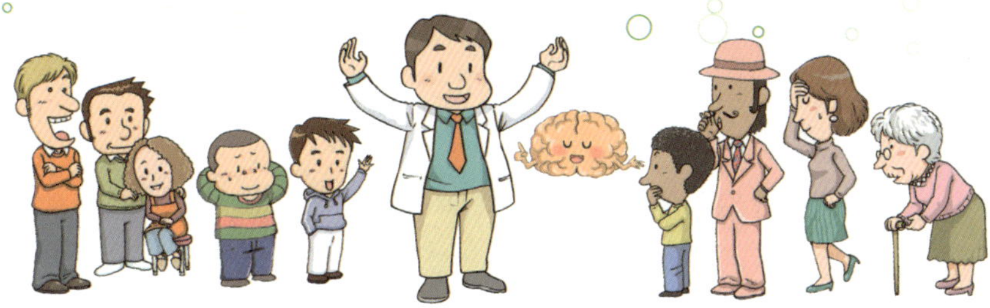

# 에필리아가 들려주는 뇌전증 이야기

|증보판|

| 에필리아 편집위원회 지음 |

# Epilia

범문에듀케이션

# 인사말

뇌전증 환우에게 바칩니다.

우리가 어떤 목적지에 가고자 할 때 가장 손쉽게 갈 수 있는 방법 중 하나는 버스나 지하철 등 대중교통을 이용하는 것입니다. 가고자 하는 목적지의 지명이나 그 근처의 역 이름을 알고 어디서 버스나 지하철 또는 기차를 타는지를 알면 갈 수가 있습니다. 그리고 목적지에 도달하면 대중교통 수단에서 내립니다. 많은 의사들이 환자의 병을 고치기 위해, 병의 완치를 위해 노력하고 있습니다. 많은 환자들이 의사의 손을 잡고 치료를 향한 대중교통 수단에 같이 오르게 됩니다. 뇌전증을 다루는 의사에게 있어 뇌전증 환자를 만나는 것은 단순히 환자를 진료하는 것과는 다른 의미입니다. 뇌전증이라는 질병의 특성상 지속적인 약물 치료를 요하는 경우가 많고, 단순한 병의 의미를 넘어서 사회적으로 원치 않는 어려움을 겪는 경우가 있습니다. 뇌전증 환자와 같이 오르는 대중교통은 멀지 않은 곳으로 가는 시내버스나 지하철이라기보다는, 인생의 저 먼 곳을 향해서 오랫동안 타고 가는 대륙횡단 열차와 같습니다. 짧게는 몇 년에서 길게는 몇십 년 동안 뇌전증을 정복하려는 의사와 환자는 그 열차를 함께 타고 가면서 병을 너머 삶의 일부를 같이 공유하게 됩니다.

에필리아의 목적은 뇌전증에 대한 충실한 정보를 제공하여 환우 여러분이 뇌전증에 대한 올바른 지식을 갖도록 하는 데에 있습니다. 이에 에필리아의 선생님들과 회원 여러분의 힘을 모아 뇌전증이 갖는 사회적인 편견이나 일부 잘못된 지식과 속설을 바로잡아 뇌전증 환자들의 사회적 낙인을 해소하고 환우 여러분의 치료에도 도움이 되고자 노력해 왔습니다. 지난 수년 동안 정기적인 학술대회, 학술지와 매거진의 발간, 시민강좌, 뇌전증 관련 연구와 함께 "사이버병동: 에필리아 24시"와 "에필리아가 들려주는 뇌전증 이야기" 등을 발간하는 등 학문적으로나 사회적으로 꾸준한 활동을 펼쳐왔습니다. 이번 "에필리아가 들려주는 뇌전증 이야기"의 증보판을 펴내는 것은 그 노력의 연장선에 있습니다.

뇌전증은 난치성 질환일 수도 있습니다. 그러나 난치성 질환이라는 것은 불치병이 아니라는 것으로서 약물치료와 수술치료 등과 같은 검증된 치료 방법이 있습니다. 또한 최근 수년 동안 의학의 발전으로 대부분 경우에 치료를 통하여 조절이 가능한 병이 되었습니다. 대부분 일상생활과 업무 등에 특별한 지장 없이 유지할 수 있습니다. 하지만 여전히 사회 생활에 제약이 많다는 인식이 널리 퍼져 있고, 편견과 무관심 속에서 뇌전증 환우들은 정상적인 생활을 방해받거나 올바른 치료에 접근하는 데 어려움을 겪습니다. 이전과 같이 앞으로도, 에필리아는 뇌전증 환우 여러분 모두의 올바르고 적절한 치료와 사회적 인식의 개선을 위하여 노력할 것입니다.

뇌전증 환우 여러분의 길고 긴 여행을 에필리아가 함께합니다.

2017년 8월

**조용원**

에필리아 집필진 대표

# 축하의 말

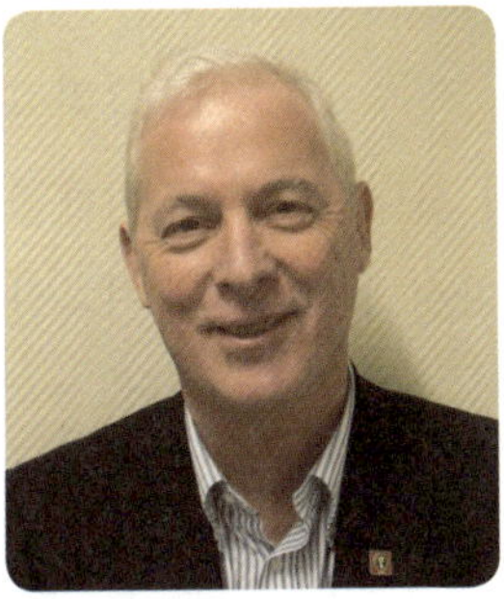

세계뇌전증협회 회장
**마이크 글린**

저는 에필리아 책에 축하의 말을 쓰게 된 것을 매우 기쁘게 생각합니다. 이 책은 뇌전증 환우들을 위한 고무적이며 좋은 정보를 담고 있고, 용기를 자극하는 내용으로 쓰여져 있습니다. 개인적으로 뿐만 아니라 세계뇌전증협회 회장으로서 저의 목표는 수천 년부터 지속되어왔고 뇌전증 환우의 삶에 부정적인 영향을 미치는 중요한 요인 중의 하나인 사회적 낙인을 지우는 데에 있습니다.

대한뇌전증학회는 뇌전증 환우가 매우 어려운 정신 건강 문제를 가지고 있는 사람이라는 인상을 풍기는 '간질'이라는 명칭에서 뇌에 전기적인 장애를 뜻하는 '뇌전증'으로 명칭을 변경함으로써, 이러한 목표에 큰 걸음을 내딛게 하였습니다. 이러한 변화는 한국의 뇌전증 환우들의 삶을 크게 변화시킬 것이라고 확신합니다. 저는 또한 이런 시도가 대중이 뇌전증에 대한 태도를 인식하게 만들고, 어떻게 사회적 낙인을 물리칠 수 있는가에 대한 긍정적인 변화를 이끌어 냄을 통해서, 서태평양과 동남아시아 전 지역에 지대한 영향을 줄 것이라고 믿습니다.

저는 2012년 6월 서울의 아름다운 고궁에서 열린 뇌전증 개명 공식 선포식에 초청받은 것에 대해서 매우 자랑스럽게 생각합니다. 그것은 제 마음 속 깊이 영원히 간직할 만한 소중한 것이 될 것입니다. 이 책의 출판은 이런 변화 과정의 또 다른 중요한 단계입니다.

뇌전증이라는 주제에 대한 책을 만드는 것은 결코 쉽지 않은 벅찬 작업이지만, 이 책은 읽기 쉽게 편찬하여 뇌전증의 '이야기'를 말해 주고 있습니다. 접근하기 쉽고 시각적으로 즐거움을 주는 이 책을 만든 저자들, 그래픽 제작자, 그리고 편집자들에게 축하를 보내고 싶습니다.

저는 이 책이 뇌전증 환우뿐만 아니라, 부모, 가족, 보호자, 그리고 이전에 뇌전증에 대한 경험이 없는 일반인들에게 보다 더 나은 이해를 제공할 수 있는 매우 귀중한 자원이 될 것임을 확신합니다. 이 커다란 프로젝트가 성공하기를 진심으로 바랍니다.

2013년 1월

**마이크 글린**

세계뇌전증협회 회장

# MESSAGE FROM MIKE GLYNN, IBE PRESIDENT

It was with great pleasure that write a message for this inspirational Epilia book which has been written for people with epilepsy in an informative and engaging manner.

On a personal level and as President of the International Bureau for Epilepsy (IBE) one of my goals has been to eliminate the burden of stigma in epilepsy which dates back thousands of years and remains one of the most important factors that impact negatively on the lives of people with epilepsy (PWE).

The Korean Epilepsy Society has taken a major step in achieving this goal by changing from the old symbols for "Epilepsy" which created the impression that a person had a very difficult mental health problem to the symbols indicating a "Cerebro-electrical disorder".

I am sure that this change will mark a great improvement in the lives of people living with epilepsy in Korea. I also believe that this change may have a profound impact throughout the Western Pacific and South East Asia as it makes the general public reflect on their attitude to epilepsy and how they can make positive changes to dispel the stigma still associated with the condition.

I was very proud to be a part of the official launch of the new symbols at the beautiful palace in central Seoul last June. It is an occasion I will treasure in my heart for ever. The publication of this book is another important step in the change process.

Producing a book on the subject of epilepsy can be a daunting task but this book provides "the story" of epilepsy in such a readable manner although this is no easy task. I would like to congratulate the contributors, graphic artists and editors for producing a book which is both accessible and visually pleasing.

I am sure it will provide an invaluable resource in aiding better understanding of epilepsy for people with the condition, their parents, families and carers and those who have no prior experience of it. I wish all the very best of success with this great project.

# 추천사

2012년 6월7일 서울 덕수궁 중화전 앞뜰에서 하나의 역사가 이루어졌습니다.

'뇌전증 선포식'이 바로 그것입니다. 그동안 '간질'이라 불리던 질병 이름이 '뇌전증'으로 바뀌었음을 전 세계적으로 알리는 날이었습니다. 의학용어 개정뿐만 아니라 국어사전 등재, 그리고 법률적 용어로 국회 인준을 받기까지 수 년의 시간이 걸렸습니다.

2013년 새해 벽두에 또 하나의 작은 역사가 이루어집니다. '뇌전증'에 관한 이야기 책이 처음으로 출간된 것입니다. 학술적, 법률적 범위를 넘어 환우들과 가족 그리고 모든 사람들에게 친근하게 뇌전증에 관한 올바른 정보와 새로운 깨우침을 줄 수 있는 이야기 책이야 말로 우리 모두가 간절히 바라던 것이었습니다. 에필리아의 여러 선생님들이 수고하셔서 따뜻한 글과 재미있는 그림이 넘치는 소중한 책이 탄생하였습니다.

지난 반세기 동안 대한민국은 전 세계가 부러워하는 경제적 민주적 성장을 이룩하였고 이제는 복지국가의 반열에 오르게 되었습니다. '뇌전증' 역시 오랜 비합리적인 편견과 차별을 떨치고 당당하게 합리적인 사회복지제도 속으로 진입해야하는 중대한 사명을 감당해야 하는 시점이 아닐 수 없습니다.

바라기는 '에필리아가 들려주는 뇌전증 이야기'가 널리 보급되고 판이 거듭되면서, 환우들에게는 지혜와 용기를, 가족들에게는 평화와 위로를 주고 더 나아가 대한민국 사회에는 배려와 헌신이 넘쳐나는 커다란 새 역사가 열리기를 소망합니다.

**허 균**

대한뇌전증협회 회장, 아주대학교 신경과 교수

# 차례

에필리아가 들려주는 뇌전증 이야기 | 1부 |

# 뇌전증 바로 알기

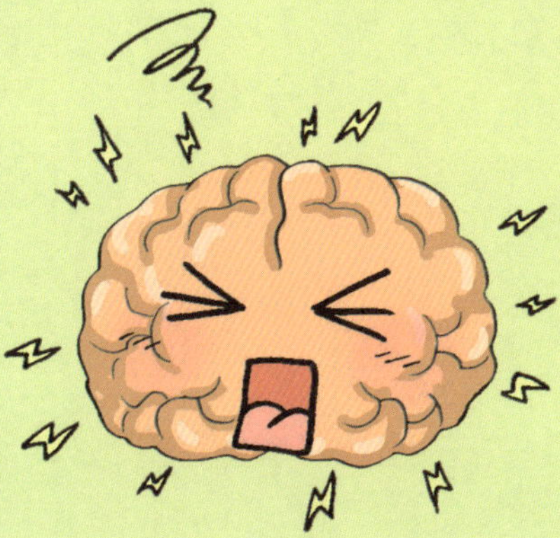

# 정의, 역학

## 뇌전증이란?

'뇌전증(腦電症, epilepsy)'은 뇌신경의 일시적인 이상흥분 현상으로 인한 증상이 반복적으로 나타나는 병을 말합니다. 사람의 뇌는 1000억 개의 신경세포(neuron)로 이루어져 있고, 이들은 수많은 연접(synapse)을 가지고 있습니다. 뇌신경은 정상적으로 늘 전기를 띠고 있고, 흥분 또는 억제를 반복하면서 전기적 또는 화학적 연접을 통해 정보를 주고받으며 생각하거나 기억하거나 움직이거나 느끼는 등 제 할일을 합니다. 이러한 와중에 평상시의 전기적 질서가 깨지는 것이 '뇌전증 발작(epileptic seizure)' 또는 '경련(convulsion)'입니다. 어떤 부위의 뇌세포가 오작동하느냐에 따라 증상이 다양하여 본인만 느낄 수도 있고, 의식을 잃고 몸을 떨 수도 있습니다. 증상은 대체로 갑작스럽게 생기며 저절로 없어집니다. 고열이나 전해질 장애 등 뇌를 둘러싼 환경이 나빠지면 누구에게나 뇌전증 발작이 생길 수 있습니다. 작은 환경 변화에도 뇌전증 발작이 일어나는 경향이 있다거나, 특별한 외적 요인이 없이도 뇌전증 발작이 생기는 내적 소인을 갖고 있다면, '뇌전증'을 앓고 있는 사람이라 할 수 있습니다. 대개 특별한 외적 요인 없이 뇌전증 발작이 두 번 이상 반복적으로 생길 때 뇌전증이라 진단합니다.

컴퓨터에 비유하면 한꺼번에 너무 많은 프로그램을 가동하면 일시적으로 오작동이 되기도 하고, 어떤 컴퓨터는 유난히 오작동이 많기도 합니다. 이러한 오작동을 하는 컴퓨터가 '뇌전증'을 가지고 있는 셈입니다. 잘못 만들어져서 오작동이 있는 컴퓨터도 있겠지만, 기능이 많고 수준이 높을수록 오작동이 많을 수도 있는 것처럼, 뇌전증이 있다고 지능에 문제가 있는 것은 아닙니다. 사람의 뇌는 수십 년을 쉼 없이 작동하고 있는데 평생 한 번도 오작동이 없다면 그것이 오히려 대단한 일일 것입니다.

다른 병에 비유하자면 목이나 기관지에 자극을 받았을 때 기침을 하는 것은 누구에게나 있을 수 있는 일입니다. 하지만 천식이 있는 사람은 보통 사람에게는 문제가 되지 않는 자극에도 예민하게 반응하여 기침을 자주 할 수 있습니다. '뇌전증'은 천식과 같은 질환명에 해당하며, '뇌전증 발작'은 기침과 같이 그 증상에 해당합니다. 천식 환자가 기관지가 예민하여 기침이 잘 생기는 것처럼, 뇌전증 환자는 뇌가 보통 사람보다 예민하여 뇌전증 발작이 잘 생긴다고 생각할 수 있습니다.

고대 사람들이 보기에는 갑자기 정신을 잃고 쓰러져 몸을 떠는 증상이 가장 인상적인 뇌전증 발작이었으므로, 이 증상 및 질환을 동아시아에서는 간질(미치다), 전간(미치다), 경기(놀라다), 발작(갑작스럽다), 서양에서는 epilepsy 또는 seizure(사로잡히다. 악령에 사로잡히다)라고 불렀습니다.

현대에 들어와서 이 질환의 원인 및 발생 과정이 밝혀지고, 양상과 경중도가 다양한 증상들을 포함하게 되었으며 치료도 쉬워졌습니다. 그럼에도 불구하고, 고대에 만들어진 질환명 자체가 갖는 부정적 의미가 환자들에게 수치심을 주고 사회적으로 거부감을 유발하기도 하여 2010

년 대한뇌전증학회(당시 대한간질학회)에서는 이 질환의 의학적 명칭을 뇌의 전기적인 이상이라는 의미의 '뇌전증'으로 바꾸기를 제안하였고, 이 명칭이 점차 상용화되고 있습니다.

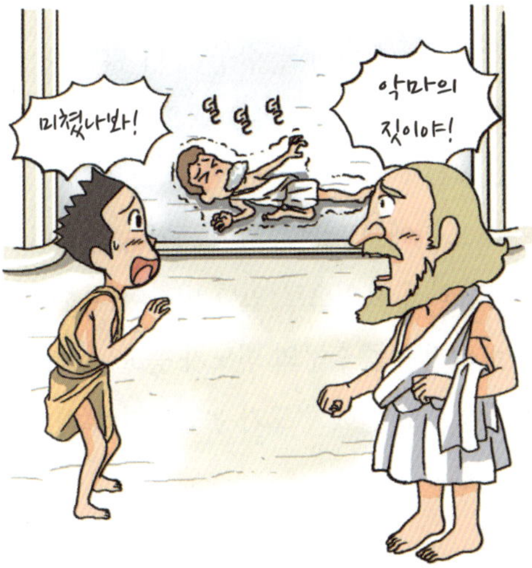

미쳤나봐!
덜덜덜
악마의 짓이야!


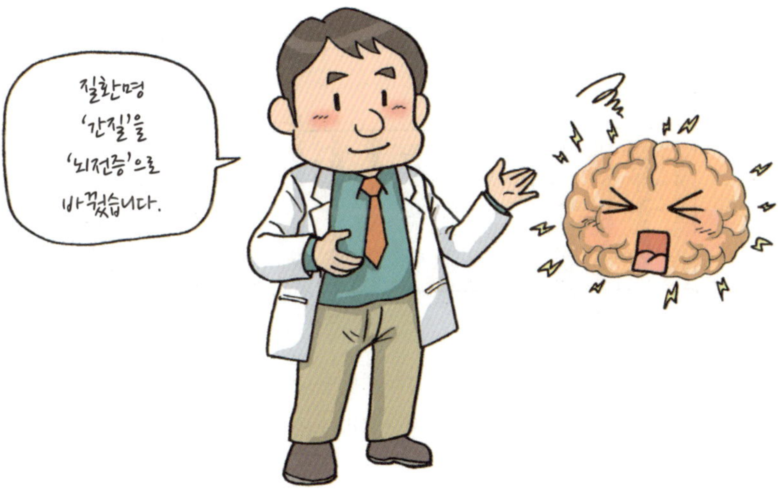

질환명 '간질'을 '뇌전증'으로 바꿨습니다.

## ↗ 뇌전증을 가진 사람들이 얼마나 있나요?

국내에는 2009년에 1000명당 4명, 즉 약 12만 명의 뇌전증 환자가 있는 것으로 조사되었습니다. 뇌전증은 완치가 되거나, 저절로 없어지기도 하므로 평생 뇌전증을 경험하는 경우는 더 많아 4~10명/1000명, 평생 경련이 한 번이라도 있는 경우까지 포함하면 1~3명/100명으로 그리 드문 일은 아닙니다.

연령별로 소아와 노년에서 뇌전증의 빈도가 높습니다. 소아기에는 대사 이상, 열성 경련 등의 외적 요인으로 인한 발작이 자주 발생하며, 소아기에만 있다가 호전되는 뇌전증 증후군의 빈도가 높고, 노년기에는 뇌혈관 질환 등 각종 뇌질환의 발생으로 인해 빈도가 높습니다(그림 1-1).

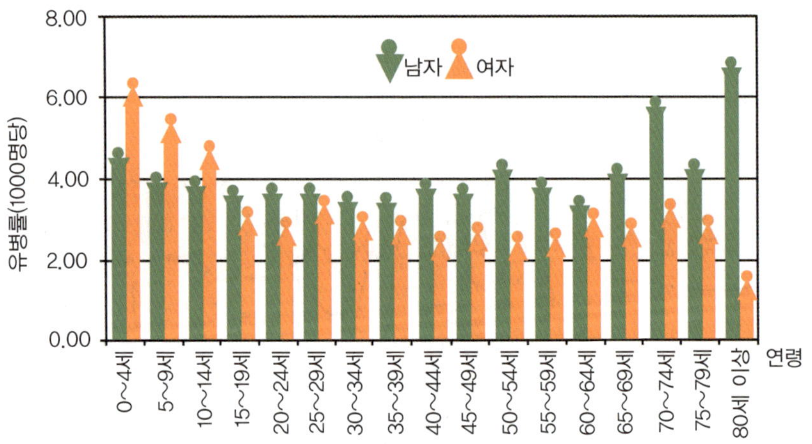


**그림 1-1** • 뇌전증의 유병률 1000명당 환자수(2012 뇌전증 역학조사 보고서)

# 뇌전증의 원인

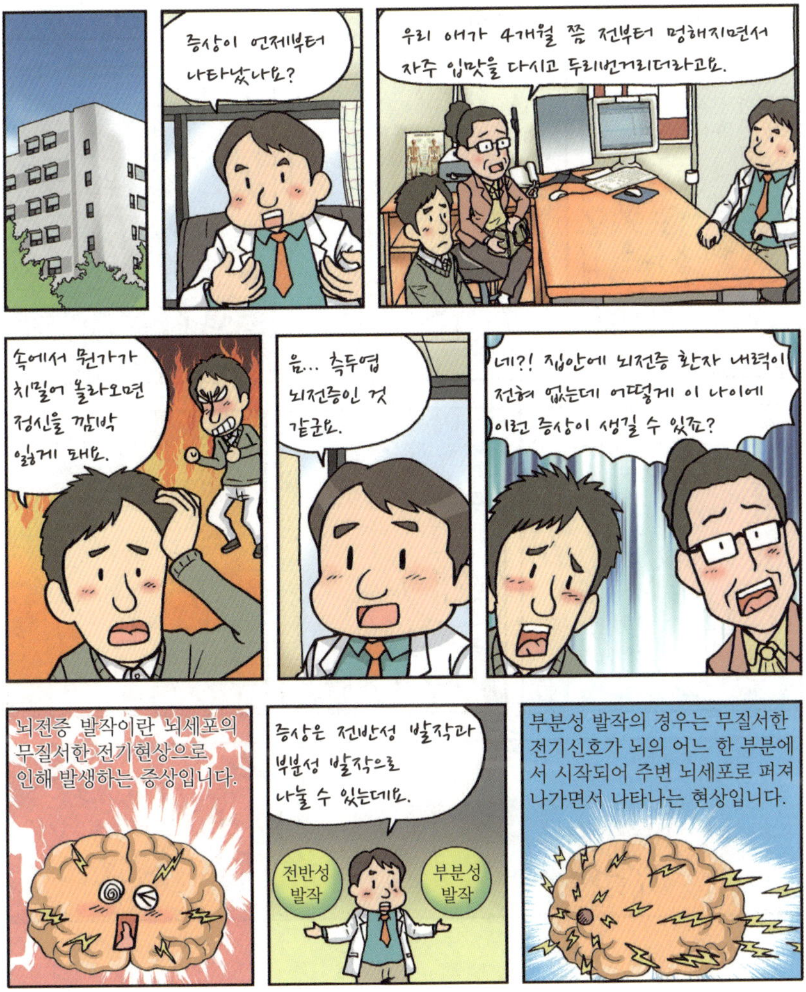
증상이 언제부터 나타났나요?
우리 애가 4개월 쯤 전부터 멍해지면서 자주 입맛을 다시고 두리번거리더라고요.
속에서 뭔가가 치밀어 올라오면 정신을 깜박 잃게 돼요.
음... 측두엽 뇌전증인 것 같군요.
네?! 집안에 뇌전증 환자 내력이 전혀 없는데 어떻게 이 나이에 이런 증상이 생길 수 있죠?
뇌전증 발작이란 뇌세포의 무질서한 전기현상으로 인해 발생하는 증상입니다.
증상은 전반성 발작과 부분성 발작으로 나눌 수 있는데요.
전반성 발작
부분성 발작
부분성 발작의 경우는 무질서한 전기신호가 뇌의 어느 한 부분에서 시작되어 주변 뇌세포로 퍼져 나가면서 나타나는 현상입니다.

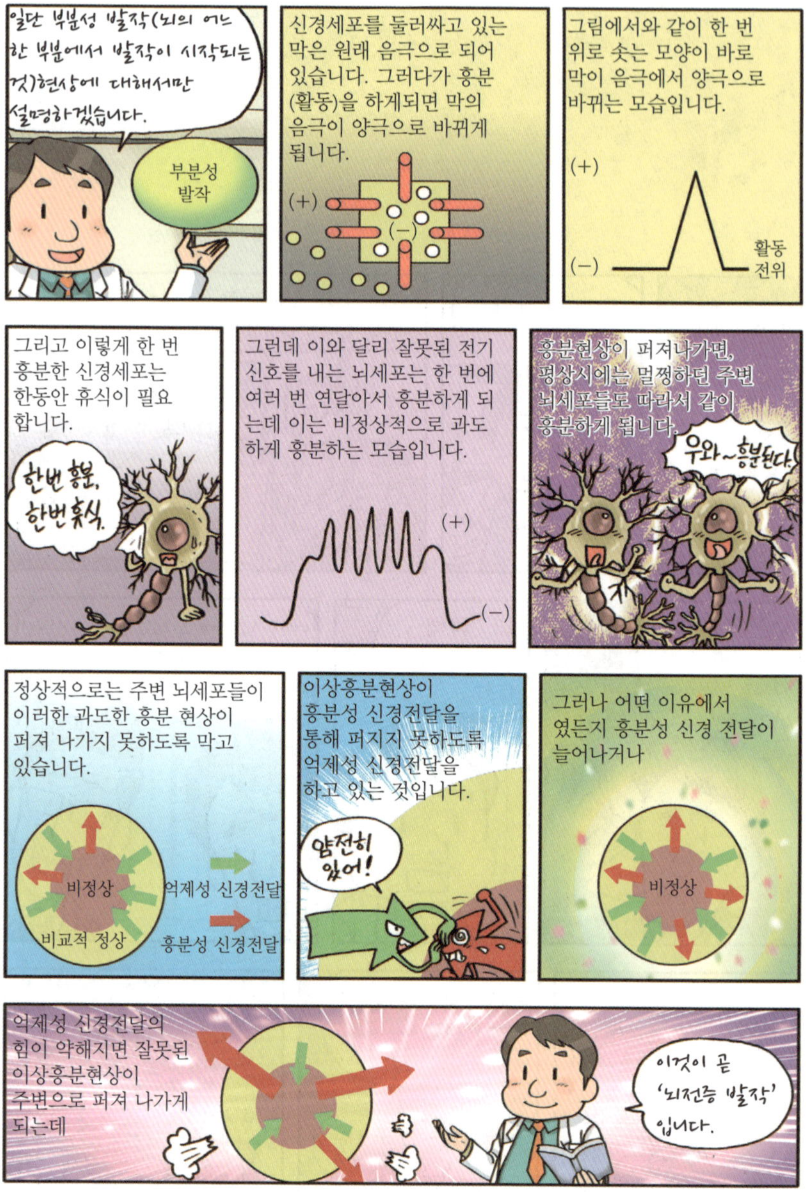
일단 부분성 발작(뇌의 어느 한 부분에서 발작이 시작되는 것)현상에 대해서만 설명하겠습니다.
부분성 발작
신경세포를 둘러싸고 있는 막은 원래 음극으로 되어 있습니다. 그러다가 흥분(활동)을 하게되면 막의 음극이 양극으로 바뀌게 됩니다.
(+)
(–)
그림에서와 같이 한 번 위로 솟는 모양이 바로 막이 음극에서 양극으로 바뀌는 모습입니다.
(+)
(–)
활동 전위
그리고 이렇게 한 번 흥분한 신경세포는 한동안 휴식이 필요합니다.
한번 흥분, 한번 휴식.
그런데 이와 달리 잘못된 전기 신호를 내는 뇌세포는 한 번에 여러 번 연달아서 흥분하게 되는데 이는 비정상적으로 과도하게 흥분하는 모습입니다.
(+)
(–)
흥분현상이 퍼져나가면, 평상시에는 멀쩡하던 주변 뇌세포들도 따라서 같이 흥분하게 됩니다.
우와~흥분된다.
정상적으로는 주변 뇌세포들이 이러한 과도한 흥분 현상이 퍼져 나가지 못하도록 막고 있습니다.
비정상
비교적 정상
억제성 신경전달
흥분성 신경전달
이상흥분현상이 흥분성 신경전달을 통해 퍼지지 못하도록 억제성 신경전달을 하고 있는 것입니다.
얌전히 있어!
그러나 어떤 이유에서였든지 흥분성 신경 전달이 늘어나거나
비정상
억제성 신경전달의 힘이 약해지면 잘못된 이상흥분현상이 주변으로 퍼져 나가게 되는데
이것이 곧 '뇌전증 발작'입니다.

## ↗ 뇌전증은 왜 생기나요?

앞서 뇌전증 발작은 뇌신경세포를 예민하게 할 수 있는 환경에서 누구에게나 생길 수 있고, 이런 요인이 없이도 발작이 잘 생기는 내적 소인이 있는 사람들도 있다고 언급하였습니다. 전해질 불균형, 저혈당, 요독증, 알코올 금단현상, 심한 수면박탈상태 등이 뇌전증 발작을 유발하는 외적 요인들입니다.

발작이 잘 생기는 내적 소인은 결국 뇌에 있는데, 모든 종류의 뇌신경세포의 이상은 뇌전증을 일으킬 수 있습니다. 예민한 신경회로를 타고 났을 수도 있고, 엄마 뱃속에서나 분만 중, 또는 후천적으로 얻은 뇌의 질환 때문에 뇌전증이 합병될 수도 있습니다. 전자를 '다른 원인이 없다.'는 뜻으로 특발성(idiopathic) 뇌전증, 후자를 '다른 질환의 증상의 하나로 생겼다.' 하여 증후성(symptomatic) 뇌전증이라 부릅니다.

뇌전증의 원인은 높은 빈도 순으로 뇌혈관 질환, 외상, 뇌염, 해마경화, 뇌성마비 및 선천성 기형, 뇌종양, 혈관기형, 퇴행성 질환 등이 있으나 원인을 알지 못하는 경우가 절반이 넘습니다.

그림 2-1에서 확인할 수 있듯이 뇌전증의 주요 원인에는 연령별로 차이가 있습니다. 그런데 또 하나 염두에 두어야 할 것은 어떠한 원인에 의해서든 뇌전증은 어느 연령에서나 시작될 수 있다는 점입니다. 예를 들어 선천적인 혈관 기형이 뇌 속에 있는 경우에도 환자가 성장한 후, 심지어는 40~50대가 되어서야 최초로 뇌전증 발작이 나타날 수도 있습니다.

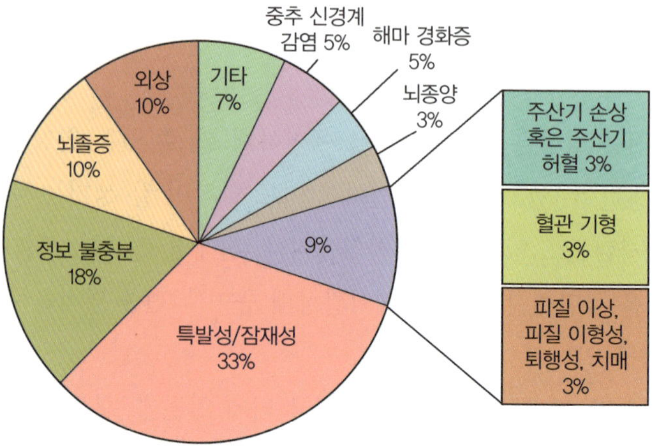


**그림 2-1** • 뇌전증의 원인

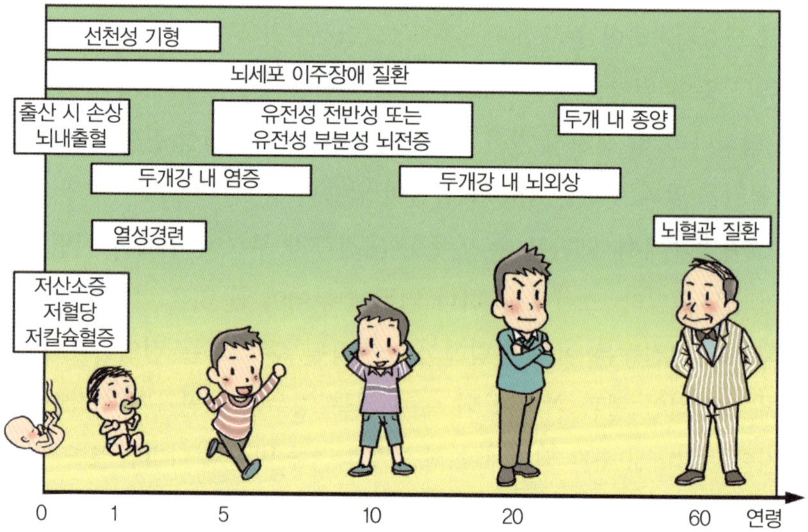


**그림 2-2** • 연령에 따른 뇌전증 발작의 원인

# 뇌전증 원인에 대한 잘못된 생각들

**뇌전증은 유전된다.**

진료 시 가장 흔히 받게 되는 질문 중의 하나가 바로 "우리 집안에는 이런 환자가 없는데 왜 병이 생겼을까요?"입니다. 그러나 유전적 영향이 있었을 것으로 생각되는 경우는 전체 뇌전증 인구의 20% 정도인데, 이 역시 다음 세대의 자녀에게 유전될 가능성은 6~8% 정도에 지나지 않습니다. 즉 "부모가 뇌전증이면 그 자식도 뇌전증이다."라는 공식은 적용되지는 않습니다. 뇌전증이 대물림되는 경우는 전체 뇌전증의 1%에도 미치지 못합니다.

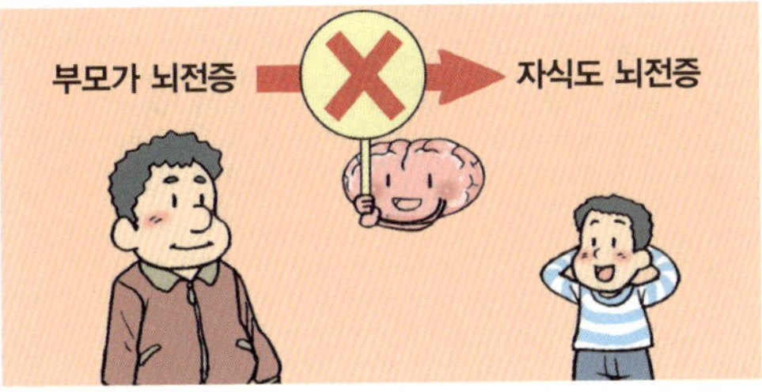
부모가 뇌전증
자식도 뇌전증

**심리적인 문제가 뇌전증의 원인이다.**

흔히 환자들이 잘못 생각하는 또 다른 하나는 심리적인 충격이 뇌전증의 원인이라고 생각하는 것입니다. 예컨대 뇌전증이 나타나기 전부터 있던 심리적인 스트레스 등을 기억하고 있다가 이것이 뇌전증의 원인일 것이라고 추측하는 것입니다. 그러나 심리적인 스트레스에 의해 이미 생긴 뇌전증의 발작이 좀 더 잘 유발될 수는 있으나 이것이 뇌전증 자체를 생겨나게 하지는 않습니다.

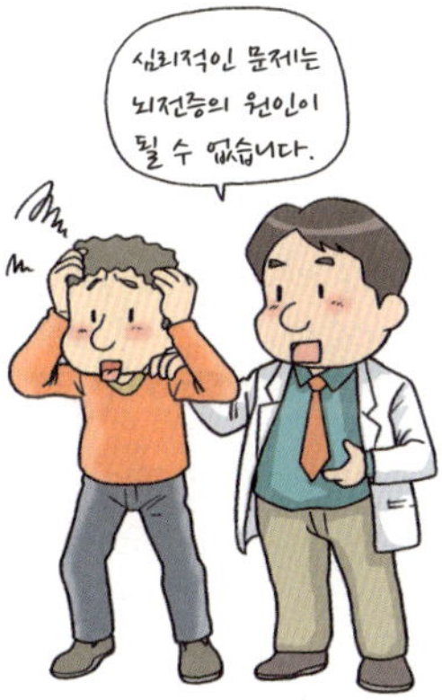
심리적인 문제는 뇌전증의 원인이 될 수 없습니다.

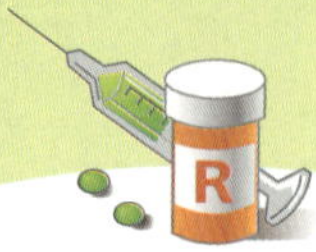

# 증상 및 증후군

## ↗ 뇌전증의 분류와 증상

### 증례

20세의 대학생 A군이 신경과를 방문하였습니다. 증상은 16세부터 시작되었고 간혹 아침에 자고 일어났을 때, 정신을 잃고 온몸을 떠는 발작이 있어 항경련제를 복용하게 되었고, 이후로는 발작이 없었습니다. 그런데 아침에 식사 도중에 팔이 움찔하고 떨리면서 숟가락을 놓치는 일은 자주 있었습니다. 주치의는 온몸을 다 떠는 것뿐 아니라 팔이 움찔하는 것도 발작의 일종이니 약을 조절해 보자고 하였습니다.

A군은 뇌 MRI가 정상이라고 들었고 다른 문제는 전혀 없는데 계속 약을 먹어야 하는 것인지 의문이 들었습니다.

## ↗ 뇌전증 발작의 종류

흔히들 뇌전증이라고 하면 쓰러져서 온몸을 심하게 떠는 발작만을 생각하기 쉽지만 실제로는 다양한 발작들이 존재합니다. 이러한 발작들을 체계적으로 분류한 것이 뇌전증 발작의 분류입니다. 발작의 종류에는 여러 가지가 있지만, 가장 중요한 발작을 표시하면 그림 3-1과 같습니다.

이는 국제뇌전증기구(International League Against Epilepsy: ILAE)에서 증상과 뇌파소견을 바탕으로 분류한 것으로 부분성 뇌전증 발작은 대뇌피질의 일부에서 생긴 발작을 의미하고, 전반성 뇌전증 발작은 대뇌 양측의 광범위한 부위에서 동시에 시작하는 발작을 말합니다.

**전신강직간대발작**(대발작) 정신을 잃고, 호흡 이상이 생기며 얼굴이 파래지고, 온몸이 뻣뻣해졌다가(강직) 떱니다(간대). 이는 부분발작에서 번져 생길 수도 있고(이차성 전신강직간대발작) 전반성 발작으로서 처음부터 생길 수도 있습니다(전신강직간대발작).

**소발작**(결신발작) 갑자기 하던 행동을 중단하고 멍해지는 증세가 수 초

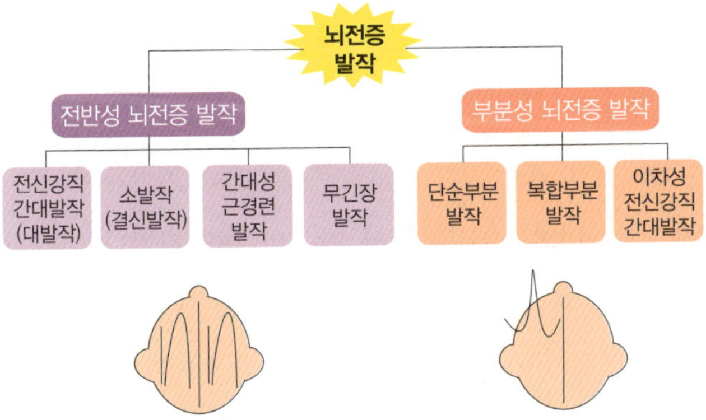


**그림 3-1** • 뇌전증 발작의 분류

간 지속됩니다. 본인은 '필름이 끊긴 것 같은' 느낌을 받게 됩니다. 가끔 눈이나 입 주위가 경미하게 떨리는 것이 동반되기도 합니다. 숨을 몰아쉴 때 잘 유발됩니다.

**간대성근경련발작** 깜짝 놀라듯 '움찔'하는 동작이 양측으로 나타나는 발작으로 식사 중 숟가락을 떨어뜨리거나 양치질하다가 칫솔을 떨어뜨리거나 하는 것으로 나타나기도 합니다. 이때 의식은 정상입니다. 이는 번쩍거리는 컴퓨터 게임이나 클럽의 조명 등 강한 빛 자극 등 외부환경에 의해 유발되기도 합니다.

**무긴장발작** 근육의 긴장이 갑자기 소실되어 머리를 떨구거나 푹 쓰러지는 발작의 형태로, 외상을 많이 입게 됩니다. 레녹스-가스토 증후군 등 소아기의 심한 뇌전증에서 주로 볼 수 있습니다.

**단순부분발작** 의식 소실이 없이 신체의 어느 한 부위에 국한된 발작을 말합니다. 뇌의 작은 영역에서만 전기적 이상흥분이 생긴 것으로 어느 영역을 침범했는가에 따라 증상은 다양합니다. 즉, 한쪽 손을 까딱까딱하거나 입꼬리가 당겨지는 형태의 단순부분운동발작, 한쪽 얼굴, 팔, 다리 등에 이상감각이 나타나는 단순부분감각발작, 속에서 무언가 치밀어 올라오거나 가슴이 두근거리고 땀이 나는 등의 증상을 보이는 자율신경계증상, 이전의 기억이 떠오른다거나 낯선 상황이 친숙하게 느껴지는 증상(déjà vu), 갑작스러운 공포감과 같은 정신증상도 나타날 수 있습니다.

**복합부분발작** 의식이 흐려지면서 반응이 느려지거나 이상한 행동을 하는 발작을 말합니다. 뇌에서 의식이나 생각을 관장하는 부위에 전기적 이상흥분이 생겨 나타납니다. 하던 행동을 멈추고 초점 없이 한쪽을 쳐다보는 증상이 대표적입니다. 두리번거리고, 안절부절 돌아다니기도 하고, 부적절한 말을 중얼거릴 수도 있습니다. 입맛을 쩝쩝 다시거나 물건을 만지작거리는 등의 의미 없는 행동을 반복하는 것(자동증)도 종종 동반됩니다.

## ↗ 발작의 분류는 왜 중요한가요?

무엇보다도 약물을 선택하는 데 중요한 역할을 합니다. 발작 유형별로 치료약이 다른 경우가 많으므로 발작의 분류는 치료를 시작하는 기본이 됩니다. 또한 대발작만이 뇌전증 발작이 아니라 다른 경미한 발작 형태의 유무도 알아야 치료 효과를 정확히 파악할 수 있습니다. 가령, 부분발작이 있는데도 대발작이 없어 환자 스스로 완치되었다고 생각하고 약물 복용을 중단하면 대발작이 다시 나타날 수도 있습니다.

## ↗ 뇌전증의 분류

앞서 말한 '발작의 분류'는 다른 병에 비유하자면 마른 기침, 가래를 동반한 기침 등으로 증상을 분류한 것에 해당합니다. 기침을 하는 질환으로는 천식, 기관지염, 폐렴, 폐암 등이 있는 것처럼 발작을 자주 하게 되는 뇌전증도 여러 질환을 포함합니다. 천식이나 폐렴에서 각각 특징적인 기침을 하기도 하지만 여러 종류의 기침을 다 할 수도 있는 것처럼 하나의 뇌전증에서 대체로 특징적인 발작을 하게 되지만, 여러 종류의 발작을 할 수도 있습니다.

뇌전증이라는 질환을 분류하자면 다음과 같습니다(그림 3-2). 우선 크게 둘로 나누는데, 부분성 뇌전증 발작을 특징적으로 갖고 있는 환자는 부분성 뇌전증이라고 하고, 전반성 뇌전증 발작을 갖고 있는 환자의 경우는 전반성 뇌전증이라고 합니다. 그리고 부분성 및 전반성 뇌전증을 각기 세 그룹으로 나눕니다. 우선 ① 유전적인 요인 이외에는 특별한 원인이 없는 경우를 특발성이라고 하며, ② MRI나 CT와 같은 뇌영상에서 뇌전증의 원인이 되는 병소가 발견되는 경우를 증후성이라고 하고, ③ 뇌전증의 원인이 되는 병소가 있을 것으로 추정되나 현재의 뇌영상에서 이상 소견이 발견되지 않는 경우를 은닉성 뇌전증이라고 합니다.

몇 가지 뇌전증의 세부 분류에 해당하는 질환들에 대해 자세히 알아보겠습니다.

**열성경련** 소아에서 가장 흔한 형태의 발작으로, 5세 미만의 어린이 전체 중 4%가 이 열성경련을 경험합니다. 대체로 생후 3개월에서 5년 사

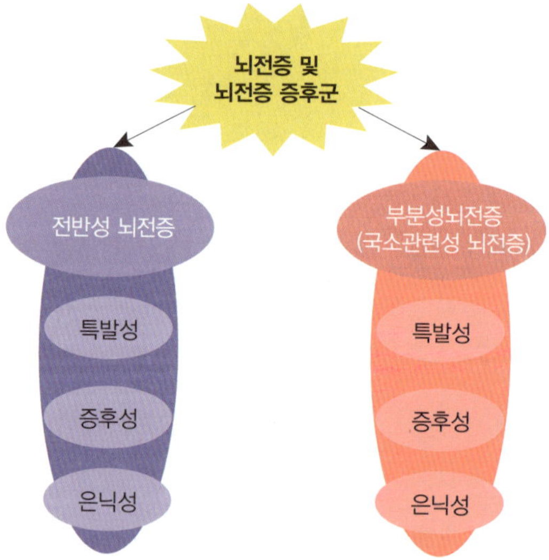


**그림 3-2** • 뇌전증 및 뇌전증 증후군에 따른 분류의 기본

이에 생깁니다. 뇌내 감염 또는 다른 질환 없이 열과 함께 경련이 나는 경우를 말하며 이전에 열 없이 경련을 경험한 경우는 해당되지 않습니다. 고체온이나 열성경련의 가족력이 위험인자입니다.

열을 낮추면 없어지며 후유증을 남기지 않는 것이 보통입니다. 그래서 열성경련 자체로는 뇌전증이라 부르지 않습니다. 하지만 부분성 발작형태로 나타나거나 발작이 15분 이상 지속되는 경우, 발달장애 등이 동반된 경우에는 이후 뇌전증으로 이행하는 경우도 있습니다.

## 부분성 뇌전증, 특발성

**중심-측두극파를 동반한 양성소아뇌전증** 4~13세 사이 발병하며 주로 자다가 발작이 나타납니다. 발작 형태는 주로 입술을 씰룩거리는데, 전신 발작으로 이행하기도 합니다. 특징적인 뇌파소견을 보이며 유전적 소인이 있을 수 있으나, 그 외 원인은 발견되지 않습니다. 대체로 발작의 빈도가 낮아 치료가 필요 없는 경우도 있고, 약을 쓰면 치료 효과가 좋으며 청소년기 이후 경련이 없어지는 경우가 많습니다.

## 부분성 뇌전증, 증후성

**측두엽뇌전증** 성인에서 가장 많이 볼 수 있는 뇌전증으로 내측두엽, 특히 해마경화증(hippocampal sclerosis)가 원인이 되는 경우가 가장 흔합니다. 증상은 초기에 특징적인 전조증상이 나타난 후 복합부분발작증세가 나타나는 것이 대부분이고 가끔 이차성 전신발작이 동반되는 경우도 있습니다. 전조증상으로는 뱃속에서 뭔가 치밀어오르는 것 같은 느낌, 공포감이 엄습해 오는 것 같은 느낌 등이 흔하고 기시감, 이상한 냄새, 물체가 크거나 작게 보임, 딴 사람이 된 것 같은 느낌 등이 있을 수 있습니다. 객관적인 증상으로는 멍해지고, 이상한 행동을 하며, 입맛을 다시거나 침을 꿀꺽꿀꺽 삼키거나 또는 손으로 물건을 만지작거리는 형태의 자동증이 자주 동반됩니다.

처음에는 약물에 대한 반응이 좋다가 종국에는 약물 난치성이 되는 경우가 자주 있어 이런 경우 병변 제거 수술이 필요합니다. 수술을 하면 병세가 호전되거나 완치되는 확률은 약 80%입니다.

## 전반성 뇌전증, 특발성

**소발작 증후군** 주로 소발작을 하루에도 여러 번 합니다. 특징적인 뇌파 소견을 보이며, 유전적 소인이 있을 수 있으나 그 외 원인은 발견되지 않습니다. 소아기 소발작은 5~10세 사이에 발생하며 치료에 반응이 좋고 나이가 들면 없어지는 경우도 많습니다. 청소년기 소발작의 경우에는 치료에 대한 반응은 비교적 좋으나, 전신강직간대발작 등의 다른 형태의 발작을 동반하는 경우가 많고 평생 약물을 복용해야 하는 경우도 소아기 소발작보다 많습니다.

**청소년기 간대성근경련 뇌전증** 12~18세 사이에 발병하고 주로 아침에 간대성근경련발작이 나타나 숟가락이나 칫솔을 떨어뜨리는 것을 많이 볼 수 있습니다. 소발작이나 전신강직간대발작이 같이 동반되는 경우를 많이 볼 수 있는데 광과민성의 특징이 있어, 번쩍거리는 불빛을 주면 이상뇌파가 관찰이 되고 발작이 나타날 수 있습니다. 유전적 소인이 있을 수 있으나, 그 외 원인은 발견되지 않았습니다. 치료는 잘 되나 약물을 중지하면 재발하는 경우가 많습니다.

## 전반성 뇌전증, 은닉성/증후성

**영아연축** 몸통의 연축현상(spasm: 발작의 한 종류로 몸통이 순간적으로 접히거나 또는 뒤로 젖혀짐. 앞에서 언급한 국제뇌전증기구의 분류에는 포함되어 있지 않다)이 반복해서 무수히 많이 나타날 수 있는 질환으로 영아기(1세 이전)의 인지장애와 중요한 관련이 있습니다. 출산 전 생기는 원인으로 반뇌거대증이나 피질이형성증, 무회증, 편평회증 등 다양한 형태의 뇌기형이 있습니다. 출산전후에 발생하는 뇌경색과 저산소증 등도 원인이 될 수 있습니다. 연축은 몰아서 나타나는 특성이 있고 더불어 간대성근경련, 강직발작 또는 부분발작이 동반되어 나타날 수도 있습니다. 인지기능의 저하가 동반되는 경우가 많지만 일부 환자에서는 그렇지 않습니다. 예후는 나쁘다고 알려져 있으나 실제로는 다양하여 6~16%의 환아는 잘 치료되기도 합니다. 다발성의 초점을 갖는 부분성 뇌전증, 레녹스-가스토증후군이나 기타 증후성 뇌전증으로 발전하기도 합니다. 원인이 되는 질환의 종류가 예후에 가장 중요한 영향을 끼치는 것으로 보입니다.

**레녹스-가스토 증후군**(Lennox-Gastaut syndrome) 다양한 원인이 있는데 출산 전후의 뇌경색 및 저산소증, 선천성 기형, 뇌세포이주장애, 결절성경화증 등이 그 예입니다. 영아연축이 있던 환자가 연령이 증가하면서 이 질환으로 이행되는 예가 많습니다. 소년에게 더 많이 발병하며 발병연령은 8세 이전인 경우가 대부분이고 호발연령은 3~5세입니다. 간대성근경련발작, 비전형적인 결신발작, 전신강직발작, 전신강직간대발작 등이 나타납니다. 이 중에서 강직발작이 이 증후군의 주된 특징으로 목이 갑자기 숙여지면서 팔이 강직상태로 올라가고 안면근육이 경직되는 모습을 보입니다. 갑자기 쓰러지는 경우도 흔하게 나타납니다. 이때 의식의 손상은 없을 수도 있습니다. 비전형적 결신발작은 전형적인 결신발작에 비해 시작과 끝이 불분명하며 침을 흘리고 입 주위에 간대성근경련을 보이게 됩니다. 지능 저하를 동반하는 경우가 많고 치료가 어렵습니다.

## ↗ 뇌전증의 분류는 어떤 의미를 가지나요?

뇌전증의 분류는 질환명을 뜻하는 것으로 환자가 갖는 여러 종류의 발작이나 그 밖의 신경계 이상을 포괄하며, 질환의 경중도 및 예후를 시사하기도 합니다. 다른 병에 비유하자면 기침의 종류만으로는 이 환자가 곧 좋아질지 치료가 안될지 알 수 없지만, 질병명을 안다면 천식은 오랫동안 병을 가지고 있을 가능성이 많고, 기관지염은 수주 내에 좋아질 것이며 폐암은 사망할 수도 있다는 것을 알 수 있는 것과 마찬가지입니다.

앞에 제시한 증례를 검토해 보겠습니다.

A군은 쓰러져서 온몸을 다 떠는 대발작과 팔이 움찔거리는 간대성근경련발작, 두 종류의 뇌전증 발작을 하는 것으로 보입니다. 뇌 MRI도 정상이고 다른 문제 없이 대학 생활을 하고 있는 것을 볼 때, 특발성 뇌전증입니다. 더불어 청소년기에 발작이 시작하였다는 점과, 발작 양상을 고려하면 A군의 뇌전증은 청소년기 간대성근경련 뇌전증으로 진단할 수 있습니다. 이 질환의 경우, 약물로 발작 조절은 잘 되지만 끊었을 때 재발할 확률이 높습니다. 더군다나 A군은 팔이 움찔거리는 발작이 아직 있기 때문에 약을 끊는 것은 위험하고, 오히려 현재의 약물을 더 조절해야 할 가능성이 있습니다.

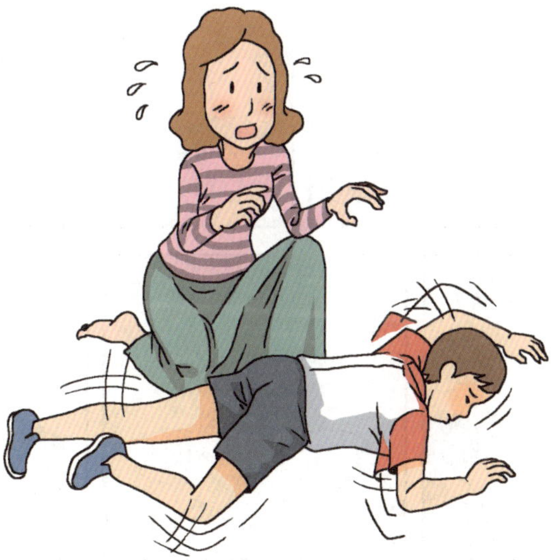

# 뇌전증의 진단

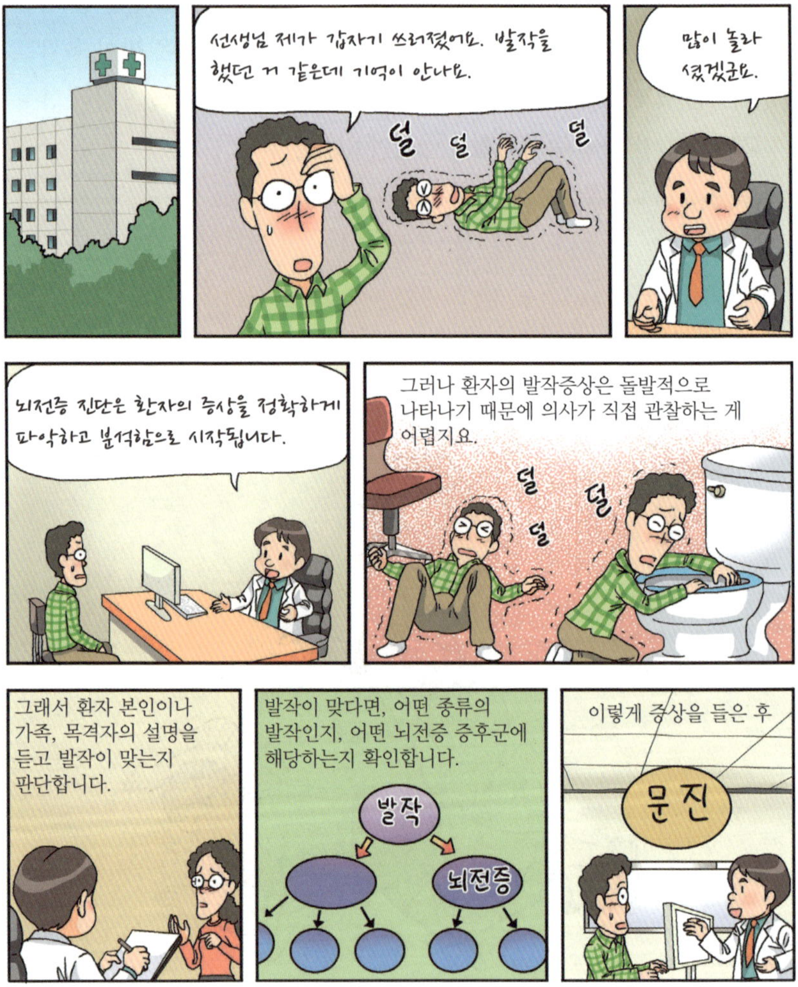
선생님 제가 갑자기 쓰러졌어요. 발작을 했던 거 같은데 기억이 안나요.
덜 덜 덜
많이 놀라셨겠군요.
뇌전증 진단은 환자의 증상을 정확하게 파악하고 분석함으로 시작됩니다.
그러나 환자의 발작증상은 돌발적으로 나타나기 때문에 의사가 직접 관찰하는 게 어렵지요.
덜 덜 덜
그래서 환자 본인이나 가족, 목격자의 설명을 듣고 발작이 맞는지 판단합니다.
발작이 맞다면, 어떤 종류의 발작인지, 어떤 뇌전증 증후군에 해당하는지 확인합니다.
발작
뇌전증
이렇게 증상을 들은 후
문진

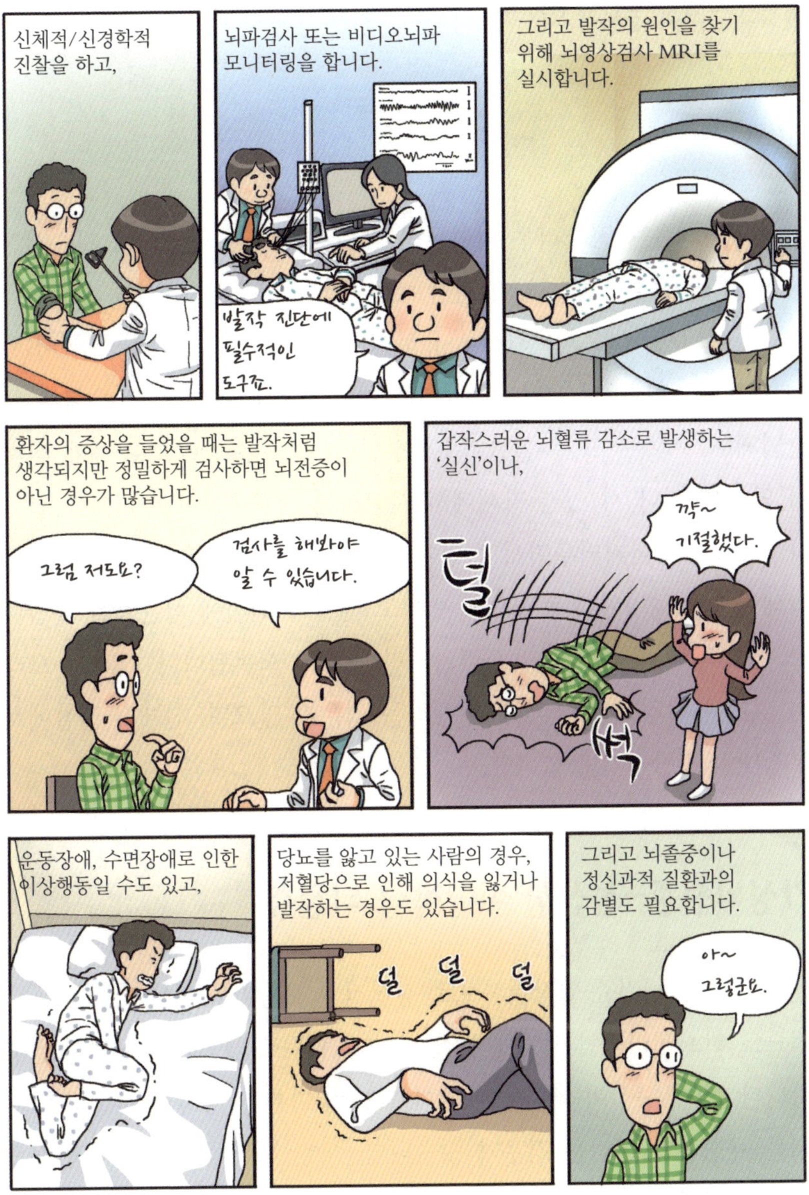
신체적/신경학적
진찰을 하고,
뇌파검사 또는 비디오뇌파
모니터링을 합니다.
발작 진단에 필수적인 도구죠.
그리고 발작의 원인을 찾기
위해 뇌영상검사 MRI를
실시합니다.
환자의 증상을 들었을 때는 발작처럼
생각되지만 정밀하게 검사하면 뇌전증이
아닌 경우가 많습니다.
그럼 저도요?
검사를 해봐야 알 수 있습니다.
갑작스러운 뇌혈류 감소로 발생하는
'실신'이나,
꺅~ 기절했다.
털
썩
운동장애, 수면장애로 인한
이상행동일 수도 있고,
당뇨를 앓고 있는 사람의 경우,
저혈당으로 인해 의식을 잃거나
발작하는 경우도 있습니다.
덜 덜 덜
그리고 뇌졸중이나
정신과적 질환과의
감별도 필요합니다.
아~ 그렇군요.

## ↗ 뇌전증 발작과 유사한 질환

### 실신

실신(Syncope)은 갑작스러운 뇌혈류의 감소로 인하여 나타나며 지속시간은 짧고 별다른 소생술 없이 저절로 완전히 회복됩니다. 일상적으로 졸도(혹은 기절, fainting)와 혼용해서 사용하며 강한 감정의 변화, 장기간 서 있는 자세, 부정맥이나 통증 등에 의해 나타납니다. 가장 흔한 유형은 혈관억제(vasodepressor) 또는 혈관미주신경실신(vasovagal syncope)으로 대개 환자가 앉아 있거나 서 있는 자세에서 시작하며 전구증세가 먼저 나타납니다. 메스껍고 어지러우면서 휘청거리고 쓰러질 것 같은 두려움과 함께 안색이 창백해지거나 잿빛으로 변하고 얼굴과 전신에 식은땀을 흘립니다. 진행하면 의식을 잃고 쓰러지지만 재빨리 회복됩니다. 병력상 오래 서 있거나 감정이 격한 경우 발생하는 경우가 많으며, 신체적 진찰에서 부정맥이 관찰되기도 합니다.

### 가성뇌전증-정신성 비발작성 뇌전증

일종의 유사 뇌전증 발작현상으로 정신적인 보상이 있거나, 정신역동학적으로 히스테리적인 사람에게 잘 나타나며 주로 극적인 상황에서 발생합니다. 대개 증상이 나타날 때마다 조금씩 다른 양상으로 관찰되어 형태를 규정짓기 어려운 경우가 많습니다. 또한 뇌전증 발작은 일반적으로 넘어지거나 부딪혀서 환자 자신의 몸이 손상되는 경우가 종종 있지만, 가성뇌전증에서는 이러한 현상이 드뭅니다. 과호흡이 선행되어 나타나기도 하며 의식소실이나 뇌파에 이상이 없이, 불규칙한 경련운동이 나타나는 것이 특징입니다. 두렵고 목이 졸리거나 죽을 것 같은 느낌, 떨림, 그리고 두근거림이 특징인 심한 공황발작에서 가끔 나타날 수 있으며 이러한 경우 히스테리 실신이라고도 합니다.

그러나 꼭 기억해야 할 한 가지는 진성뇌전증과 가성뇌전증의 구분이 쉽지 않은 경우가 많으며, 실제 뇌전증 환자에서도 가성뇌전증 발작이 자주 동반된다는 점입니다.

## 수면장애

수면 중 나타나는 이상행동을 사건수면(parasomnia)이라고 하며 발작과 감별이 어려운 경우가 있습니다. 사건수면은 어린이에서 주로 나타나며 비램수면 동안 주로 발생하여 지속기간이 발작보다 길고, 양상이 일정하지 않으며 대게 나이가 들면 저절로 호전됩니다. 노인에서는 수면 중 특히 REM수면 동안 꿈을 꾸면서 그대로 행동으로 나타나는 질환인 REM수면행동장애(REM sleep behavior disorder)와 뇌전증의 감별이 필요한데, 수면다원검사에서 특징적인 소견을 확인하면 감별이 됩니다.

## 그 외

**일과성 건망증**(transient global amnesia) 중년에서 고립된 사건으로 수시간 지속되며 의식은 명료하고 대화도 되지만 나중에 기억을 할 수 없는 특징이 있으며 완전히 회복됩니다.

**일과성허혈발작**(transient ischemic attacks) 뇌졸중의 일종으로 국소적 신경학적 증상이 지속되었다가 회복되지만 대개 의식소실은 동반되지 않습니다.

**저혈당** 당뇨를 앓고 있는 사람에게 일시적으로 자율신경계 증상이 나타나다가 심해지면 의식을 잃거나 발작이 나타날 수 있습니다.

## ↗ 뇌전증의 진단

### 임상양상 확인(병력청취)

뇌전증의 진단에 있어 가장 중요한 단계입니다. 대부분 신체에 이상증상이 갑자기 나타나며 지속시간이 5분 이내(대개 1~2분)이고, 주변상황과 관련 없이 나타나며, 나타날 때마다 양상이 비슷합니다. 전조증상의 유무 및 형태, 발작 양상, 발작 후 임상증상—혼동, 두통, 수면 등—에 대한 정보가 중요합니다. 전조는 발작이 있기 전 환자 스스로 느끼는 뚜렷한 자각증상으로 영상이 왜곡되거나 불꽃이나 섬광이 보일 수 있고, 시야가 바뀌기도 합니다. 특정한 냄새가 나거나 어떤 소리를 전조증상으로 경험할 수 있고, 손발의 이상감각이나 근력저하, 혹은 구역이나 가슴이 답답함, 속에서 뭔가 치밀어 오르는 것 같은 느낌, 공포감 등을 느낄 수도 있습니다. 이러한 전조증상은 시각, 운동, 감각 혹은 정신적인 자각증상 등으로 다양하고 개인별로 다르게 나타나며, 전조증상이 있으면 뇌전증이 국소적 · 부분적으로 발생한다는 것을 의미합니다. 따라서 이러한 경우에는 '부분성' 또는 '국소성' 뇌전증일 가능성이 높습니다. 만약 환자가 특정 전조증상을 경험하게 되면 환자들은 곧 발작이 있을 것을 짐작하고 신체적 손상을 방지하기 위한 조치를 할 수 있으며, 전조증상의 특징을 통해 발작이 뇌의 어느 부분에서 시작했는지 짐작할 수 있습니다.

이에 반해 전조증상을 느끼지 못하고 초기부터 의식을 잃으며, 깨어난 뒤 쓰러져 있거나 기억이 끊기는 현상에 의해 증상이 있었다는 것을 알 수 있는 경우는 전신발작에 해당됩니다. 이러한 경우는 대개 보호자나 주변의 목격자에 의해 증상에 대한 정보를 얻게 되며 환자 본인은 알지 못합니다. 또한 뇌전증현상이 뇌의 한 부분에서만 발생하는 복합부분뇌전증 발작에서도 의식장애가 동반되어 전신성 뇌전증과 감별이 필요합니다. 하지만 실제 임상에서 병력만으로 부분발작과 전신발작을 명확하게 구분하기 어려운 경우가 많아 최종 판단을 하는 데 있어 신중을 요합니다.

그렇다면 이러한 복잡한 구분은 왜 필요할까요? 이는 뇌전증의 형태에 따라 원래의 자연 경과가 다르고, 잘 듣는 치료방법이 다르기 때문입니다. 따라서 뇌전증 발작이 의심되는 환자가 병원을 찾을 때는 환자 혼자 오는 것보다는 보호자나 그 증상을 관찰한 사람과 함께 오는 것이 진단하는 데 더 도움이 됩니다. 그리고 발작 당시의 전반적인 상황을 상세하게 기록하여 의사에게 제공하면 진단에 큰 도움이 될 수 있습니다.

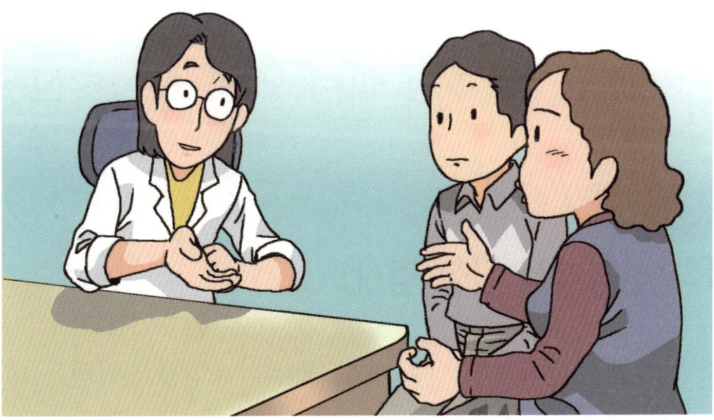

병력청취를 할 때 현재 나타나는 발작 이외에도 다른 유형의 발작이 과거에 또는 최근에 발생하였는지도 함께 이야기하는 것이 중요하며 이러한 증상을 유발하는 요인이 있는지 찾아보고, 과거 치료받았던 질환이나 복용 중인 약물이 있다면 이에 대한 정보를 제공하는 것도 중요합니다. 유사한 증상을 가진 가족력이 있는지, 과거 열성경련이나 두부 외상의 병력이 있는지 뇌염이나 뇌수막염과 같은 감염성 질환의 병력이 있는지도, 다른 질환과 관련성 및 치료 방향을 결정하는 데 중요합니다.

- **뇌전증 진단을 위해 중요한 체크 포인트**

□ 초기에 스스로 느끼는 어떤 느낌이나 증상이 있었는가?

□ 발작 당시 완전한 의식 소실이 있었는가? 부분적으로 기억하는가?

□ 주변 이야기는 들을 수 있으며, 의사소통은 가능했나?

□ 되풀이되는 행동이 있었는가? 예를 들어 입맛을 다시거나, 손으로 무엇을 만지는 행동

□ 눈동자나 고개가 돌아갔는가? 돌아갔다면 어느 방향으로 돌아갔는가?

□ 혀를 깨물거나 옷에 소변을 보았는가?

□ 증상이 멈춘 후 어떤 행동을 보였는가? 바로 일어났는지/잠을 잤는지/두통이 있었는지

□ 그 외 주목할 만한 증상이 있는가? 있다면 어떤 행동이나 반응을 보였는가?

## 신체적/신경학적 진찰(검사)

신경학적 진찰은 발작의 원인을 찾고 발작의 유형을 진단하는 데 중요

합니다. 세밀한 신체검사와 신경학적 진찰을 통해 뇌전증의 병인을 추정할 수 있습니다. 신체적 검사는 과거와 현재의 질환을 밝히는 데 중요하며, 뇌병변에 의한 국소뇌전증의 경우 미세한 국소 뇌기능 이상 소견을 발견할 수 있습니다.

그리고 신체적/신경학적 진찰을 통해 발작의 원인에 대한 정보를 얻을 수 있을 뿐 아니라, 발작과 유사한 증상을 보일 수 있는 다른 질환들에 대한 감별진단도 할 수 있습니다.

## 뇌파검사(EEG) 및 비디오뇌파 모니터링 (video-EEG monitoring)

뇌파검사는 발작의 진단에 필수적인 도구입니다. 뇌파는 뇌에서 발생하는 발작파를 감지하여 발작유형에 대한 정보를 제공하고 발작 기시부에 대한 정보를 제공합니다. 하지만 임상증상으로는 발작이 확실히 의심되지만 뇌파에서 정상을 보이는 경우도 흔합니다. 특히 전신발작의 경우 증상이 없을 때 검사하면 정상 소견을 보일 수 있으며, 반복하여 검사하면 이상이 나타나는 경우가 많습니다. 뇌전증이 맞더라도 뇌파에 이상이 없는 경우가 있는데, 이는 뇌파검사를 실시하는 약 30분 동안 발작파가 나타나지 않았거나 발작파가 뇌 기저부에 있어 두개골과 두피를 통해 밖에서 감지되지 않는 경우입니다. 따라서 병력청취에서 발작장애가 확실히 의심된다면 뇌파가 정상이라도 치료해야 합니다.

환자가 발작이 의심되는데도 일상뇌파(routine EEG)에서 정상이라면 유발검사를 할 수 있는데, 환자에게 전날 수면을 제한하여 검사하거나 과호흡, 광자극 등을 통해 유발하기도 하며, 특수 전극[측두부 또는 나비전극

(sphenoidal electrode)]을 이용하여 뇌파를 검사해 보면 발작파를 찾을 수 있는 경우가 많습니다. 아래 그림은 전신발작에 해당하는 결신발작에서 볼 수 있는 3 Hz의 발작파-서파 소견입니다(그림 4-1).

비디오뇌파 모니터링(video-EEG monitoring)은 뇌파를 붙인 상태에서 환자를 24시간 비디오를 통해 관찰하는 검사로써 뇌전증전문센터에서 검사가 가능합니다. 이 검사는 병력청취에서 발작인지 아닌지 진단이 모호하거나 뇌전증수술 전 발작기시부 확인을 위해 실시합니다. 또한 뇌전증 환자를 치료하다가 약물에 잘 반응하지 않는 경우 진단을 다시 한 번 확인하기 위해 필요한 경우가 있으며, 실제 뇌전증 환자의 비디오뇌파 모니터링을 통해 일반 뇌파에서 평가되지 않는 발작 형태를 확인하거나 환자의 예후를 확인할 수 있는 경우가 많습니다.

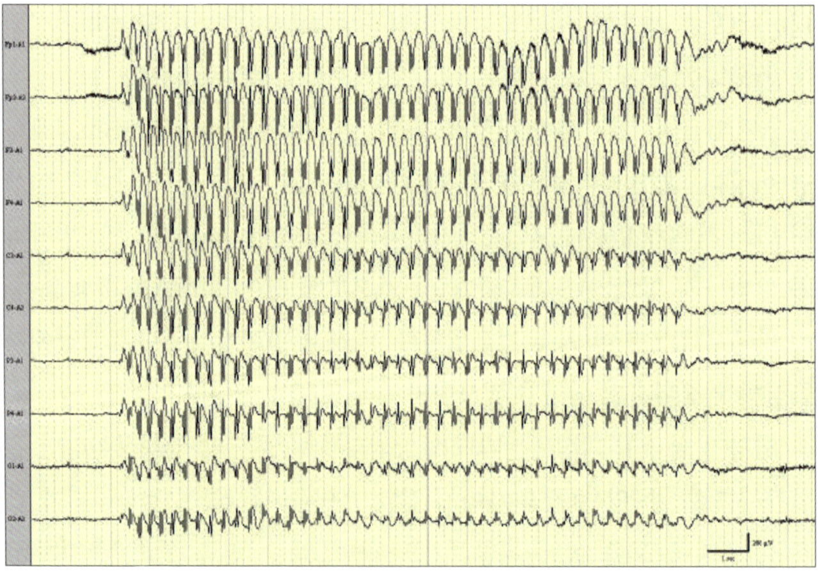

**그림 4-1** • 결신발작에서 특징적으로 보이는 3 Hz의 발작파-서파 소견

## 뇌영상 검사

발작의 원인을 찾기 위해 초기에 뇌영상 검사를 실시합니다. 컴퓨터단층촬영(CT)과 자기공명영상(MRI)이 기본적 검사로 이용되지만 MRI가 더 유용한 경우가 많아 널리 사용됩니다. MRI 검사를 실시하면 발작의 원인이 되는 뇌병변을 확인할 수 있는 경우가 많습니다. 특히, 측두엽뇌전증의 경우 해마경화증(hippocampal sclerosis) 혹은 해마위축(hippocampal atrophy)을 확인할 수 있는 경우가 많습니다(그림 4-2). 최근에는 발작을 치료하면서 약물에 잘 반응하지 않는 경우, 다시 MRI 검사를 통해 초기에 발견되지 않는 병변을 찾는 경우도 있어 재검사의 중요성이 강조됩니다.

CT와 MRI 이외에 사용할 수 있는 신경영상검사로는 단일광자방출컴퓨터단층촬영(single photon emission computed tomography: SPECT), 양전자방출단층촬영(positron emission tomography: PET), 자기공명분광법(magnetic resonance spectroscopy: MRS) 및 자기뇌파검사(magnetoencephalography: MEG)가 있으며, 난치성 뇌전증의 수술적 절제를 위해 발작유발병변을 국소화할 목적으로

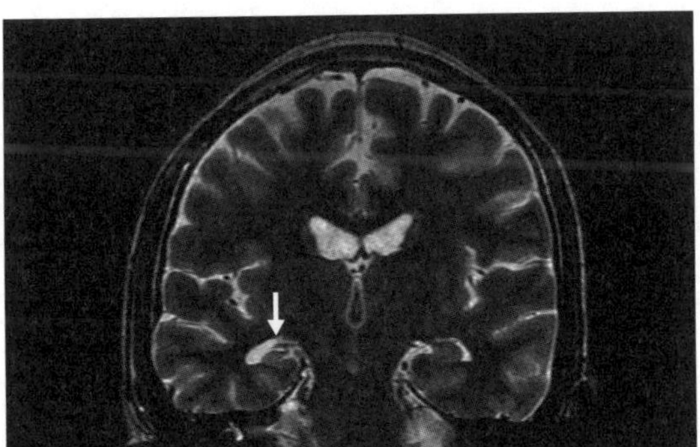

**그림 4-2** • 측두엽 뇌전증 환자의 뇌자기공명영상 소견. 오른쪽 해마위축(화살표)

주로 이용됩니다.

이들 검사 중 MRI와 CT는 뇌의 생긴 모양을 관찰하는 구조적 검사에 속하며 기능적 MRI, 뇌파, SPECT, PET는 뇌가 활동하는 모습을 포착하여 보여주는 기능적 검사로 분류됩니다. 구조적 검사란 실제로 뇌의 생긴 모양을 사진으로 보여주는 검사이고, 기능적 검사란 눈에 보이지 않는 화학적 · 물리적 현상을 시각화하여 색깔이나 그림으로 보여주는 검사입니다. 뇌의 상태를 정확하게 파악하기 위해서는 이러한 구조적 · 기능적 검사를 병행하여야 하며, 각 환자의 상황에 따라 필요한 검사들을 결정하는 과정에서 뇌전증 전문의가 적절한 검사들을 조합하여 시행합니다.

## 그 외 검사

혈액, 소변 및 뇌척수액을 이용한 다양한 실험실 검사로 발작의 원인을 찾기 위해 노력합니다. 즉 전해질 불균형(electrolyte imbalance), 호르몬 이상, 저혈당, 알코올 중독, 약물중독 등을 파악하며 감염이나 간기능 이상 등의 조사를 통해 원인질환의 확인이나 약물 선택에 대한 정보로 활용합니다.

신경심리평가는 인지와 기억을 평가하는 검사로서 뇌전증에서 흔히 동반될 수 있는 인지 기억장애를 미리 평가하여 예방할 수 있으며 약물을 장기간 사용할 때 나타날 수 있는 인지기능에 대한 영향을 평가할 수 있습니다. 또한 뇌전증의 수술적 치료 전에는 항상 실시하여 발작기시부의 편측화에 대한 정보 및 수술 후 발생할 수 있는 인지 기억장애에 대한 예비 평가 자료로 사용합니다.

# 치료

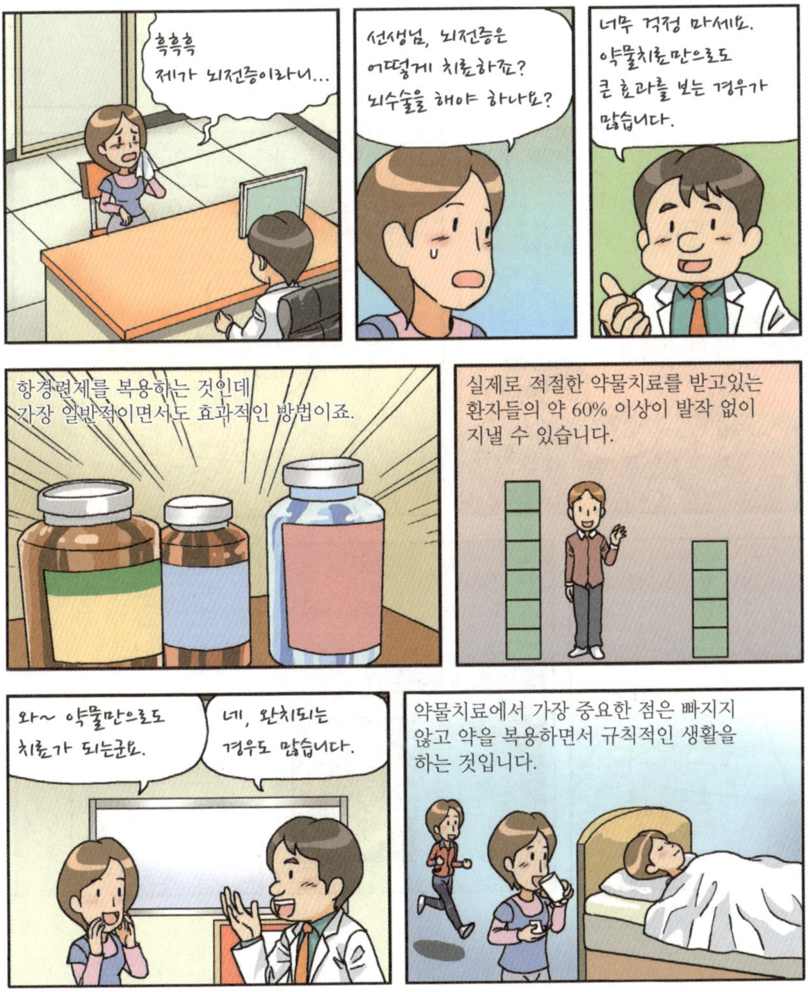
흑흑흑
제가 뇌전증이라니...
선생님, 뇌전증은
어떻게 치료하죠?
뇌수술을 해야 하나요?
너무 걱정 마세요.
약물치료만으로도
큰 효과를 보는 경우가
많습니다.
항경련제를 복용하는 것인데
가장 일반적이면서도 효과적인 방법이죠.
실제로 적절한 약물치료를 받고있는
환자들의 약 60% 이상이 발작 없이
지낼 수 있습니다.
와~ 약물만으로도
치료가 되는군요.
네, 완치되는
경우도 많습니다.
약물치료에서 가장 중요한 점은 빠지지
않고 약을 복용하면서 규칙적인 생활을
하는 것입니다.

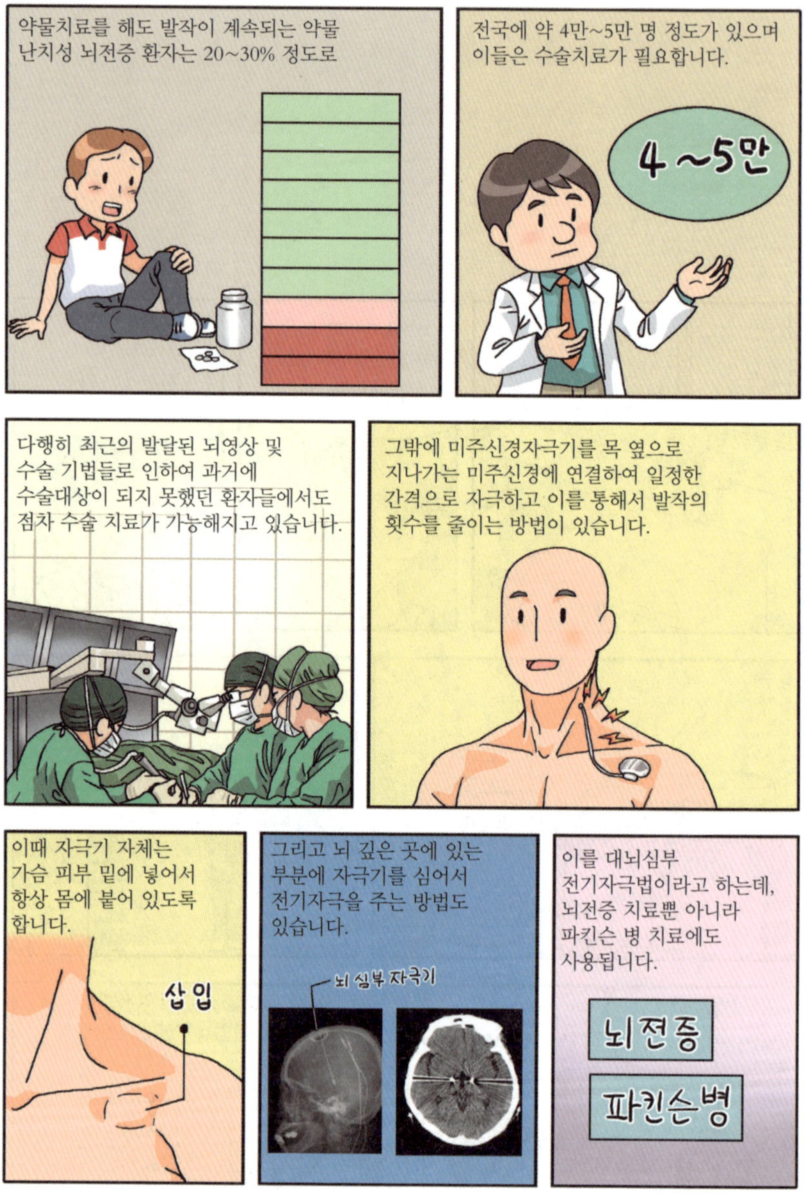

약물치료를 해도 발작이 계속되는 약물 난치성 뇌전증 환자는 20~30% 정도로
전국에 약 4만~5만 명 정도가 있으며 이들은 수술치료가 필요합니다.
4~5만
다행히 최근의 발달된 뇌영상 및 수술 기법들로 인하여 과거에 수술대상이 되지 못했던 환자들에서도 점차 수술 치료가 가능해지고 있습니다.
그밖에 미주신경자극기를 목 옆으로 지나가는 미주신경에 연결하여 일정한 간격으로 자극하고 이를 통해서 발작의 횟수를 줄이는 방법이 있습니다.
이때 자극기 자체는 가슴 피부 밑에 넣어서 항상 몸에 붙어 있도록 합니다.
삽입
그리고 뇌 깊은 곳에 있는 부분에 자극기를 심어서 전기자극을 주는 방법도 있습니다.
뇌 심부 자극기
이를 대뇌심부 전기자극법이라고 하는데, 뇌전증 치료뿐 아니라 파킨슨 병 치료에도 사용됩니다.
뇌전증
파킨슨병

## ↗ 뇌전증은 언제 치료를 시작하고 약물은 언제까지 사용하나요?

### 첫 발작 후의 예후

첫 발작 후 반복되는 뇌전증 발작이 생길 가능성은 보고마다 다르지만 한 번 발작이 있는 경우에 다시 발작이 재발할 가능성은 50% 정도로 봅니다. 따라서 한 번 발작을 하였다고 하여 반드시 증상이 다시 나타나는 것은 아니고 모두 약물치료의 대상이 되는 것도 아닙니다. 그러나 다음과 같은 경우는 발작이 다시 나타날 가능성이 특히 높으므로 이때는 한 번만 발작을 하였어도 약물을 사용하는 것이 원칙입니다.

① 뇌파에서 뚜렷한 발작의 초점이 확인되었을 때
② 뇌에 구조적인 이상소견이 관찰되었을 때, 즉 MRI에서 이상 소견이 있을 때
③ 신경학적 검사에서 이상소견이 있을 때
④ 뇌전증 발작의 가족력이 있을 때
⑤ 과거에 뇌감염이나 의식소식을 동반한 외상이 있었을 때
⑥ 현재 활동성의 뇌감염을 앓고 있을 때
⑦ 첫 번째 발작이 뇌전증 지속증으로 나타났을 때

### 치료한 뇌전증의 경과

새로 진단된 뇌전증의 경우, 즉 두 번 이상의 뇌전증 발작이 있어 약물

을 사용하게 된 경우, 더 이상 뇌전증 발작이 일어나지 않는 상태를 관해라고 하고 관해에 도달하는 비율을 관해율이라고 합니다. 이 관해율은 치료 첫 해에서는 60% 내지 85% 정도로 추정됩니다. 발작의 종류가 약물의 반응 여부를 결정하는 중요한 요인이 되며 복합부분발작의 경우는 50% 미만의 관해율을 보이므로 상대적으로 약물 치료 반응이 좋지 않다고 할 수 있습니다. 따라서 새로 진단 받은 뇌전증 환자들은 두 그룹으로 나눌 수 있는데 60% 정도의 환자는 좋은 예후를 보이게 되어 한 두 가지의 약물로 발작이 없는 상태가 유지되고 상당한 경우에서 약물의 중단도 가능합니다. 반면에 5~10%의 환자는 약에 잘 듣지 않는 약물난치성뇌전증을 형성하고, 다른 30~40%의 환자는 발작이 완전히 없도록 만들기가 상당히 힘든 상태로 유지됩니다. 처음 진단을 받고 발작이 조절될 때까지의 시간이 길수록, 그리고 첫 약물로 발작이 완전히 조절이 안 된 경우는 그 이후에도 관해에 도달할 확률이 떨어집니다.

장기간 뇌전증 발작이 없는 상태가 유지되는 경우 약을 끊어볼 수 있으나 어느 정도는 발작이 재발할 위험 부담을 갖게 됩니다. 보통 2년 내지 3년 정도 약을 사용하면서 발작이 없다면 일부 뇌전증 환자에서는 약물 중단을 생각해 볼 수 있습니다. 이 경우 약물 중단 후 발작이 다시 나타날 가능성은 50% 정도로 생각하면 됩니다. 약을 사용하면서 발작이 없는 상태가 되기까지 오랜 시간이 걸렸던 환자, 두 가지 이상의 발작 형태가 있는 경우, 구조적인 뇌 이상이 있는 경우, 신경학적 검사에 이상이 있는 경우, 과거에 약물 중단 후 재발한 적이 있는 경우, 청소년기 간대성근경련성 뇌전증 환자의 경우는 약물 중단 후에 재발할 가능성이 훨씬 높으므로 약물을 중단하지 않고 계속 사용하는 것이 원칙입니다.

## ↗ 뇌전증에 사용하는 항경련제는 뇌에 어떻게 작용하나요?

우리의 뇌는 뇌세포의 흥분과 억제라는 두 가지 작용이 서로 균형을 유지해 가면서 기능을 수행해 나갑니다. 부분뇌전증의 경우 뇌 한 부분에 과도하게 흥분성을 갖는 뇌세포들이 존재합니다. 평상시에 이 흥분성을 갖는 뇌세포들은 흥분성 신경전달을 이용하여 주변으로 퍼져 나가려고 합니다. 하지만 주위의 억제성 신경전달이 이렇게 퍼져 나가려는 흥분성 신경전달을 견제하기 때문에 이 흥분성이 주변으로 퍼지지 않습

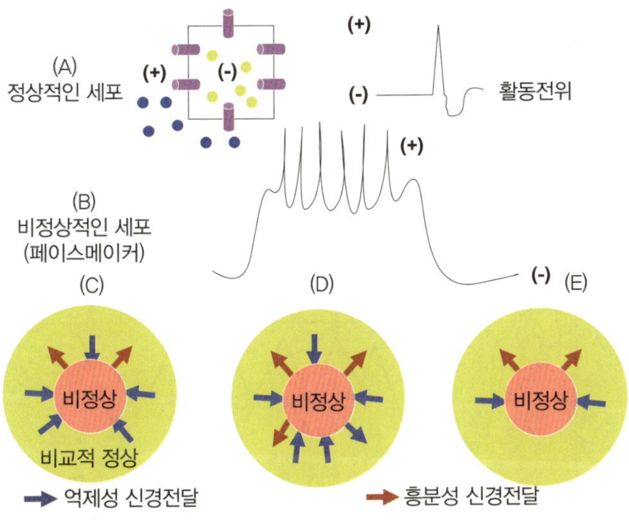


**그림 5-1** • 뇌전증 발작의 발생원리
(A) 정상세포의 전기현상
(B) 비정상세포의 흥분성 전기현상
(C) 비정상 세포의 흥분성이 흥분성 신경전달을 통하여 주변으로 퍼지려고 하지만 상대적으로 강한 억제성 신경전달이 이를 막고 있다.
(D) 흥분성 신경전달이 강화된 경우. 흥분성이 주변으로 퍼져서 뇌전증 발작으로 나타난다.
(E) 억제성 신경전달이 약화된 경우. 흥분성이 주변으로 퍼져서 뇌전증 발작으로 나타난다.

니다. 그러다가 어떤 계기로 흥분성신경전달이 늘어나거나 억제성 신경전달이 약해지면 이 잘못된 뇌세포들의 흥분성이 주변으로 퍼지게 되고 뇌는 지진이 일어난 상태가 되어 뇌전증 발작이라는 모습으로 증상이 나타납니다. 따라서 항경련제는 이러한 흥분성 신경세포를 억제하거나 억제성 신경전달을 강화시키거나 또는 흥분성 신경전달을 약화시키는 역할을 하게 됩니다.

## ↗ 항경련제는 실제로 어떻게 투여되나요?

많은 환자에서 한 가지 약제로 잘 조절이 되므로 치료의 시작은 한 가지 약물로 합니다. 대부분의 경우 약물은 소량으로 시작하여 차츰 올리

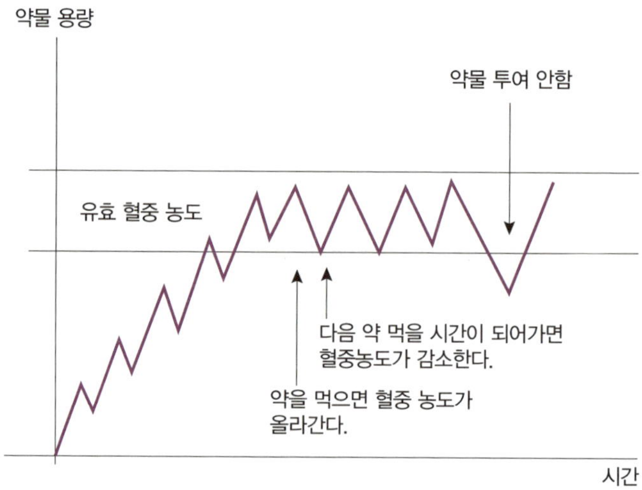


**그림 5-2** • 항경련제는 유효 혈중 농도가 있으므로 약을 한 번이라도 안 먹는 경우 유효 혈중 농도에서 벗어나게 된다. 이 경우 뇌전증 발작이 나타날 위험이 크게 증가한다.

게 되고 일단 목표 용량에 도달하면 발작이 다시 나타나지 않는 한 그 용량을 유지해 나갑니다. 발작이 나오거나 부작용을 느끼는 경우 약물의 용량을 늘리거나 줄일 수 있습니다. 대개의 항경련제는 유효 혈중 농도가 있으므로 이 농도에 도달하여 발작이 없고 부작용이 나타나지 않는다면 약물의 용량은 줄이지 말고 그대로 쓰는 것이 맞습니다. 기타 질환처럼 증상이 없어졌다고 하여 약을 임의로 줄이는 행동은 하지 말아야 합니다.

흔히 약을 계속 복용하면 몸에 점차 축적되는 것으로 생각하는데 이것은 잘못된 생각이며 대개의 약물은 며칠만 복용하지 않으면 모두 분해, 배설되어 혈액 속에 남지 않습니다. 따라서 계속 빠지지 않고 약을 먹는 것이 가장 중요합니다.

약물 복용을 위한 기본적인 수칙은 다음과 같습니다.

① 처방 받은 그대로의 용량과 횟수, 시간을 지켜서 복용합니다. 아침 저녁으로 한 두시간 정도 약 복용 시간이 어긋날 수는 있으나 절대로 빠지지 않도록 합니다.

② 자신이 복용하고 있는 약물의 이름과 용량은 알아둡니다.

③ 약은 모자라지 않도록 여유분을 갖고 있는 것이 좋고 특히 여행갈 때 약물이 모자라지 않도록 주의합니다.

④ 복용한 약을 토해 낸 경우 30분을 기준으로 하여 그 이전에 토한 경우는 재복용이 필요합니다.

⑤ 장기적으로 다른 약을 복용하거나 그 외에 기존의 약물 농도에 영향을 줄 수 있는 약물 또는 한약 등을 복용할 때는 반드시 뇌전증 담당의에게 미리 문의하도록 합니다.

⑥ 감기약 성분 중 콧물감기에 쓰이는 항히스타민제는 간혹 발작을

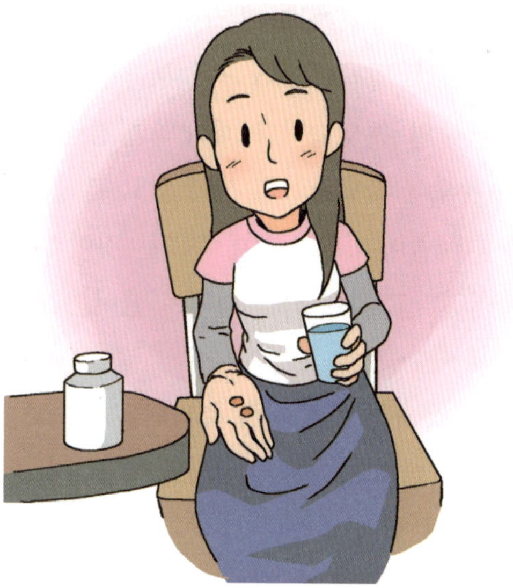

유발하는 수가 있으므로 가능한 복용을 피하거나 담당의와 상의합니다.

약물의 용량은 환자의 체중, 그리고 나중에 혈액 검사로 확인되는 약물의 혈중 농도, 발작의 조절 정도, 부작용을 느끼는 정도에 따라 결정됩니다.

## ↗ **항경련제**의 **선택**: 어떤 **항경련제**가 더 **좋고** 어떤 **약**을 **선택**해야 **하나요?**

일반적으로 어떤 항경련제가 다른 항경련제에 비하여 더 우수하다고 이야기 할 수는 없습니다. 대부분의 약물에서 발작이 조절되는 정도에는 큰 차이가 없습니다. 결국 발작이 잘 조절되고 부작용이 없다면 좋은 약물이 선택이 된 것입니다. 물론 간혹 시행하는 혈액검사를 통하여 다른 부작용 여부를 확인해야 합니다. 가장 중요한 것은 발작 및 뇌전증의 종류입니다. 뇌전증의 종류에 따라 약의 선택이 달라질 수 있으므로 초기 진단이 매우 중요합니다. 그 외에 환자의 나이, 직업, 체중, 성별 등을 모두 감안하여 적절한 약을 처방하는 것이 맞습니다. 또 다른 질환 때문에 약을 지속적으로 복용하는 경우에는 기존 약과 약물 상호작용(약물이 서로 영향을 미쳐 흡수, 분해 등이 달라지는 것)이 없는 약을 선택하는 것이 유리합니다.

한동안 정체상태를 벗어나지 못했던 새로운 항경련제의 개발은 1990년대 이후 다수의 신약들이 출현하는 단계에 이르렀습니다. 현재 약 20여 종 이상의 약품이 개발되어 임상에서 이미 활발하게 사용되고 있습니다. 이들 약제는 초기에는 단독요법으로 사용되는 일은 드물고 난치성 뇌전증의 추가약물로 사용되었으나 작용기전이 기존의 항경련제와는 다른 성질을 갖는 것이 많고, 심각한 부작용이 적으며 또 약물 상호 작용 측면에서도 우수한 점이 있어 점차 단일 요법제로도 널리 이용되고 있습니다. 현재 뇌전증의 발병기전에 대한 연구가 계속 진행되고 있는 만큼 향후 새로운 약물의 지속적인 개발도 기대할 수가 있습니다.

## ↗ 항경련제의 부작용

특히 우리나라 사람들은 대부분 장기적으로 약물을 복용하는 것에 대하여 거부감을 많이 느끼고, 심각한 부작용이 초래되지 않을까 혹은 약물이 체내에 축적이 되지 않을까 걱정을 많이 합니다. 한마디로 이야기하면 대부분 오해입니다. 물론 모든 약물은 부작용이 있고 약물 설명서에도 다수의 부작용이 적혀 있습니다. 그러나 이 중 일상생활을 방해할 만큼 심각한 부작용이 생기는 빈도는 드물고 특히 몸에 큰 이상을 초래하는 중대 이상반응은 매우 드뭅니다. 거의 모든 항경련제에서 공통적으로 용량이 지나치게 많은 경우, 어지럼증, 졸리움, 복시, 운동실조, 무기력감 등이 발생할 수 있으며, 이들을 약물 농도와 관련 있다고 하여 '약물용량의존성 부작용'이라고 합니다. 이 경우 적절하게 약물의 용량만 조절하면 이러한 부작용은 사라집니다. 그 이외에 '환자의 특이체질과 관련된 부작용'이 있을 수 있는데 피부발진, 간독성, 혈소판감소증, 홍반, 빈혈 등의 증상으로 나타날 수 있습니다. 그러나 이미 이야기 한 바와 같이 이러한 증상이 나타날 가능성은 매우 적고, 또 이 경우도 대부분의 경우 약물 중단으로 원상태로 복구됩니다. 뇌전증을 치료하는 의사들은 이러한 상황에 익숙해져 있으므로 드문 경우에라도 발생 가능성에 미리 주의를 기울입니다.

## ↗ 치료 도중에 혈액검사는 왜 하나요?

상당 수의 항경련제는 혈중 약물 농도의 측정이 가능합니다. 이러한 약물 농도의 측정은 그 환자의 치료 농도를 확인하고 부작용과의 관련성을 확인하는 데 중요합니다. 이 경우에도 유효 치료 농도가 약물마다 제시되어 있지만 환자마다 편차가 클 수 있으므로 참고자료로 이용됩니다. 약물 농도를 측정하는 목적을 열거하면 다음과 같습니다.

① 발작이 조절되는 환자에서 그 환자의 유효 혈중 농도를 확인하기 위하여
② 충분한 용량이 투여 되었음에도 불구하고 발작이 조절되지 않는 경우, 환자의 순응도(환자가 약을 잘 먹고 있는지)나 약물 대사 특이성을 알아보기 위하여
③ 약물의 부작용을 호소하는 경우
④ 두 가지 이상의 약물을 투여할 때 부작용을 호소하는 경우, 어느 약에 의하여 부작용이 발현되는가 평가하기 위하여
⑤ 약물 상호 작용에 따른 약물 농도의 변화를 확인하기 위하여

## ↗ 약물치료가 실패하는 경우는 어떤 때인가요?

여러 가지 이유가 있을 수 있으나 일반적으로 다음과 같은 경우들입니다.

① 비발작성 발작을 뇌전증 발작으로 잘못 진단한 경우: 심인성 가성뇌전증이나 실신 등을 뇌전증으로 오해한 경우
② 뇌전증 발작 유형에 맞지 않는 약을 사용한 경우: 특정 뇌전증 발작에 맞지 않는 약을 선택하여 사용한 경우
③ 약을 지시대로 제대로 먹지 않은 경우
④ 수면부족 또는 음주 등 피해야 할 상황을 제대로 관리하지 못한 경우
⑤ 약물 난치성 뇌전증: 근본적으로 약물이 잘 안 듣는 뇌전증인 경우

## ↗ 한 가지 약물로 실패한 경우는 어떻게 하나요?

한 가지 약물을 충분한 용량으로 사용하였는데도 발작이 조절되지 않는 경우는 약물의 교체나 추가 약물의 투입을 고려해야 합니다. 약물의 교체 전에 반드시 고려해야 할 사항은 정확하게 뇌전증 발작의 분류가 이루어졌는가를 다시 확인하는 것입니다. 위에서 이야기 한 바와 같이 발작의 종류별로 사용할 수 있는 약에 차이가 있기 때문입니다. 약물이 발작의 종류에 맞지 않게 선택이 되는 경우, 경우에 따라서 발작이 오히려 악화될 수도 있습니다. 또 추가 약을 선택할 때는 약이 어떻게 분해되는지 어떤 방법으로 뇌에 작용하는지, 또 어떤 부작용이 있을 수 있는지가 고려되어야 합니다. 이러한 선택에는 당연히 약물에 대하여 잘 아는 전문가의 도움이 필요하게 됩니다.

## ↗ 수술 치료

뇌전증의 유병율은 대략 0.5%로 추산되며 이 중 약 20~30%의 환자는 각종 약물치료에도 발작이 계속되는 약물난치성 뇌전증으로 추정됩니다. 따라서 우리나라에서만 약 4만 내지 5만 명 정도가 수술치료의 대상이 되는 약물난치성 뇌전증이라고 생각됩니다. 이들 약물난치성 뇌전증 환자들에 대한 적절한 치료는 매우 중요하며, 다행히 최근의 발달된 뇌영상 및 수술 기법들로 인하여 과거에 수술대상이 되지 못했던 환자들에서도 점차 수술 치료가 가능해지고 있는 상황입니다.

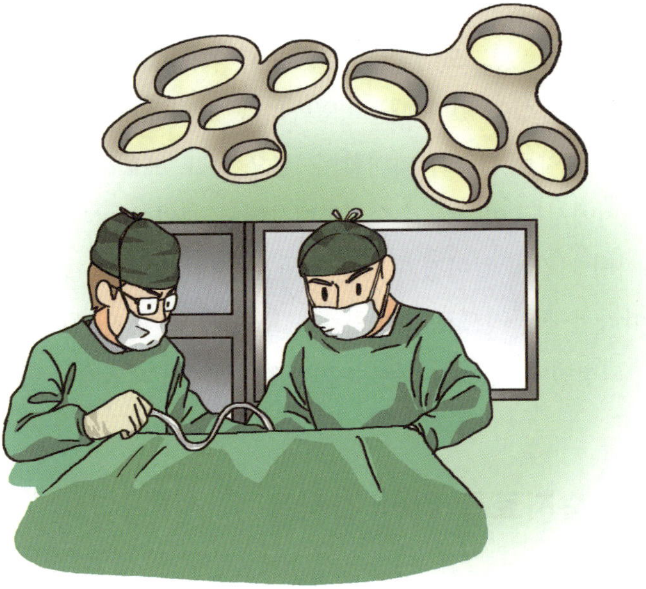

## 뇌전증 수술치료의 대상

뇌전증에 대하여 수술치료를 고려할 때에는 '약물 난치성인가'를 먼저 판정해야 합니다. 일반적으로 약물 난치성이라고 할 때에는 2년 정도의 기간 동안에 최소 두 가지 이상의 적합한 약물의 조합을 통해서도 뇌전증 발작이 적절하게 조절이 안 되는 경우를 말합니다. 적합한 뇌전증약물의 조합이라고 하는 것은 뇌전증 발작 또는 뇌전증 증후군에 맞는 적절한 약물을 선택하여 충분한 용량으로 사용한 경우를 말합니다. 이때 뇌전증 발작 횟수에 일정한 기준이 있는 것은 아니며 횟수가 비교적 적더라도 한 번의 발작으로 인하여 일상생활 및 직업에 심각한 영향을 준다면 수술치료 대상이 될 수 있습니다.

과거에는 지능지수가 70 미만인 정신지체가 있는 경우, 수술치료 대상에서 제외되는 경향이 많았으며 이는 낮은 지능지수가 전체적인 뇌손상을 의미할 수가 있고, 또 발작의 치료가 환자의 사회적 복귀에 크게 기여하지 못할 가능성이 있기 때문이었습니다. 그러나 이들 환자들에게서도 훌륭한 수술치료 결과를 기대할 수 있으며, 또 보호자들의 부담을 덜어주는 의미에서도 이들을 수술치료대상에서 제외할 이유는 없습니다. 또 평균 여명 기간이 길어졌기 때문에 비교적 나이가 많은 환자에게서도 경우에 따라서 적극적으로 수술치료를 고려해 볼 수 있습니다. 그러나 진행성의 뇌병변이 있는 경우는 수술치료 대상에서 제외해야 합니다.

## 뇌전증 수술치료를 위한 검사들

수술을 위한 검사의 목적은 뇌전증 발작의 원인이 되는 대뇌의 자리를 찾는 것입니다. 발작의 원인이 되는 자리를 잘 찾게 되면 그만큼 완전한 제거가 가능해집니다. 자세한 병력청취, 발작간기 및 발작기 동영상-뇌파, 각종 뇌영상기법, 신경인지기능검사 등이 모두 여기에 속합니다. 각종 뇌영상기법에는 자기공명영상(MRI), 양전자단층촬영(PET), 단일광전자방출촬영(single phton emission computerized tomography; SPECT) 등이 있습니다. MRI는 구조적인 이상을 찾는 검사며 뇌파는 뇌에서 발생하는 전기적 현상을 이용하여 발작의 원인이 되는 자리를 찾는 방법입니다. 뇌파는 발작과 상관 없이 평상시에 촬영하는 발작간기 뇌파가 있고 실제 발작이 일어날 때 기록하는 발작기 뇌파가 있습니다. 보통 발작기 뇌파는 발작하는 모습을 기록하는 동영상과 같이 기록하게 되므로 발작기 동영상-뇌파 검사라고 부릅니다.

발작기 동영상-뇌파 검사는 약의 용량을 줄이거나 끊은 상태에서 수일 간 계속하여 동영상과 뇌파를 얻으면서 발작이 기록되도록 하는 검사입니다. 이렇게 얻은 동영상을 통하여 환자의 발작 모습을 분석할 수 있게 되며 동시에 발작할 때 가장 먼저 뇌파 변화가 일어나는 자리(발작이 시작되는 자리)를 찾을 수 있습니다.

최근에는 발달된 뇌 영상기법으로 인하여 수술 성적에 많은 향상이 있었습니다. 이중 MRI는 가장 기본이 되는 검사이며 MRI에서 국소적인 병소(부분적인 이상)가 발견되는 경우 수술 성공 확률이 많이 높아집니다.

PET 영상은 뇌세포가 포도당을 주 원료로 사용하는 것을 이용하여 뇌 기능이 떨어진 부분를 찾습니다. 즉 뇌전증 발작의 초점이 될 가능성이 높은 부위에서 포도당이 덜 섭취되는 것을 이용하여 발작 초점을 찾게 되는 것입니다. SPECT는 주로 발작기 영상을 얻는데 발작이 있을 때 특정 동위원소를 주사하면 뇌혈류량에 맞추어 동위원소가 분포하게 되고, 수시간 내에 영상을 얻으면 발작 당시의 뇌혈류분포 영상을 얻을 수 있게 됩니다. 발작 초점에 뇌세포가 가장 활발하게 흥분할 것이므로 이에 맞추어 뇌혈류량도 가장 많이 증가한 부위를 찾으면 그 자리가 발작의 초점일 가능성이 많습니다(그림 5-3).

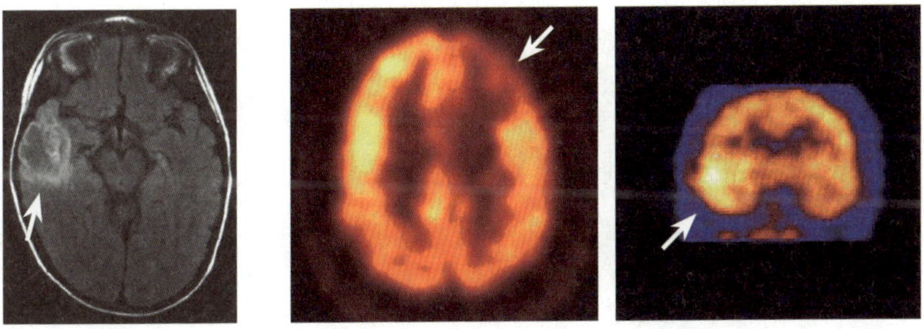

MRI
우측 측두엽의 손상

FDG-PET
좌측 전두엽 대사 감소

발작기 SPECT
우측 측두엽 뇌혈류 증가

**그림 5-3** • 뇌전증 수술 전 영상 검사

그 외에 수술 전 신경인지기능검사를 통하여 수술 후에 발생할 가능성이 있는 기억 및 언어 장애 등을 예측할 수 있습니다. 또 특정 기능의 감소가 있는지의 여부를 확인하여 발작 초점을 찾는 데에 도움을 줄 수도 있습니다.

지금까지 설명한 검사들을 통해서 대강의 발작 초점을 확인하였으나 정확하게 발작 초점이 구분이 되지 않는 경우 또는 뇌의 중요한 기능을 하는 부위 근처에 발작 초점이 존재하는 경우에 두개강내 전극삽입술이 필요하게 됩니다. 두개강내 전극은 특수하게 만든 전극으로 직접 뇌 표면이나 뇌 특정 부위에 심어서 발작 초점을 찾고 뇌의 중요한 기능을 확인할 수 있는 방법입니다. 일종의 수술 검사 방법이라고 생각하면 됩니다. 보통 침습적 두개강내 전극을 심고 1주일 정도 검사 후에 발작 부위를 직접 제거하는 수술을 시행하게 됩니다.

## 뇌전증 수술치료 방법

뇌전증 수술에는 몇 가지 형태가 있습니다. 가장 보편적인 것은 부분 절제술입니다. 이 방법은 위에서 설명한 검사를 통하여 발작의 초점을 찾고 바로 그 부분을 제거하는 방법입니다. 이때 수술의 성공 가능성은 여러가지 검사 결과에 따라 달라집니다. 드물게 사용되는 다른 방법으로는 기능적 대뇌반구절제술이 있습니다. 한쪽 대뇌반구가 뇌전증 발작의 원인이 되면서 그 대뇌반구에 심한 광범위한 손상이 있어 언어 및 중요 운동 기능이 없는 경우 기능적 대뇌반구절제술을 시행합니다. 한쪽 뇌의 일부분을 제거하고, 나머지 부분은 뇌의 다른 부분과 연결되는 부위를 모두 절제하여 발작의 초점이 되는 뇌가 다른 뇌 부분과 소통하지 못하도록 하는 방법입니다. 수술은 복잡하지만 조건에 맞는 환자라면 발작 치료 효과는 매우 훌륭합니다. 뇌량절개술은 발작 초점이 양측 대뇌반구 여러 군데에 널리 퍼져 있으면서 갑자기 쓰러지는 발작이 주요 증상인 경우 시행합니다. 양쪽 반구를 연결하는 신경다발을 절개해서 한쪽 뇌에서 시작된 잘못된 전기적 신호가 반대 쪽으로 건너가지 못하도록 합니다. 환자가 빈번하게 쓰러지는 발작으로 외상이 반복될 때 이를 막기 위한 방법입니다.

## ↗ 기타 치료법

기타 방법으로 미주신경자극기를 목 옆으로 지나가는 미주신경에 연결하여 일정한 간격으로 자극하고 이를 통해서 발작의 횟수를 줄이는 방법이 있습니다. 이때 자극기 자체는 가슴 피부 밑에 넣어서 항상 몸에

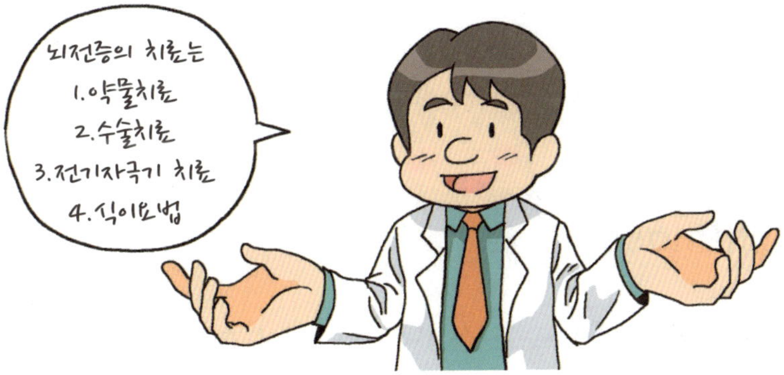
뇌전증의 치료는
1.약물치료
2.수술치료
3.전기자극기 치료
4.식이요법

붙어 있도록 합니다. 다른 전기자극 방법으로는 대뇌심부(뇌 깊은 곳에 있는 부분)에 자극기를 심어서 전기자극을 주는 방법이 있습니다. 이를 대뇌심부 전기자극법이라고 합니다. 뇌전증 치료뿐 아니라 파킨슨병 치료에도 사용됩니다.

약물 난치성 소아 환자의 일부에서는 케톤생성 식이요법(ketogenic diet)과 같은 식이요법이 도움이 되는 경우도 있습니다. 그러나 모든 환자에게서 가능하거나 도움이 되지 않을 수도 있어 반드시 뇌전증 전문의와 상의하여야 하며 안전을 위해 치료의 시작은 입원하여 진행하여야만 합니다.

## ↗ 임상시험이란 무엇인가요?

임상시험(Clinical trial/study)이란 새로이 개발된 약품이 얼마나 안전하고 효과가 있는지를 증명하기 위해 사람을 대상으로 실시하는 시험 또는 연구를 말합니다. 구체적으로는 해당 약물이 어떻게 흡수되고 분포하며 배설되는지, 동물실험에서 규명되었던 효과가 인체에서는 실제로 어느 정도 나타나는지, 어떠한 이상반응이 얼마나 나타나는지를 알아보는 것을 목적으로 실시되며 다음과 같이 네 가지 단계로 나누어집니다.

### 제1상(Phase I)

세포나 동물을 대상으로 한 실험(전임상연구)에서 효과가 확인된 신약을 **건강한 성인**에게 투여하여 약물의 흡수, 분포, 대사와 배설과정을 관찰하고 약물의 독성을 평가합니다. 이 과정을 통해 인체에 대한 안전한 투여용량을 확인하게 됩니다.

## 제2상(Phase II)

신약이 환자에게서 얼마나 효과적이고 안전한지를 평가하는 과정으로 **제한된 수의 환자**(약 100~200명)를 대상으로 이루어집니다. 약물의 효과를 가늠하여 더 많은 수의 환자에게 적용할 만한 가치가 있는지를 평가하고 환자에서의 적정용량의 범위 및 용법을 결정하게 됩니다.

## 제3상(Phase III)

제2상 시험을 통해 어느 정도 효과가 확립된 신약을 **다수의 환자**에게 적용하여 최종적으로 약물의 효과를 검증하는 단계입니다. 흔히 수백 명 이상의 환자를 대상으로 실시하게 됩니다. 여기에서 효과가 입증된 약물만이 신약으로 허가를 받아 일반적인 병·의원에서 처방이 가능한 약으로 출시됩니다.

## 제4상(Post-marketing Clinical Trial)

이미 신약으로 시판허가를 받고 임상적으로 사용되기 시작한 이후에 행해지는 연구입니다. 제3상까지의 연구에서는 나타나지 않았으나 다수의 환자에게 적용하는 경우에 나타날 가능성이 있는 몹시 희귀한 부작용이나 장기간 투여 시에 나타나는 부작용을 확인하여 안전성을 다시

한 번 확립하는 과정입니다.

이러한 임상시험은 신약을 개발하기 위해서는 반드시 거쳐야 하는 필수적인 과정이며, 최근 개발된 새로운 항경련약물은 이러한 과정을 통해 효과와 부작용이 철저하게 검증된 이후에 출시되고 있습니다. 현재까지 다수의 항경련약물이 출시되어 있지만 기존의 약물만으로는 치료가 어려운 약물 난치성 뇌전증 환자들이 여전히 존재합니다. 따라서 새로운 항경련약물의 개발이 절실하며, 이를 위해서는 임상시험의 수행이 중요합니다. 또한 약물 난치성 뇌전증 환자의 입장에서 임상시험은 아직 출시되지 않은 새로운 항경련약물을 적용해볼 수 있는 기회라고도 볼 수 있습니다.

임상시험은 처음부터 고안된 방법대로만 진행이 되기 때문에 약물을 적용할 대상, 적용의 방법, 기간 등이 이미 정해져 있습니다. 따라서

**표 5-1** • 임상시험 참여자가 반드시 확인해야 할 사항
출처: FIKDA 임상시험정보방, http://clinicaltrials.kfda.go.kr

| 이 임상시험의 목적은 무엇인가? |
|---|
| 누가 이 임상시험에 참여하게 되는가? |
| 왜 연구자들은 이 치료법이 효과가 있다고 생각하는가? |
| 이전에 충분한 연구가 진행되었는가? |
| 어떤 종류의 검사를 받고 어떤 치료를 받게 되는가? |
| 내가 지금 받고 있는 치료와 비교해서 가능한 어떤 부작용과 위험성은 없는가? |
| 이 시험에 참여함으로써 나의 일상생활이 영향을 받을 것인가? |
| 이 임상시험은 얼마나 오랫동안 진행되는가? |
| 임상시험에 참여하는 기간 동안 입원해야 할 일이 있는가? |
| 누가 치료비를 부담하는가? |
| 내가 지불해야 하는 비용이 있는가? |
| 이 시험이 끝난 후 얼마동안, 어떠한 관리를 받을 수 있는가? |
| 이 시험의 결과가 나한테도 알려지는가? |
| 나의 보호와 관련하여 책임자는 누구인가? |

환자가 원한다고 하여 모든 임상시험에 참여 가능한 것은 아닙니다. 환자의 진단을 비롯한 여러 가지 임상적인 조건이 특정 임상시험의 등록 기준과 맞는 경우, 의료진이 먼저 환자에게 그 임상시험을 소개하고 참여 여부에 대한 동의를 구하게 됩니다. 자세한 설명을 듣고 동의를 하는 분에 한하여 임상시험을 진행하게 되며, 동의하지 않는 경우에는 기존의 약물을 이용한 최선의 치료를 지속하게 됩니다. 또한 이미 동의를 한 경우라고 하더라도 아무 때나 연구 참여를 중단하고 기존의 방법대로 치료받을 수 있습니다.

임상시험은 아직까지 효과가 완전하게 증명되지 않은 약물을 사용하는 것이기 때문에 기대하는 것만큼의 효과를 보지 못할 수도 있습니다. 신약의 효과가 기존의 약물보다 월등하지 않을 수도 있고, 신약이 다른 환자들에게는 효과적이라고 하더라도 환자 본인에게서는 효과가 떨어지는 경우도 가능합니다. 또한 임상시험 도중 부작용을 경험하게 될 수도 있습니다. 이는 이전의 전임상연구나 1상 연구를 통해 알려진 부작용일 수도 있고, 새롭게 발견된 부작용일 수도 있습니다. 대부분의 부작용은 일시적이며 약물을 중단하면 소실됩니다. 이상증세가 발생할 경우 재빨리 조치를 취할 수 있도록 의료진에게 알려주어야 합니다.

또한 연구의 종류에 따라서는 연구에 참여한 피험자가 모두 신약을 투여 받는 것이 아니라 무작위 배정을 통해 위약(placebo)이나 기존에 사용되고 있는 약물이 투여될 수도 있습니다. 이 역시 연구에 참여하기 전 의료진으로부터 자세히 설명을 듣고 동의하는 경우에만 연구에 참여하시면 됩니다.

임상시험에 참여하는 도중에는 연구간호사와의 면담, 검사 등으로 기존 치료를 받을 때보다 더 오랜 시간 병원에 머물러야 하거나 더 자주 병원을 방문해야 하는 불편함이 있을 수 있습니다. 또한 발작일지 작성과 같은 다소 번거로운 숙제를 해야 하는 경우도 있습니다. 뇌전증 임상시험에서 효과를 증명할 만한 자료가 충실해야 하기 때문입니다. 사전에 이 부분에 대해서 구체적으로 설명을 듣고 연구에 참여하시는 것이 필요하겠습니다. 또한 기왕 임상시험에 참여하게 되었다면 임상약물을 처방대로 잘 복용하는 것도 중요합니다. 약물을 잘 복용하지 않는 경우에는 약물이 실제로 효과가 없는 것인지를 확인할 수가 없기 때문입니다. 임상시험을 통해 신약이 개발된다면 환자분 자신을 비롯하여 수많은 다른 환자들에게도 도움이 될 수 있으므로 책임감을 가지고 임상시험에 참여하는 성숙한 자세가 필요합니다.

# 여성 뇌전증

## 뇌전증 환자는 결혼해서 아이를 낳아도 되나요?

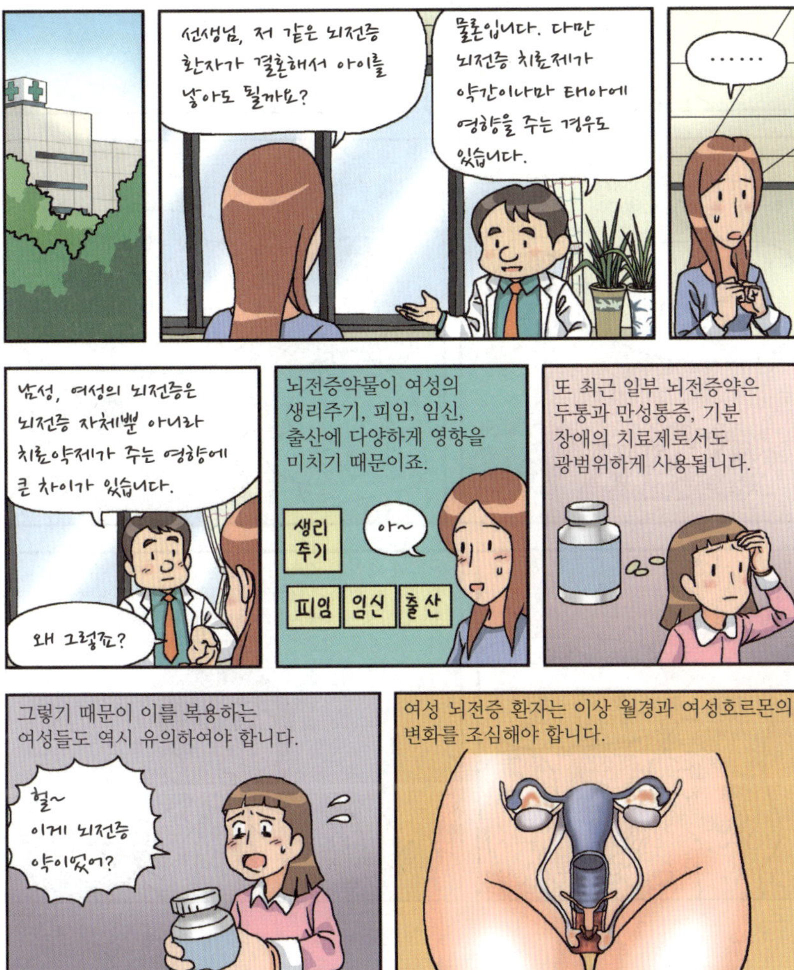
선생님, 저 같은 뇌전증 환자가 결혼해서 아이를 낳아도 될까요?
물론입니다. 다만 뇌전증 치료제가 약간이나마 태아에 영향을 주는 경우도 있습니다.
......
남성, 여성의 뇌전증은 뇌전증 자체뿐 아니라 치료약제가 주는 영향에 큰 차이가 있습니다.
왜 그렇죠?
뇌전증약물이 여성의 생리주기, 피임, 임신, 출산에 다양하게 영향을 미치기 때문이죠.
생리 주기
아~
피임
임신
출산
또 최근 일부 뇌전증약은 두통과 만성통증, 기분 장애의 치료제로서도 광범위하게 사용됩니다.
그렇기 때문이 이를 복용하는 여성들도 역시 유의하여야 합니다.
헐~ 이게 뇌전증 약이었어?
여성 뇌전증 환자는 이상 월경과 여성호르몬의 변화를 조심해야 합니다.

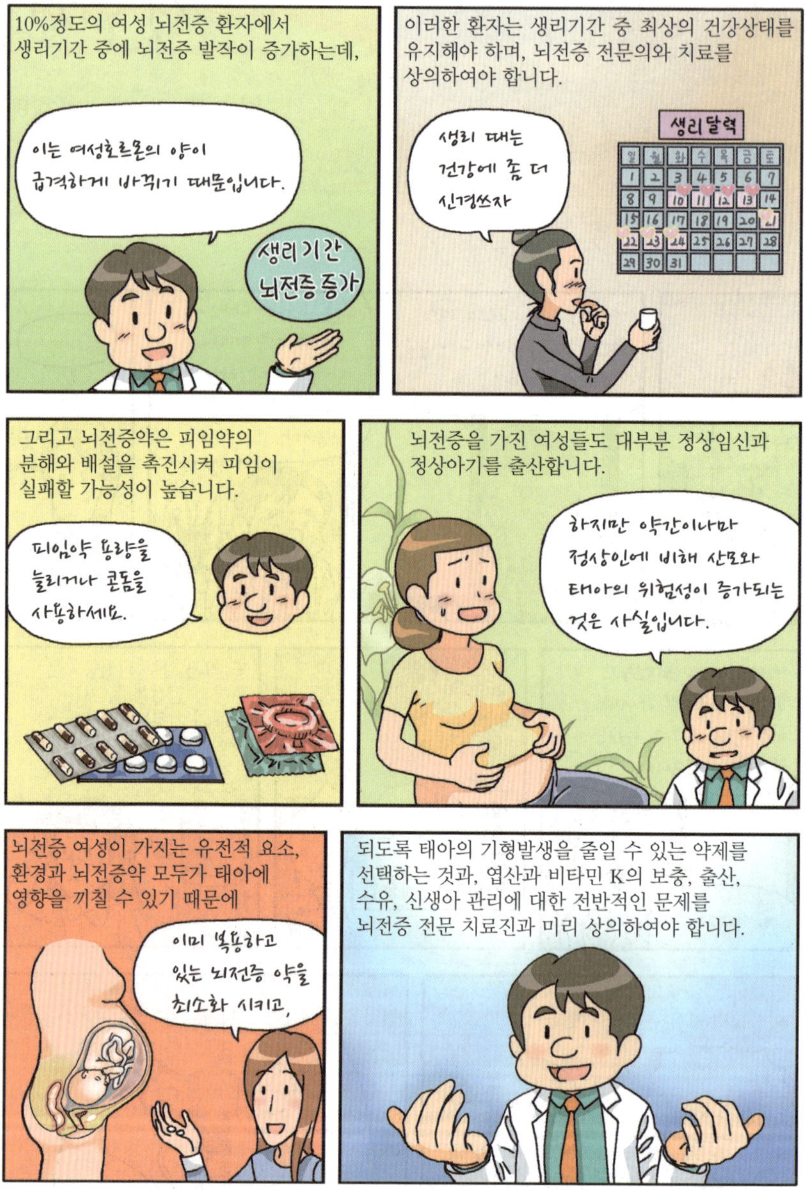
10%정도의 여성 뇌전증 환자에서
생리기간 중에 뇌전증 발작이 증가하는데,
이는 여성호르몬의 양이 급격하게 바뀌기 때문입니다.
생리 기간 뇌전증 증가
이러한 환자는 생리기간 중 최상의 건강상태를 유지해야 하며, 뇌전증 전문의와 치료를 상의하여야 합니다.
생리 때는 건강에 좀 더 신경쓰자
생리 달력
그리고 뇌전증약은 피임약의 분해와 배설을 촉진시켜 피임이 실패할 가능성이 높습니다.
피임약 용량을 늘리거나 콘돔을 사용하세요.
뇌전증을 가진 여성들도 대부분 정상임신과 정상아기를 출산합니다.
하지만 약간이나마 정상인에 비해 산모와 태아의 위험성이 증가되는 것은 사실입니다.
뇌전증 여성이 가지는 유전적 요소, 환경과 뇌전증약 모두가 태아에 영향을 끼칠 수 있기 때문에
이미 복용하고 있는 뇌전증 약을 최소화 시키고,
되도록 태아의 기형발생을 줄일 수 있는 약제를 선택하는 것과, 엽산과 비타민 K의 보충, 출산, 수유, 신생아 관리에 대한 전반적인 문제를 뇌전증 전문 치료진과 미리 상의하여야 합니다.

## ↗ 여성의 뇌전증 치료

여성에게는 임신과 출산이라는 문제가 있어 뇌전증치료에 있어서 특별히 고려해야 할 점들이 있습니다.

**월경 주기와 뇌전증발작** 월경 주기에 따라 여성호르몬의 분비 차이로 인해 일부 여성 뇌전증 환자에서는 뇌전증발작의 빈도가 증가할 수가 있습니다. 일반적으로 에스트로겐(estrogen)은 뇌전증발작을 유발하고, 프로게스테론(progesteron)은 항발작효과가 있다고 알려져 있습니다. 이러한 경향이 의심되는 경우에는 발작일지에 월경력을 포함하여 작성해보면 쉽게 그 경향을 분석해볼 수 있습니다. 발작일지를 통한 월경뇌전증(catamenial epilepsy)의 경향이 확인된다면, 발작의 빈도가 증가하는 특정 시기에 항경련약제를 예방적으로 보강하여 투여하는 방법이 도움이 될 수 있습니다.

**피임약과 항경련제** 만일 피임약을 복용하는 여성이라면 일부 항경련제는 피임약의 분해를 촉진하므로 이런 약을 복용하지 않는 다른 사람과 같은 용량의 피임약을 복용하여도 피임에 실패하는 일이 생길 수 있습니다. 이 경우에는 피임약의 용량을 늘리거나 다른 피임법을 함께 사용해야 합니다.

**임신 기간 중의 발작의 변화** 뇌전증 환자로서 임신한 여성의 약 3분의 1에서는 발작이 평상시와 달리 더 심해질 수가 있습니다. 원인으로는 체중 증가, 약물 분해 속도의 증가, 태아 기형을 걱정하여 약을 잘 먹지 않아서, 임신으로 인한 스트레스 증가 등이 있습니다. 나머지 3분의 1에서는 오히려 발작이 줄어들고 3분의 1에서는 특별히 발작에 변화가 없습니다.

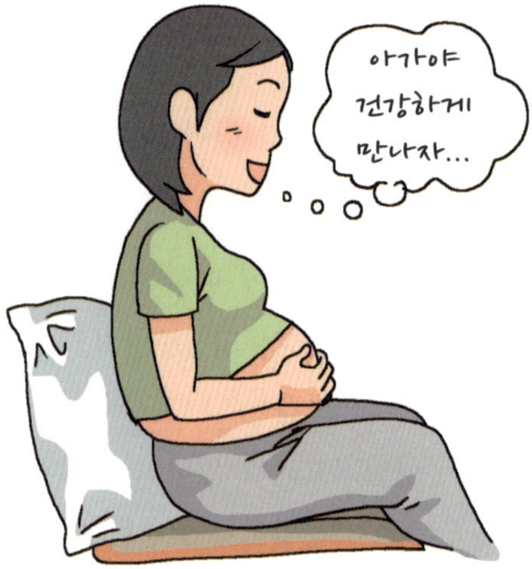


**뇌전증 발작이 태아에 미치는 영향** 임신 기간 중의 뇌전증 발작은 ① 태아 맥박 저하, ② 드문 경우에 태아 뇌출혈, ③ 유산 위험의 증가를 초래 할 수 있습니다. 따라서 발작에 의한 산모의 사고 위험과 태아에 미치는 영향들을 모두 고려하면 임신 기간 중에도 적절하게 치료를 계속하여 뇌전증 발작이 생기지 않도록 해야 합니다.

**뇌전증 환자에서 기형아 출산 확률** 약을 먹지 않는 정상인에게서도 2~3%의 기형아 출산 확률이 있습니다. 약을 먹는 뇌전증 환자의 경우에는 약물의 종류에 따라 다르지만 이 확률이 5% 정도 됩니다. 물론 거의 영향이 없는 약 종류도 있습니다.

나올 수 있는 기형 형태는 ① 신경관결손, ② 구개순, ③ 구개열, ④ 심장기형, ⑤ 요도기형 등입니다. 그러나 대부분의 경우 태아에 문제가 없으므로 약물 복용을 계속하는 것이 원칙입니다. 임신 전에 기형아 발생 빈도가 상대적으로 높은 약물은 교체를 검토하고 여러 약물을 사용하는 경우는 약의 개수를 줄이려는 시도를 해 볼 수 있습니다. 약물 중에는 발프로산이 신경관 결손의 가능성을 많이 높입니다(8% 정도).

**엽산의 감소와 기형아 발생** 임신 중에는 약물 복용에 의하여 신체 내의 엽산의 분해가 증가하여 엽산이 감소하게 되는데 이것이 기형의 중요한 원인의 하나가 될 수 있습니다. 따라서 뇌전증 약물을 복용하는 임신 예정인 여성은 미리 엽산을 같이 복용하여 임신이 되었을 때 기형아 발생 가능성을 더 줄일 수 있습니다. 하루 4 mg 정도의 엽산 복용으로 신경관 결손의 발생 빈도를 70% 감소시킬 수 있는 것으로 알려져 있습니다. 신경관 결손은 임신 초기 12주 이내에 발생하므로 임신 전에 미리 엽산을 계속 복용하는 것이 중요합니다.

**비타민 K의 공급** 일부 뇌전증 약물은 비타민 K 의존 응고 인자의 결핍을 촉진하게 됩니다. 비타민 K는 혈액의 응고에 중요한 역할을 하므로 비타민 K의 부족은 산모와 태아에게 출혈성 경향의 증가로 이어질 수 있습니다. 따라서 이 경우에는 임신 마지막 달에 비타민 K를 복용하게 됩니다.

# 노인 뇌전증

## 뇌전증은 어려서 생긴다던데 노인에서도 발작이 생기나요?

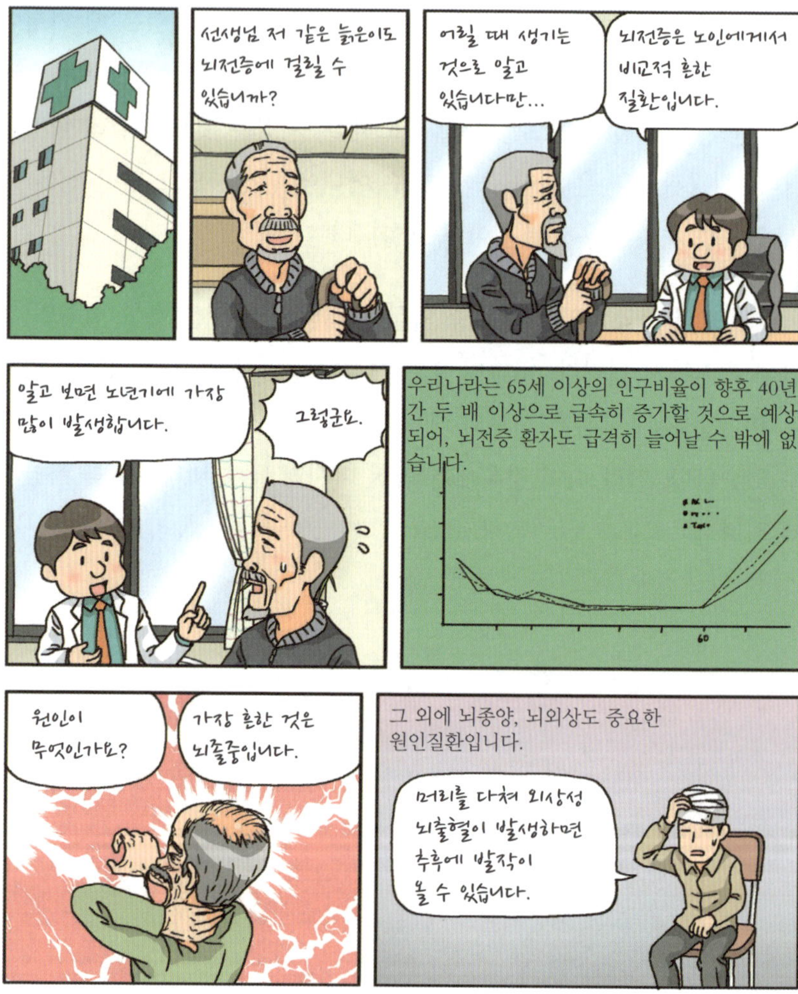
선생님 저 같은 늙은이도 뇌전증에 걸릴 수 있습니까?
어릴 때 생기는 것으로 알고 있습니다만...
뇌전증은 노인에게서 비교적 흔한 질환입니다.
알고 보면 노년기에 가장 많이 발생합니다.
그렇군요.
우리나라는 65세 이상의 인구비율이 향후 40년간 두 배 이상으로 급속히 증가할 것으로 예상되어, 뇌전증 환자도 급격히 늘어날 수 밖에 없습니다.
60
원인이 무엇인가요?
가장 흔한 것은 뇌졸중입니다.
그 외에 뇌종양, 뇌외상도 중요한 원인질환입니다.
머리를 다쳐 외상성 뇌출혈이 발생하면 추후에 발작이 올 수 있습니다.

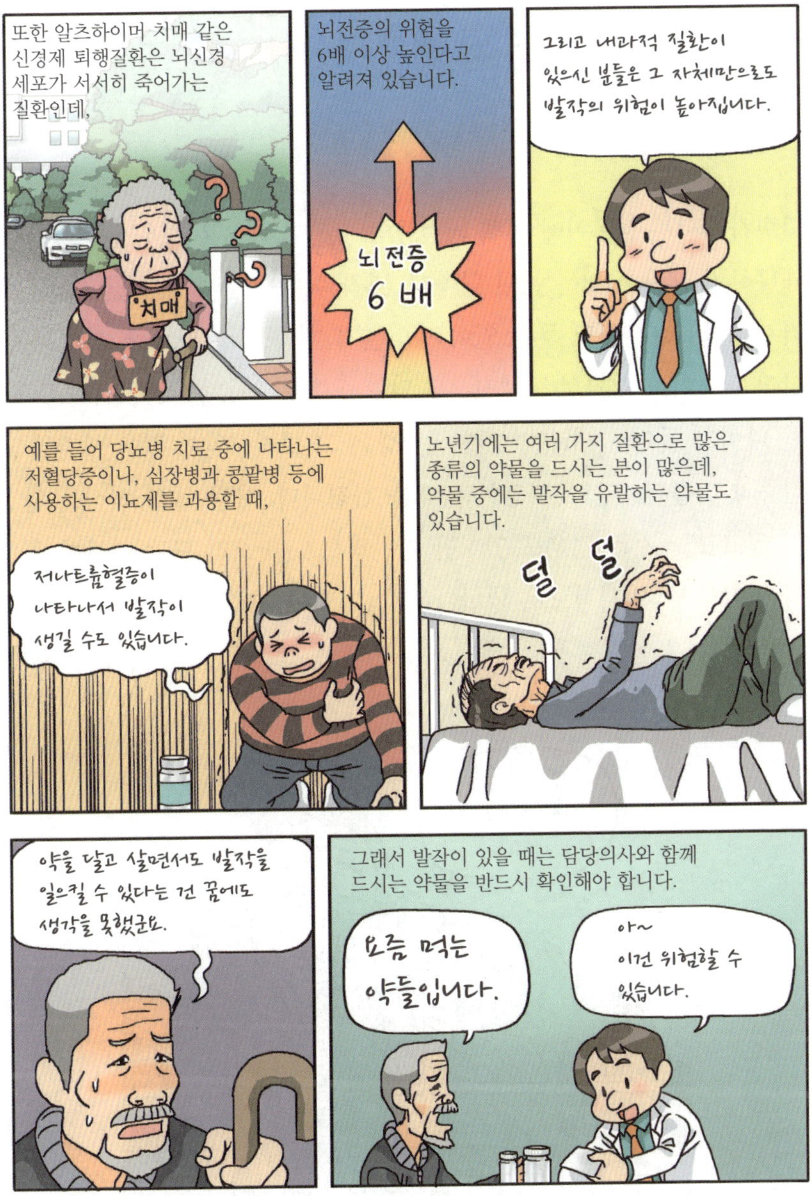

또한 알츠하이머 치매 같은 신경제 퇴행질환은 뇌신경 세포가 서서히 죽어가는 질환인데,
치매
뇌전증의 위험을 6배 이상 높인다고 알려져 있습니다.
뇌전증 6 배
그리고 내과적 질환이 있으신 분들은 그 자체만으로도 발작의 위험이 높아집니다.
예를 들어 당뇨병 치료 중에 나타나는 저혈당증이나, 심장병과 콩팥병 등에 사용하는 이뇨제를 과용할 때,
저나트륨혈증이 나타나서 발작이 생길 수도 있습니다.
노년기에는 여러 가지 질환으로 많은 종류의 약물을 드시는 분이 많은데, 약물 중에는 발작을 유발하는 약물도 있습니다.
덜 덜
약을 달고 살면서도 발작을 일으킬 수 있다는 건 꿈에도 생각을 못했군요.
그래서 발작이 있을 때는 담당의사와 함께 드시는 약물을 반드시 확인해야 합니다.
요즘 먹는 약들입니다.
아~ 이건 위험할 수 있습니다.

## ↗ 고령자의 뇌전증은 정확히 진단하기도 어려워요

고령자에서는 젊은이에 비해 뇌전증의 확진이 어려운 경우가 많습니다. 왜냐하면 혼자 사시는 분이 많아서, 발작과 비슷한 증상이 있더라도 목격자가 없고, 본인도 무슨 일이 있었는지 기억할 수 없으며, 느끼는 증상이 있더라도 정확히 구체적으로 말씀하지 못하시기 때문입니다.

나이가 들어서 새로 발생한 뇌전증은 그 발작모양이 젊은 시기의 뇌전증과 다를 수 있고, 다양한 형태를 가집니다. 예를 들어 의식을 완전히 잃고 쓰러지는 경우도 있지만 순간적으로 헛소리 또는 이상한 행동이 있다든지, 일시적으로 멍하다든지, 기억이 자주 깜박깜박하는 등의

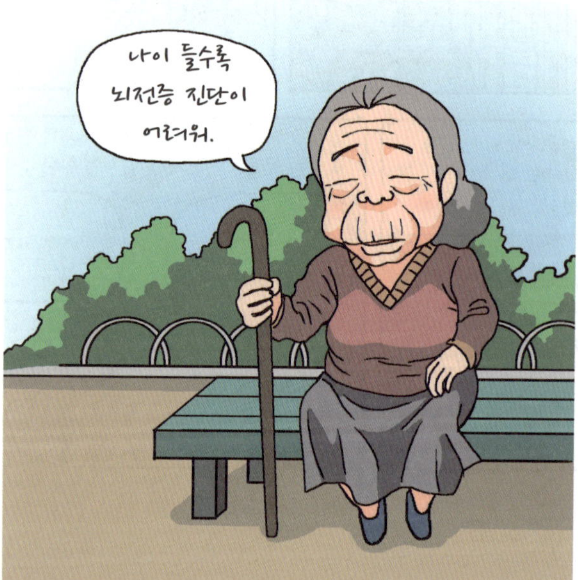

치매 유사증상, 그리고 팔다리 또는 얼굴의 떨림과 불수의적인 이상 움직임을 보일 수도 있고 드물게는 팔다리의 감각의 이상이 의식 변화 없이 오기도 합니다. 이런 증상이 있으면 발작이 아닌가 의심할 필요가 있습니다. 또 자다가 배우자가 이상행동을 한다면서 병원을 찾는 고령자 분들이 있습니다. 자다가 소리를 지른다든지, 발차기를 한다는 등의 이상행동을 보일 때는 수면과 관련된 질환일 수도 있지만 뇌전증 발작이 이렇게 나타날 수도 있습니다.

이처럼 여러 가지 이유로 고령자의 뇌전증 발작은 본인은 물론 가족들도 이상을 쉽게 발견하지 못해서 진단이 늦어지고, 의사들도 뇌전증 이외의 다른 질환으로 오인하거나 간과할 수 있습니다.

## ↗ 어떤 검사를 받아야 하나요?

나이가 들어서 첫 발작이 생긴 경우에도, 다른 연령대와 마찬가지로, 뇌파검사, MRI 검사를 포함해서, 대사이상(내과질환), 중추신경계염증 등 발작의 원인검사를 철저히 받아야 합니다.

## ↗ 고령자 뇌전증의 치료는 어떻게 다른가요?

### 약물치료

고령에서 첫 발작을 경험한 경우에 젊은 연령대에 비해 재발의 위험이 현저하게 높기 때문에 환자상황을 고려하여 약물치료를 젊은 연령대에 비해 더 신속히 시작되는 것이 추천됩니다.

발작이 한 번 있었을 때, 과연 앞으로 또 발작이 생길 것이냐가 약물 복용 시작을 결정하는 데 중요한 점입니다. 그러니까 한 번 발작이 있었을 때, 향후 또 발작할 위험이 높은 경우에는 재발을 막기 위한 뇌전증 약물을 시작해야 하는 것입니다. 젊은 환자의 경우 뇌 MRI, 뇌파, 진찰 소견이 정상인 특발성 발작의 경우 15~30% 정도의 재발위험을 가지기 때문에, 한 번의 발작으로는 치료를 시작하지 않지만 고령자의 경우는 한 번의 발작이 있었던 경우라도 재발위험이 높아서 치료를 시작하는 것이 보통입니다.

약물복용을 일단 시작하였다면 부작용이 생기는지 잘 관찰해야 합니다. 연구에 따르면 뇌전증 약물을 복용하는 고령자들은 뇌전증 약물 이외에 평균 5개 정도의 다른 약물을 먹고 있다고 합니다. 약물들이 서로 작용을 일으켜서 부작용이 빈번하게 발생할 가능성이 높습니다. 특히 뇌기능에 영향을 주는 항우울제가 좋은 예입니다. 또 노인들은 부작용이 발생하더라도 쉽게 의사표현을 못하는 경우가 많아서 주변에서 더 관심을 가지고 관찰해야 합니다.

## 뇌전증 수술

뇌전증 수술은 매우 중요한 뇌전증 치료법 중 하나입니다. 고령자에게도 젊은이와 비슷하게 좋은 치료결과를 보일 가능성이 많아서 중요한 치료 방법으로 여겨지고 있으나, 부작용 또한 많을 것으로 예상되어 아직까지 고령자의 뇌전증 치료로서 우선적으로 추천되지는 않습니다. 수술 위험이 어느 정도인지를 가늠하기 위한 연구가 현재 진행 중입니다.

## ↗ 고령자 뇌전증에서 중요 관심사

### 기억력을 포함한 뇌 인지기능의 감소

고령자의 뇌전증 어르신들이 자주 "기억력이 예전 같지 않다."고 많이 말씀하십니다. 1/2에서 1/3 정도는 그 원인을 잘 모릅니다. 하지만 이러한 기억력 감퇴를 포함한 전반적인 뇌기능은 서서히 진행되는 경우가 많고, 특히 발작이 반복되면 이 때문에 기억력이 더 나빠질 수 있습니다. 뇌전증 환자의 기억력 감퇴에는 동맥경화, 흡연, 운동부족이 영향을 준다고 알려져 있습니다. 이제 고령자 뇌전증 환자 분들이 너무 집에만 계시지 않고, 운동을 많이 하실수 있도록 주변에서 도와주십시오.

### 치료측면의 문제

노인에게서는 효과뿐 아니라 부작용이 중요한 고려사항이 됩니다. 노인은 일반적으로 부작용에 민감하여 저용량의 뇌전증 약물에도 부작용이 생길 수 있습니다. 신장과 간 기능이 떨어지고, 몸속에서 약물이 퍼져나갈 수 있는 공간이 젊은이보다 적습니다. 또 약물이 몸에서 흡수되고 작용하고, 배설되고 하는 과정에서 약물이 몸속 단백질과의 결합 정도가 중요한데, 이것이 고령자에게 감소되어 특정약물을 복용하였을 때, 단백질과 결합하지 못한 '자유분획'이 늘어나기 때문에 부작용이 쉽게 나타날 수 있는 것입니다. 단백질 결합 정도의 감소는 특히 페니토인과 발프로산 복용 시에 주의해야 합니다.

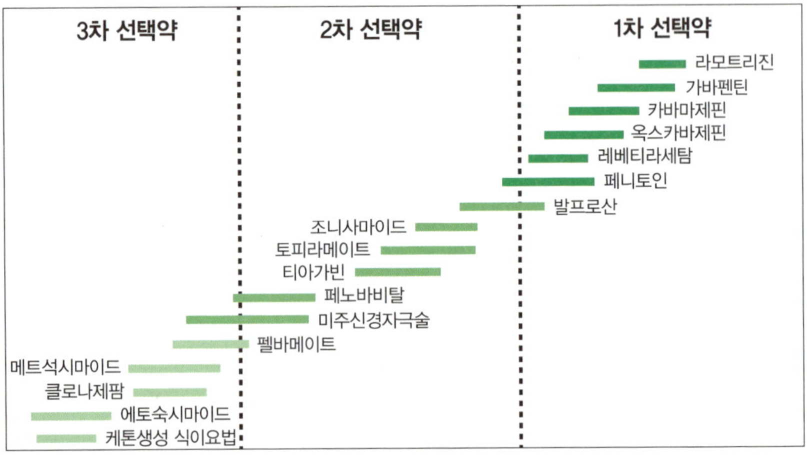


**그림 7-1** • 고령 뇌전증 환자에서 사용되는 항경련약제의 상대적 선호도
출처: *Relative preference of AED (9 highest, 1 lowest) (or other therapy) for new-onset partial seizures in an elderly man or woman. Survey was of 51 epilepsy experts (45 responding), conducted in September 2000. Adapted from reference* (Karceski S, Morrell M, Carpenter D. The Expert Consensus Guideline Series. Treatment of epilepsy. Epilepsy Behav 2001;2(suppl):A1-50.)

다른 동반질환이 많아서 약물 상호 작용 때문에 부작용이 많을 수 있습니다. 그래서 노인에게는 부작용이 적은 약을 먼저 복용하게 하며, 용량도 더욱 서서히 증량해야 부작용을 줄일 수 있습니다. 각각의 약물에 대한 부작용은 책 말미에 소개하겠습니다. 전문가들은 라모트리진(lamotrigine), 가바펜틴(gabapentin), 레베티라세탐(levetiracetam), 카바마제핀(carbamazepine)을 추천하고 있습니다. 그러나 각 개인마다 발작에 대한 효과와 부작용이 다를 수 있기 때문에 이를 꼭 따르지 않는 경우도 많습니다.

## 골다공증

여성에서 더욱 많지만 뇌전증 고령 남성에서도 중요한 문제입니다. 카바마제핀, 페노바비탈, 페니토인, 프리미돈을 복용할 때 위험성이 높아질 수 있습니다. 특히 골다공증에 의한 골반 골절은 치사율이 20%에 이를 정도로 무섭습니다. 특히 골밀도 저하가 있거나 일상생활에서 움직임이 적은 환자에서는 이러한 약제를 피하는 것이 좋습니다. 만약 이러한 약제를 사용하는 경우에는 골밀도검사를 정기적으로 하시고, 비타민 D와 칼슘제의 보충이 필요한 경우도 있습니다.

# 수면과 뇌전증

## 수면과 뇌전증은 어떤 관련이 있나요?

수면은 피로를 풀고 원기를 회복하게 하는 기능을 할 뿐만 아니라 뇌세포 시냅스의 가소성에 영향을 주고 기억을 강화하는 등 여러 복잡한 작용을 합니다. 수면은 뇌전증과도 다양한 상관 관계를 가지는데, 수면 부족은 경련의 흔한 유발 요인이 되며, 일부 뇌전증 증후군은 수면 중에만 경련이 발생하기도 합니다. 또한 야간에 발생하는 경련은 수면 중 발생하는 이상행동을 보이는 질환인 사건수면(parasomnia)으로 오인되기도 하

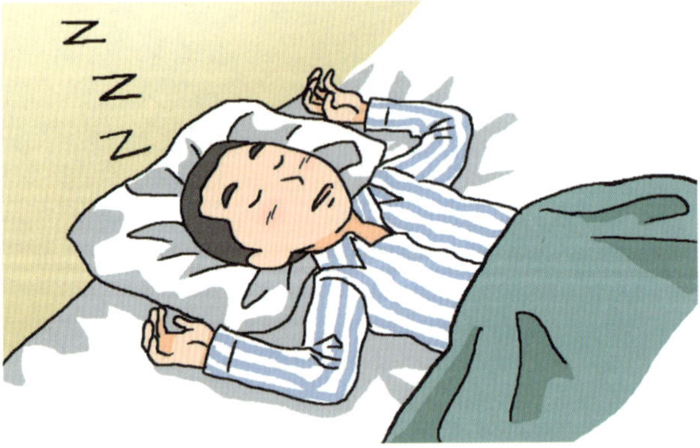

며, 반대로 사건수면이 뇌전증으로 오인되기도 합니다. 마지막으로 수면장애는 뇌전증을 악화시킬 수 있으며, 뇌전증 또한 수면장애를 악화시킬 수 있습니다.

## ↗ 수면과 뇌전증은 어떤 시간적 연관성을 가지나요?

수면은 크게 급속안구운동(rapid eye movement; REM) 수면과 비급속안구운동(non-rapid eye movement; NREM) 수면으로 나눌 수 있으며, NREM 수면은 다시 얕은 수면 단계(I, II단계) 와 깊은 수면 단계(III, IV단계, 혹은 서파수면단계)로 나눌 수 있습니다. 깊은 수면은 대개 수면의 초반부에 많이 나타나고, 수면의 후반부로 갈수록 감소하며 대신 REM 수면이 증가하게 됩니다(그림 8-1). 경련과 뇌파상의 경련파의 발생 빈도도 수면의 단계에 따라 달라져 REM 수면보다는 NREM 수면단계에서 더욱 많이 관찰되며, 이는 NREM 수면시기에 뇌세포에서 자연적으로 생기는 파형이 경련파를 일으키는 과정과 동조화되기 때문이라고 설명할 수 있습니다.

뇌전증에 의한 경련은 NREM의 어느 단계에서나 나타날 수 있으나

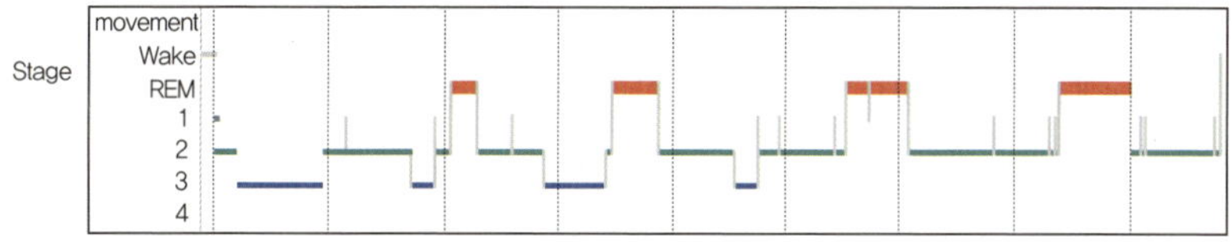


**그림 8-1** • 정상적인 수면 단계

대체로 깊은 수면단계보다 얕은 수면단계에서 더 흔히 나타납니다. 전두엽성 뇌전증은 대표적으로 수면 중에 더욱 흔히 발생하는 뇌전증 증후군이며, 야간 수면이나 주간 수면 중 모두에서 발생할 수 있습니다. 특발성 전신성 뇌전증의 경우에도 국소성 뇌전증의 경우보다는 약하지만 이러한 현상이 나타납니다. 특발성 전신성 뇌전증의 경우 NREM 시기의 얕은 수면 단계나 잠에서 금방 깬 졸림 상태에서 뇌파상 경련파가 더 흔히 관찰되나 실제 경련은 수면과 각성 상태가 변하는 시기에 주로 나타납니다.

## ↗야간 전두엽성 뇌전증과 NREM 사건수면

야간 전두엽성 뇌전증과 NREM 사건수면은 두 질환의 감별이 어려울 수 있고, 비슷한 병태생리학적 특성을 가질 수 있다는 점에서 흥미로운 현상입니다. 과거에는 야간에만 발생하는 전두엽성 뇌전증을 NREM 사건수면이나 이상운동 질환으로 생각했습니다. 최근 비디오-뇌파기계가 널리 보급된 이후에도 야간 전두엽성 뇌전증 환자의 경련 발작 동안 뇌파상 뚜렷한 경련파가 나타나지 않는 경우가 많아 진단에 어려운 경우가 많습니다. 야간 전두엽성 뇌전증의 경우, ① 짧고 갑작스럽게 눈을 뜨고, 겁에 질린 표정으로 고개를 들거나 일어나 앉으며 소리를 내는 것을 동반하기도 하는 급작스러운 각성, ② 몸이 이상긴장형 자세를 취하고 때로는 과도한 운동동작을 보이는 급작스러운 이상긴장형, 그리고 ③ 1~3분 정도 비교적 긴 시간 동안 지속되며 반복적이며 전형적 움직임을 보이는 삽화적 야간 방황 등으로 나타나는 경우가 많습니다. NREM 사건수면의 경우 혼동성 각성, 야경증(night terror), 또는 몽유병(sleep walking) 등의 형태로 나타나는 경우가 많습니다. 증상이 발생하는 시점에서 외부 자극에 반응을 하거나, 불명확한 증상의 종료를 보이거나 증상이 발생하고 난 후 걸을 수 없는 현상은 사건수면일 가능성을 더 높입니다. 경련인 경우 때때로 여러 번 반복적으로 발생할 수 있고, 때로는 밤새 발생할 수 있는데 반해, NREM 사건수면은 깊은 수면 단계에서 발생하며, 수면의 초반 1/3 시점에서 발생하고 하룻밤에 3회 이상 발생하지 않습니다(그림 8-2). 그러나 야간 전두엽성 뇌전증이나 NREM 사건수면 모두 수면 부족이나 수면 무호흡증을 비롯한 동반되는 다른 수면장애에 의해 악화됩니다.

소아에서는 사건수면과 뇌전증의 빈도가 둘 다 높으며, 한 환자에서 동시에 발생하기도 합니다. 소아 야간 전두엽성 뇌전증 환자의 1/3 NREM 사건수면이 있었다는 보고가 있으며, NREM 사건수면이 있는

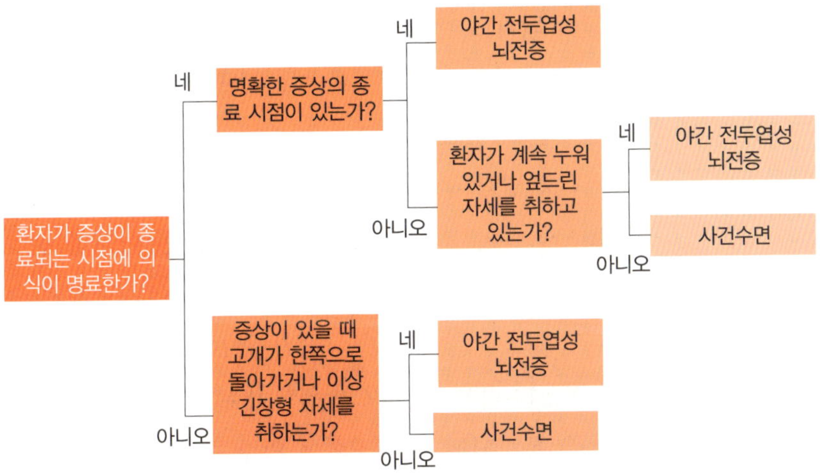

환자가 증상이 종료되는 시점에 의식이 명료한가?
네
명확한 증상의 종료 시점이 있는가?
네
야간 전두엽성 뇌전증
아니오
환자가 계속 누워 있거나 엎드린 자세를 취하고 있는가?
네
야간 전두엽성 뇌전증
아니오
사건수면
아니오
증상이 있을 때 고개가 한쪽으로 돌아가거나 이상 긴장형 자세를 취하는가?
네
야간 전두엽성 뇌전증
아니오
사건수면


**그림 8-2** • 야간 전두엽성 뇌전증과 NREM 사건수면의 감별
출처: Derry CP et al., 2009 sleep, 그림을 변형함.

소아 환자는 뇌전증이 함께 동반되거나 후에 뇌전증이 발생할 확률이 더욱 높다고 보고되고 있습니다. 이러한 현상은 야간 전두엽성 뇌전증이 소아에서 NREM 사건수면으로 잘못 진단되었기 때문일 수도 있지만, 야간 전두엽성 뇌전증과 NREM 사건수면의 발병 원인을 일부 공유하기 때문으로 설명될 수도 있습니다.

## ↗ 뇌전증과 수면, 수면 질환의 상관 관계

과도한 주간 졸음은 뇌전증 환자에서 흔한 증상이며, 항경련제의 부작용이나 경련에 의한 효과일 수 있습니다. 경련의 빈도가 높은 환자일수록 빈도가 낮은 환자에 비해 수면장애가 발생할 가능성이 더 높습니다. 그러나 실제 경련의 빈도보다는 하지불안증후군과 같은 수면장애를 유발할 수 있는 질환의 동반 여부가 뇌전증 환자에서 수면장애를 일으키는 더욱 중요한 요인이 되기도 합니다. 뇌전증 환자는 잠들기가 힘들고, REM 수면이 감소되거나 분절되기 쉬우며 깨는 빈도가 늘어납니다. 경련 혹은 뇌파상 발견되는 경련파가 수면을 방해하여 불안한 수면을 유발하기도 합니다. 뇌전증 발작 후 시행한 수면다원검사에서는 REM 수면이 줄어든 것으로 나타나며, 야간에 발생하는 경련뿐만 아니라 전날 발생한 경련도 수면에 영향을 미칩니다. 야간 경련은 II~IV 단계의 수면 또한 감소시켜 I 단계의 얕은 수면만을 증가시키는 작용을 하며, 이는 수면의 효율을 떨어뜨려 다음 날 졸음의 원인이 됩니다.

과도한 주간 졸음은 동반되는 수면 질환에 의한 증상일 수도 있습니다. 폐쇄성수면무호흡증(Obstructive sleep apnea: OSA)은 뇌전증 환자의 10%

정도에서 발견되며 남자에게서 더 흔합니다. 약물난치성 뇌전증 환자에서 OSA가 더욱 흔하고 심한 경향을 보여, 뇌전증 수술의 대상이 되는 환자에서는 약 1/3이 OSA 환자라고 보고되었습니다. OSA의 위험 요인은 일반인과 같으며 이는 고령, 남성, 비만 등이 해당됩니다. 그러나 OSA는 소아 뇌전증 환자에서도 20%까지 관찰된다는 보고가 있습니다. OSA는 수면의 박탈을 유발할 뿐만 아니라 수면의 분절을 일으켜 뇌전증 증상 조절에 악영향을 미칠 수 있습니다. OSA와 뇌전증이 동반된 환자에서 OSA의 효과적인 치료방법인 지속적기도양압술을 시행하면 OSA 증상이 호전될 뿐 아니라 뇌전증 발작에도 크게 도움이 됩니다.

뇌전증이나 항경련제가 OSA 증상을 악화시킬 수도 있습니다. 무호흡증은 뇌전증 환자에서 경련 혹은 경련 후 나타나는 증상일 수 있으며, 항경련제의 사용은 호흡자극을 약화시키고 호흡근육의 긴장도를 저하시켜 OSA에 악영향을 미칩니다. 또한 비만이나 복합적인 항경련제 사용은 뇌전증만 앓고 있는 환자에 비해 뇌전증과 OSA를 동시에 앓고 있는 환자에서 더 흔히 관찰됩니다.

항경련제는 수면에 복합적인 영향을 나타낼 수 있습니다. 가바펜틴과 프레가발린 등의 항경련제는 일부 수면의 질을 좋게 한다는 보고가 있지만, OSA 증상을 악화시킬 수 있으며 라모트리진은 불면증을 유발하기도 합니다. 그 외의 항경련제의 수면에 미치는 영향은 아직 자세히 연구되지 않았으나 모든 항경련제가 수면의 구조에 변화를 줄 수 있으며, 이로 인한 수면 효율의 변화나 주간 졸음에 영향을 미칠 수 있습니다.

# 뇌졸중, 뇌손상 후 뇌전증

## 뇌졸중 후 뇌전증

### 뇌졸중 후 발생하는 경련 혹은 뇌전증의 빈도는 어떻게 되나요?

경련은 급성 뇌졸중의 증상으로 나타날 수 있고 뇌졸중의 치료 경과 중 나타날 수 있으며, 뇌졸중의 후유증으로 만성적인 합병증의 형태로 나타날 수 있습니다. 경련 혹은 뇌전증의 진단은 환자의 임상 양상을 관찰하고 기술하는 것이 매우 중요하나, 뇌졸중 환자는 고령인 경우가 많고 뇌졸중에 동반된 신경학적인 결손에 의해 자신의 증상을 정확히 기술하지 못하는 경우가 흔하며 실신, 가성경련, 불안장애, 무도증, 일과성허혈성발작 등 뇌전증과 유사한 증상을 보이는 질환의 빈도 또한 높기 때문에 연구에 따라 뇌졸중 후 경련 혹은 뇌전증의 발병빈도에 차이가 심합니다. 뇌졸중 환자에서 경련이 발생하는 비율은 연구에 따라 1%에서 25%까지 보고되고 있으며, 일반적으로 뇌졸중이 발생한 직후(대부분 48시간 이내)에 발생하고 대부분의 환자에서 1회 발생 후 재발하지 않습니다. 경련의 발생 양상은 국소성 경련일수도 있고 전신성 경련일수도 있

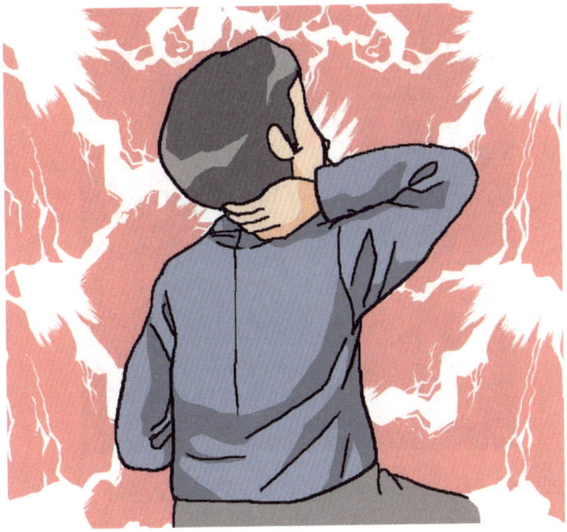

으나, 전신성 경련으로 보고된 경우에도 환자가 자신의 증상을 잘 설명하지 못하거나 경련파의 뇌 속에서의 빠른 전이로 인해 실제로는 뇌졸중이 발생한 부위에서 경련이 발생한 국소성 경련일 가능성을 고려하여야 합니다. 반대로, 뇌졸중 환자의 급성기 치료 과정에서 나타날 수 있는 전해질 이상이나 함께 사용된 약물 등에 의해 전신성 경련이 발생하는 것 또한 가능합니다.

뇌졸중의 급성기가 지나서 발생하는 지연성 뇌전증은 급성기에 발생하는 경련과는 다른 기전에 의해 발생하는 것으로 생각되며, 급성기에 발생하는 경련과는 다른 위험인자를 가집니다. 뇌졸중 발생 후 어떤 형태로든 한 번 이상의 경련이 있을 확률은 일반적으로 10% 정도로 알려져 있고, 뇌전증의 진단기준에 맞는 비유발성 반복 경련이 발생할 확률은 여러 연구에서 약 2.5%로 비교적 일정하게 보고되고 있습니다. 모든 연령을 통틀어 뇌졸중 후 뇌전증은 원인이 밝혀진 뇌전증의 약 10%의 원인을 차지하는 것으로 알려져 있으며 노인에서 새로이 발

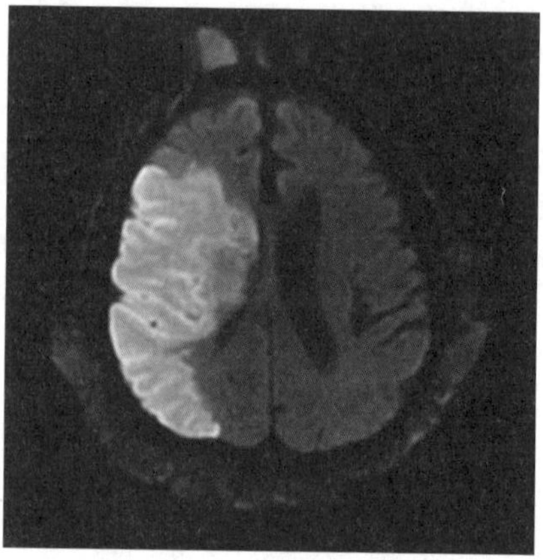

**그림 9-1** • 급성 뇌졸중 환자의 뇌자기공명영상 사진 – 오른쪽 뇌경색

생하는 뇌전증의 가장 흔한 원인으로, 원인이 밝혀진 노인 뇌전증의 약 1/3~1/2 정도의 환자가 뇌졸중 후유증에 의한 뇌전증으로 진단되고 있습니다. 최근 고령인구의 증가와 더불어 진단의 정확도가 뛰어난 뇌영상 기술의 발달로 인해, 최근 국내에서 진행된 대규모 연구에서는 뇌졸중이 원인이 알려진 뇌전증의 가장 흔한 원인으로 나타났습니다(그림 9-1).

## 뇌졸중 후 뇌전증이 위험도를 높이는 요인은 무엇인가요?

뇌졸중이 처음 발병하고 난 후 1년 안에 뇌전증의 발생 위험도는 뇌졸중이 없었던 환자에 비해 약 20배 이상 높아지는 것으로 알려져 있으며, 뇌졸중이 뇌의 피질부위에 침범할수록, 허혈성 뇌졸중보다는 출혈성 뇌졸중인 경우, 다발성 뇌졸중인 경우, 또는 뇌졸중 발생 초기에 경련이 발생하였을 경우, 추후 뇌전증이 발생할 가능성이 높다고 알려져 있습니다. 흥미로운 점은 특별한 원인 없이 뇌전증이 발생한 노인 환자에서 뇌졸중의 위험 요인으로 알려진 혈압, 당뇨, 고지혈증의 빈도가 뇌전증이 없는 환자보다 월등하게 높은 것이 지속적으로 보고되고 있으며, 이는 뇌졸중이 노인에서 새로 발생한 원인불명의 뇌전증의 중요한 요인이 될 가능성이 높을 수 있음을 시사하는 소견으로, 실제 원인불명의 뇌전증 환자들 중 상당수에서 뇌영상 촬영상 이전에 증상 없이 지나간 뇌졸중의 흔적이 발견됩니다. 또한 노인에서 새로 발생한 뇌전증 환자는 추후 뇌졸중이 발생할 가능성도 높다고 알려져 새로 뇌전증이 발생한 환자는 뇌졸중이 발생할 확률을 3배 이상 높인다는 보고도 있습니다. 결론적으로 노인에서의 뇌졸중은 뇌전증의 가장 중요한 위험요인이 되지만 뇌전증 또한 뇌졸중의 위험도를 높여 뇌졸중과 뇌전증은 서로의 위험을 높이는 역할을 한다고 할 수 있겠습니다. 따라서 노인에서 새로이 발생한 원인불명의 뇌전증 환자는 이전에 발견되지 않은 뇌졸중이 있을 확률에 대해 조사를 하고, 위험 인자에 대한 적극적인 치료가 필요합니다.

## 뇌졸중 후 뇌전증의 진단

전술한 바와 같이, 노인에서 뇌졸중의 후유증으로 뇌전증이 발생하는 경우 환자가 뇌졸중으로 인한 신경학적 결손을 가지고 있을 경우가 많고, 고령으로 인해 자신의 증상을 잘 표현하지 못할 가능성이 높으며, 환자의 임상 양상이 젊었을 때 나타나는 것과 다른 경우가 많아 진단에 어려운 경우가 많습니다. 따라서 환자 자신의 증상 표현보다는 보호자, 응급구조사나 간호사 등 의료보조인력이 환자의 증상을 목격하고 정확하게 표현하는 것이 중요합니다. 또한 뇌졸중의 병력이 있던 환자에서 경련은 실신, 공황장애, 가성경련, 무도증, 섬망 등으로 잘못 진단되는 경우가 흔하며, 반복적인 일과성허혈성발작이나 뇌간에서 발생하는 뇌졸중에 의한 의식소실로 오인될 수 있습니다. 반대로 일과성허혈발작의 재발로 인한 일시적인 편측 위약은 해당 뇌부분의 일시적인 뇌파상의 이상소견을 동반하기도 하여 뇌전증으로 오진되어 항경련제를 잘못 복용하는 경우도 있습니다. 따라서 뇌졸중의 병력이 있는 환자에서 달리 설명되지 않는 의식소실, 쓰러짐, 경련, 기억력 장애가 있는 경우 뇌졸중 후 뇌전증을 의심하고 필요시 뇌파검사 및 약물 투여가 필요하며, 병력상 혹은 뇌파 검사상 소견이 전형적인 소견을 보이지 않는 경우가 많아 임상적인 의심과 자세한 병력청취가 중요하며, 특히 증상 발생 당시의 목격자의 정확한 병력 기술이 큰 도움이 될 수 있습니다.

## 뇌졸중 후 뇌전증의 치료

뇌졸중 후 뇌전증 환자에서 항경련제의 사용도 중요한 문제입니다. 임상적으로 뇌전증의 발생 위험도가 높다고 생각되는 뇌졸중 환자의 급성기 치료과정 중 경련 발생을 예방하기 위해 항경련제를 사용하는 일이 있으나, 이러한 급성기의 예방적 항경련제 사용이 만성기의 뇌전증 발생의 위험도를 낮출 수 있는지는 명확하지 않습니다. 일반적으로 뇌졸중 후 뇌전증은 다른 원인에 의한 뇌전증에 비해 소량의 항경련제에도 반응이 좋은 경우가 많은 편이나 노인 환자는 약물에 민감한 경우가 많아 일반적으로는 부작용을 나타내지 않는 소량의 항경련제에도 어지러움증, 의식저하, 저나트륨혈증 등의 부작용이 나타나는 경우가 있습니다. 또한 뇌졸중의 병력이 있는 뇌전증 환자는 항경련제 이외의 약물을 복용하고 있을 가능성이 높아 약물상호작용의 가능성 및 신장질환이나 간질환 등 약물의 대사에 영향을 미칠 수 있는 질환의 동반 여부를 고려하여야 합니다. 마지막으로 뇌졸중 후 뇌전증은 평생 항경련제를 복용해야 할 가능성이 높아 항경련제를 장기간 복용하였을 때 나타날 수 있는 체중 증가나 골다공증 등의 대사성 부작용의 위험성을 고려하여 약물을 사용하는 것이 권장됩니다.

## ↗ 뇌외상 후 뇌전증

### 뇌외상 후 뇌전증의 분류 및 위험 요인

뇌외상 후 뇌전증은 외상 직후(24시간 이내)에 발생하는 경련, 외상 후 초기(1주일 이내)에 발생하는 경련, 외상 후 후기(1주일 이후)에 발생하는 경련으로 나눌 수 있으며, 대부분 뇌외상 후 뇌전증이라고 하면 외상 후 1주일이 지난 후 지연성으로 발생하는 경련이 반복적으로 발생하는 경우를 뜻합니다.

뇌외상 후 뇌전증은 뇌외상의 발생 빈도가 높은 젊은 남성에서 발생 빈도가 가장 높다고 알려져 있으나, 최근 노인층에서의 발생 빈도가 증가하고 있습니다. 뇌외상 후 뇌전증은 일반 인구에서 원인이 밝혀진 뇌전증의 약 20%의 원인을 차지하고, 뇌전증 전문치료센터 환자의 약 5%를 차지한다고 알려져 있습니다. 뇌외상 후 뇌전증은 질병의 특성상 군인을 대상군으로 하여 연구가 많이 진행되었고, 군인에게서 처음 발생하는 뇌전증의 50%가 원인을 차지할 정도로 빈도가 높습니다. 특히 총상에 의한 뇌손상인 경우 위험도가 더 높아진다고 알려져 있습니다. 뇌외상 후 뇌전증 환자의 약 80%의 환자가 뇌외상 후 1년 이내에 첫 번째 경련을 경험하며, 약 90%의 환자가 2년 이내에 경험합니다. 뇌에 총상을 입은 환자에서는 15년 정도 추적 관찰하였을 때 약 50%의 환자에서 경련이 발생하였습니다.

## 외상성 뇌손상 환자에서 뇌전증 발병의 위험 요인

최근 시행된 청소년기에 외상성 뇌손상을 받은 환자를 대상으로 한 추적 연구에서는 퇴원 후 2~3년 동안의 시기 동안 약 5.4%의 환자에서 외상 후 뇌전증이 발생하였습니다. 이러한 위험도는 외상성 뇌손상의 정도가 심할수록 커지는 경향을 보였고, 외상후 급성기에 경련이 발생한 경우, 외상 치료 후 퇴원 시 우울증이 동반된 경우 뇌전증이 발생할 가능성이 높았으며, 성별이나 인종 등은 중요한 인자가 아니었습니다. 다른 연구에서는 외상성 뇌손상은 모든 연령에서 뇌전증의 발생 가능성을 높이며, 일반 인구에 비해 가벼운 뇌손상이나 두개골 골절만을 동반한 경우, 위험도가 2배 정도 증가되고 의식 소실이 하루 이상 지속되는 심한 뇌손상의 경우, 위험도가 7배 이상 증가하였습니다. 외상성 뇌손상의 심한 정도에 상관 없이 뇌전증이 발생할 확률은 뇌손상 후 2년까지가 가장 높으나 10년 이상 위험도는 높아진 상태로 유지됩니다. 소아시기에 발생한 뇌손상의 경우 뇌전증의 발생 위험도가 비교적 낮으나 15세 이상 연령층에서는 뇌전증 발생 위험도가 높아지며, 뇌손상 후 뇌전증 발생의 가족력이 있는 경우 위험이 특히 높아 뇌손상 후 뇌전증 발생에 유전적 요인이 있을 것으로 생각됩니다. 일반적으로 외상 후 의식 소실이나 기억 소실 기간이 길수록 두개골 골절이나 뇌출혈 혹은 뇌진탕 증상이 동반되었을 경우, 뇌전증이 발생할 확률이 높아진다고 알려져 있으며 뇌외상 후 우울증이 발생한 경우, 알려지지 않은 이유로 뇌전증이 발생할 확률이 높아집니다(그림 9-2). 실제로는 대뇌 피질의 신경세포가 뇌외상 후 뇌전증의 원인이 된다고 알려져 있어서 뇌의 여러 부위 혹은 양측 대뇌반구에 손상이 있는 경우나 지주막하 출혈이나 경막하 출혈이 동반되는 경우 뇌전증의 발생 가능성이 높아집니다.

뇌외상 후 뇌전증의 발생은 가족력이 있는 경우 위험성이 크게 높아진다는 것이 알려져 있으므로 이에 대한 유전적 요인을 파악하기 위한 연구가 진행되었습니다. 일반적으로 여러 종류의 뇌전증과 연관될 수 있는 단백질(apoE, haptoglobin 등)의 발현과 연관이 있는 유전적 다형성이 뇌외상후 뇌전증의 발생과도 관련 된다는 보고가 있으나 이에 대해서는 추가적인 연구가 필요합니다.

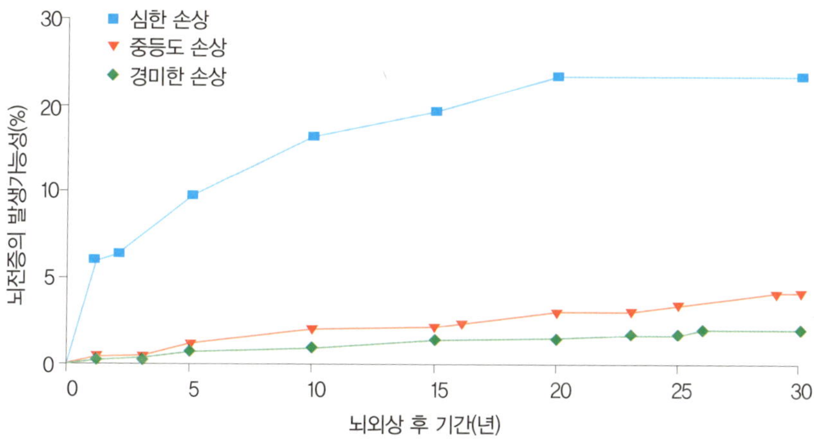


**그림 9-2** • 뇌외상의 심한 정도와 뇌전증 발생과의 관계

출처: ANnegers JF 등 1998. 약한 손상(mild injury)은 두개골 골절을 동반하지 않고 의식 소실이나 기억 소실이 30분 이내인 경우, 중등도 손상(moderate injury)은 의식 소실이나 기억 소실이 30분에서 24시간 사이로 지속되거나 두개골 골절이 동반된 경우, 중증 손상(severe injury)은 뇌진탕 혹은 뇌출혈 소견이 동반되거나 의식 소실이나 기억 소실이 24시간 이상 지속되는 경우

## 뇌외상 후 뇌전증 진단 시 고려사항

뇌외상 후 초기에 경련이 발생한 환자는 뇌외상 자체에 의해 경련이 발생했을 가능성도 높지만, 뇌외상과 동반된 일시적인 저나트륨혈증과 같은 교정 가능한 대사장애 혹은 대뇌출혈이나 지주막하 출혈에 의해 경련이 발생할 수 있으므로 실험실 검사 및 뇌영상 촬영 등으로 이에 대한 평가 및 교정이 필요합니다.

외상성 뇌손상은 특히 노인에서 뇌전증의 발생 위험을 높입니다. 동반된 두개골 골절이나 출혈 이외에 연령이 뇌전증 발병의 중요한 위험요인이 되어, 뇌외상의 발생 나이가 65세 이상인 경우 추후 뇌전증의 발생 위험도가 높아진다고 알려져 있습니다. 또한 노인에서 뇌외상 후 뇌전증이 발병한 경우 뇌외상 자체가 뇌졸중이나 실신, 혹은 다른 신경학적 이상에 의한 보행장애와 관련된 이차적인 현상일 가능성도 높으므로 뇌손상 및 뇌전증 치료와 함께 환자에서 발생한 뇌외상의 원인 파악이 필요합니다.

## 뇌외상 후 뇌전증 환자의 장기적인 예후

뇌외상 후 뇌전증 환자는 일반인에 비해 수명이 짧다는 것이 알려져 있으나, 이것이 뇌전증 발생의 원인이 되는 뇌손상 자체 때문인지 아니면 뇌전증 때문인지는 명확하지 않습니다. 비슷한 정도의 뇌외상 환자에서는 뇌전증이 발생한 경우 사망률이 높다진다는 것이 알려져 있어 다른 조건이 비슷할 경우 뇌전증이 발생한 환자는 그렇지 않은 환자보다 수명이 약 15년 정도 단축된다고 보고되고 있습니다.

군인을 대상으로 한 연구에서는 치료 여부와 상관없이 약 50%의 뇌전증 환자가 5~10년 사이에 뇌전증이 멈춘다고 보고되었습니다. 최근에 시행된 다른 연구에서는 뇌외상 후 뇌전증 환자를 20년 정도 관찰하였을 때 약 25%의 환자에서 뇌전증이 없어졌으며, 외상을 일으킨 총탄의 분포나 모양, 초기 뇌손상의 범위 등이 중요한 인자로 나타났습니다.

외상성 뇌손상 후에 발생하는 뇌전증은 원인이 되는 뇌손상의 시기가 명확하고 뇌손상 시기부터 경련이 발생하기까지 수개월에서 최대 수십 년 이상 걸릴 수 있다는 점에서 항경련제 사용 및 뇌전증 발생 예방의 관점에서 중요한 이슈가 될 수 있습니다. 외상성 뇌손상이 있은 후부터 뇌전증이 발생하기까지 증상 없이 지내는 기간 동안 뇌에서는 뇌신경전달물질의 발현의 변화, 동반된 출혈로부터 철 성분의 침착, 이온 채널의 변화, 뇌세포 변성, 새로운 뇌세포의 생성, 염증성 반응, 혈관-뇌장벽의 손상, 혈관 신생 등 많은 반응이 일어나며, 이러한 여러 반응들이 결국 일부 환자에서 뇌외상후 뇌전증 발생으로 이어진다고 생각됩니다. 따라서 외상성 뇌손상을 받은 환자 중 이후 뇌전증이 발생할 확률이 높을 환자를 파악하는 것이 매우 중요한 일이 될 것입니다. 따라서 추후 뇌외상의 후유증으로 뇌전증이 발생할 가능성이 높다고 알려진 환자들에게 예방적인 항경련제 혹은 뇌전증 발생을 예방하는 약물의 투여를 고려한 연구는 많이 진행되었으나 아직 뇌전증 예방에 효과가 확실하다고 검증된 약물은 없습니다.

# 뇌전증 지속증

## 발작이 멈추지 않으면 어떻게 되나요?

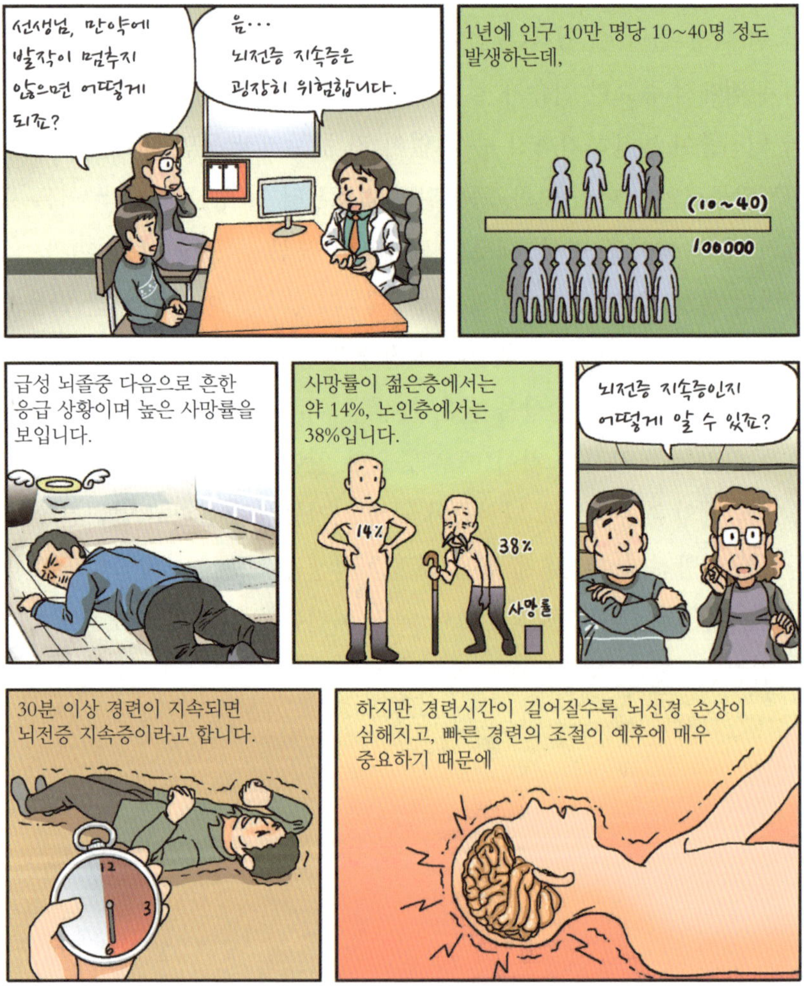

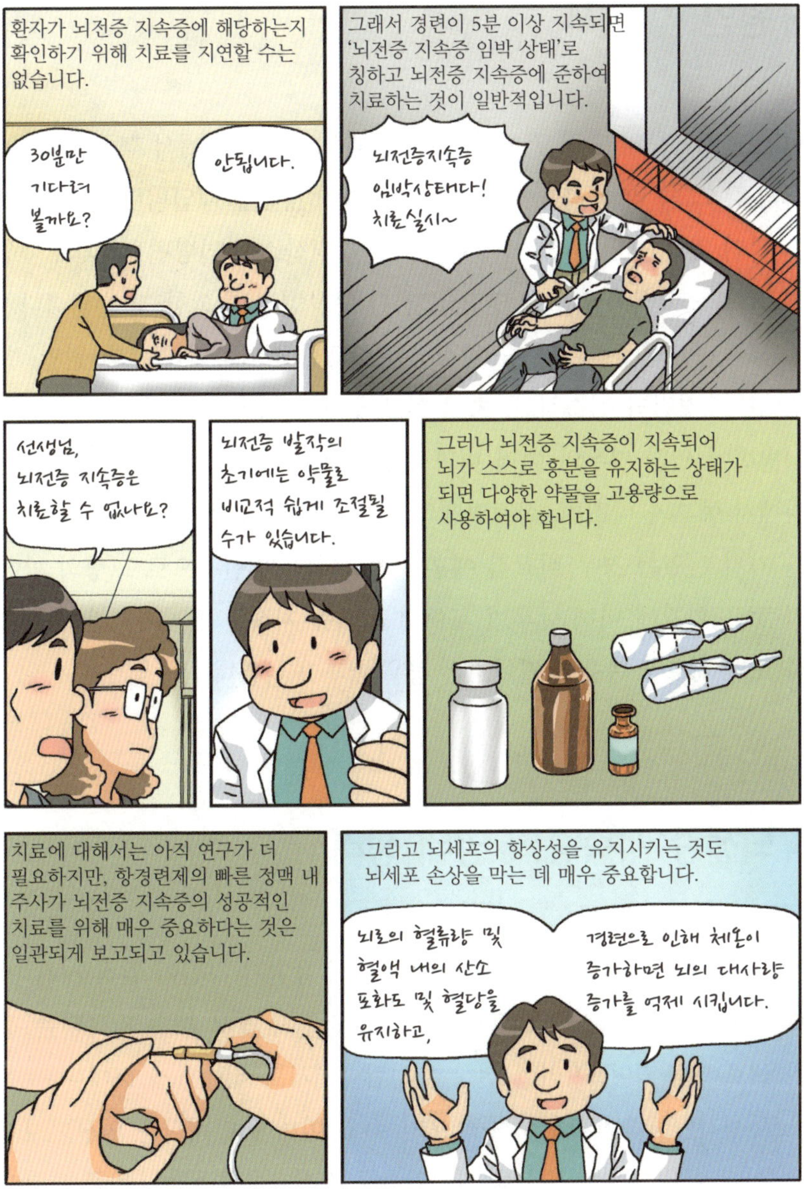
환자가 뇌전증 지속증에 해당하는지
확인하기 위해 치료를 지연할 수는
없습니다.
30분만 기다려 볼까요?
안됩니다.
그래서 경련이 5분 이상 지속되면
'뇌전증 지속증 임박 상태'로
칭하고 뇌전증 지속증에 준하여
치료하는 것이 일반적입니다.
뇌전증지속증 임박상태다! 치료실시~
선생님, 뇌전증 지속증은 치료할 수 없나요?
뇌전증 발작의 초기에는 약물로 비교적 쉽게 조절될 수가 있습니다.
그러나 뇌전증 지속증이 지속되어
뇌가 스스로 흥분을 유지하는 상태가
되면 다양한 약물을 고용량으로
사용하여야 합니다.
치료에 대해서는 아직 연구가 더
필요하지만, 항경련제의 빠른 정맥 내
주사가 뇌전증 지속증의 성공적인
치료를 위해 매우 중요하다는 것은
일관되게 보고되고 있습니다.
그리고 뇌세포의 항상성을 유지시키는 것도
뇌세포 손상을 막는 데 매우 중요합니다.
뇌로의 혈류량 및 혈액 내의 산소 포화도 및 혈당을 유지하고,
경련으로 인해 체온이 증가하면 뇌의 대사량 증가를 억제 시킵니다.

## ↗ 원인 및 예후

뇌전증 지속증의 가장 흔한 원인은 만성 뇌전증 환자에서 혈중 약물 농도의 감소, 즉 약물 복용을 지속적으로 하지 않았을 때입니다(34%). 이 외에 과거 앓았던 뇌 손상(24%), 뇌졸중(22%), 저산소성 뇌병변(~10%), 대사성 원인(~10%), 그리고 알코올 및 약물 금단 증상(~10%)에 의한 것 순입니다.

뇌전증 지속증의 예후를 결정하는 중요한 인자들이 있는데 원인, 발병 나이, 경련의 지속시간, 초기 치료에 대한 반응 등입니다. 저산소성 뇌병변에 의한 경우와 여러 내과적 문제를 복합적으로 가지고 있는 환자에서 예후가 나쁘며, 항경련제의 약물 농도 저하 등 명확한 유발인자를 가지고 있는 경우 비교적 예후가 좋습니다. 일반적으로 고령의 환자가 젊은 환자에 비해 예후가 나쁘며 뇌전증 지속증의 지속시간이 길거나 초기 치료에 반응이 떨어지는 경우 예후가 나쁩니다.

## ↗ 뇌전증 지속증의 병태 생리

동물실험 결과에 의하면 외부 자극에 의해 유발된 경련이 일정 시간 이상 지속되면 외부 자극을 중단하더라도 멈추지 않고 계속 지속되는 경향을 보이게 되며, 이러한 현상은 사람에게서도 비슷하게 나타나는 것으로 생각됩니다. 경련은 발생 초기 수초 이내에 단백질을 인산화시키고, 여러 이온 채널의 변화를 가져와 뇌신경전달물질들의 분비를 촉진시키며 신경전달물질의 수용체를 탈감작시킵니다. 이후 경련이 지속될 경우 일부 신경전달물질의 수용체는 세포 내로 이동하며, 다른 신경전달물질은 평상시 저장되어 있는 공간에서 세포 외로 배출되어 흥분성 신경전달물질과 억제성 신경전달물질의 불균형이 발생하게 됩니다. 이후 수 시간이 지나면 신경 내의 단백질의 변성이 일어나며, 스스로 경련을 유발하는 성향을 지닌 단백질이 발현되고 억제성을 지닌 단백질 발현이 감소되어 더욱더 강한 흥분이 발생하게 됩니다. 이후 수 시간에서 수일 혹은 수개월에 걸쳐 유전자 발현의 변화를 보이게 되며, 유전자 발현의 변화는 경련에 의해 유발된 신경세포의 사망에 의해 유발된다고 알려져 있습니다.

## ↗ 뇌전증 지속증의 치료

뇌전증 발작의 초기에는 뇌의 흥분성을 저하시키거나 억제성을 증가시키는 약물로 비교적 쉽게 조절될 수가 있습니다. 그러나 뇌전증 지속증이 지속되어 뇌가 스스로 흥분을 유지하는 상태가 되면 신경전달물질 수용체의 세포 내 이동으로 인하여 경련 조절에 일차적으로 사용하는 약물에는 반응이 떨어지거나 거의 효과가 없게 되어, 다양한 약물을 일반적인 용량보다 훨씬 고용량으로 사용하여야 합니다.

뇌전증 지속증의 가장 적절한 치료에 대해서는 아직 연구가 더 필요하지만 항경련제의 빠른 정맥내 주사가 뇌전증 지속증의 성공적인 치료를 위해 매우 중요하다는 것은 일관되게 보고되고 있습니다. 여러 임상연구에서도 뇌전증 지속증의 지속시간이 길수록 예후가 나쁜 것이 알려져 있으며, 실험적으로도 시간이 지날수록 억제성 신경전달물질인 감마아미노부티르산의 세포 내 이동으로 인한 약효의 감소 효과가 확인됩니다.

뇌세포의 항상성을 유지시키는 것도 뇌세포 손상을 막는 데 매우 중요합니다. 뇌로의 혈류량 및 혈액 내의 산소 포화도 및 혈당을 유지함으로써 뇌로 산소 및 포도당의 공급을 충분히 하는 것이 중요하며, 필요한 경우 경련 및 경련으로 인한 체온 증가와 연관된 뇌의 대사량 증가를 억제시키는 것 또한 필요합니다.

뇌전증 지속증 치료에서 가장 우선적으로 시행되어야 하는 것은 항경련제 투여가 아니고 기도 및 혈압 유지입니다. 이후 진단 검사를 시행하기 전 항경련제가 투여되어야 합니다. 뇌전증 지속증이 발생한 경우 진단을 위한 검사가 매우 중요하기는 하지만 검사를 위해 치료가 지연되어서는 안 됩니다. 임상적으로 뇌전증 지속증 혹은 뇌전증 지속증 임박 상태가 의심되는 경우 항경련제 투여가 빠른 시간에 이루어져야 하며, 일반적으로 뇌파 촬영을 위해 치료를 지연할 필요는 없으며, 다른 혈액학적 및 뇌영상 검사보다도 항경련제 사용이 우선이 되어야 합니다.

뇌전증 지속증의 치료에는 치료 시기가 매우 중요한 역할을 하므로 병원에 도착하기 전 치료에 대한 몇 가지 연구가 있습니다. 병원에 도착하기 전 빈번한 경련을 보이는 환자에서 디아제팜 좌약은 성인이나 소아 모두에서 효과가 있었습니다. 약물 투여 후 3~30분 후 혈중 약물 농도가 최고로 증가되었고, 유효 혈중 농도에 적어도 8시간 동안 유지되었습니다. 5분 이상 지속되고 있는 경련 환자를 대상으로 한 다른 연구에서는 응급실에 도착하기 전 정맥으로 로라제팜이나 디아제팜을 주사한 환자에서 위약을 주사한 환자에 비해 경련이 멈출 확률이 높았습니다. 이러한 치료는 일반적으로 안전하고 항경련제의 과량 사용에서 간혹 유발되는 호흡 억제가 심장박동 억제와 같은 부작용은 드무나, 잘 훈련된 응급구조요원이 동반하고 있지 않은 상황에서는 과량의 사용은 위험할 수 있겠습니다. 성인에서는 좌약 사용이 일반적이지 않기 때문에 병원에 도착하기 전 미다졸람처럼 근육으로 주입할 수 있는 약물을 근육 주사하거나 코나 입 속 점막으로 약물을 투여하는 방법이 제시되고 있으나 이러한 약물을 국내에서는 쉽게 구할 수 없는 문제점이 있습니다.

뇌전증 지속증 치료 경과 중 흔히 동반되는 체온 상승, 폐부종, 부정맥, 대사성 혹은 호흡성 산증, 근육 융해, 신부전 등의 의학적 합병증을 잘 조절하는 것은 매우 중요하며, 특히 체온 상승의 방지는 추가적인 뇌손상 방지를 위해서도 중요합니다. 저산소증이나 호흡성 산증이 발생할 경우 이를 조절하기 위한 기관 삽관이 필요할 수 있으며, 고용량의 항경련제 사용 시 항경련제로 인한 호흡 억제를 조절해 주기 위해 기관 삽관 및 인공호흡기 치료가 필요할 수 있습니다. 이러한 합병증의 발생 여부 및 호흡 조절을 위해서는 원칙적으로 중환자실에서 잘 관찰되어야 합니다.

적절한 항경련제 사용은 뇌전증 지속증의 가장 기본이 되는 치료이나, 뇌전증 지속증 자체가 생명을 위협할 수 있는 응급상황이므로 이러한 환자를 대상으로 한 잘 계획된 임상연구는 진행된 것이 드물고, 따라서 병원에 따라 혹은 임상 의사의 선호도에 따라 치료하는 방식이나 약물 선택에 차이가 큽니다. 일반적으로 로라제팜이나 디아제팜 등의 벤조디아제핀 계통의 약물 정맥 주사를 우선적으로 시행하게 되고, 이후 페니토인 고용량 주사를 시행하게 됩니다. 페니토인은 주사 부위의 정맥염을 일으키고, 특히 혈압을 저하시키고 맥박을 느리게 하는 부작용이 있어 심장에 문제가 있거나 혈압이 낮은 환자에게는 적합하지 않은 면이 있고, 이런 환자에서는 발프로산를 대신 정맥으로 주사하게 됩니다. 이후에도 경련이 지속되는 경우 페노바비탈을 사용하거나 호흡 억제 효과가 큰 약물을 사용해야 하며, 이런 경우 일반적으로 기관 삽관과 인공호흡기의 사용이 필요하고 환자의 예후도 나쁠 가능성이 커집니다.

# 자가면역뇌염과 뇌전증

## ↗ 자가면역뇌염이란?

자가면역뇌염은 우리 몸의 백혈구와 같은 면역세포들이 뇌를 공격하여 염증을 일으킴으로써, 뇌전증 발작, 기억력 저하, 의식저하와 같은 증상이 나타나는 질병입니다. 백혈구는 원래 우리 몸에 침투하는 세균이나 바이러스, 우리 몸에 있는 종양들을 공격하여 없애는 역할을 합니다. 그런데 이 백혈구의 기능이 잘못되면 뇌를 공격할 수 있는데, 이때 자가면역뇌염에 걸리는 것입니다. 잘못된 백혈구에서는 뇌신경에 달라붙는 '항체' 물질이 만들어집니다. 항체는 세균이나 바이러스 등 외부의 적에 달라붙는 공격 물질입니다. 그런데 세균이나 바이러스가 지나간 뒤, 혹은 몸에 종양이 생긴 뒤, 아니면 특별한 원인을 알 수 없는 상태에서 우리 뇌에 반응하는 잘못된 항체가 생성될 수 있습니다. 자가면역뇌염에는 수십 개의 다양한 질환이 있고 각 질환별로 원인과 증상이 다양합니다.

## ↗ 감염성 뇌염과 자가면역뇌염

일반적으로 뇌염하면, 일본 뇌염과 같은 바이러스에 의한 뇌염을 생각합니다. 뇌염은 크게 감염성 뇌염과 자가면역뇌염으로 나눌 수 있습니다. 감염성 뇌염은 말 그대로 바이러스나 세균에 뇌가 감염되면서 생기는 뇌염입니다. 감염성 뇌염, 특히 바이러스뇌염과 자가면역뇌염은 증상과 검사 소견이 비슷하기 때문에 입원 초기에는 두 질환을 구분하기 불가능한 경우가 많습니다. 이런 경우에는 두 질환 모두에 대해 치료를 시작하고, 계속적인 검사와 분석을 통해 두 질환을 가려냅니다. 이 과정에는 몇 주 이상의 시간이 걸리는데, 최종적으로도 두 질환을 완전히 가려내지 못하는 경우도 많습니다. 그렇기 때문에 검사결과를 기다리기보다는 두 가지 가능성에 대해 모두 치료를 진행하다가 질병이 구체적으로 가려지면 치료를 그에 맞추어 조절하는 것이 원칙입니다.

## ↗ 자가면역뇌염의 증상은?

처음에는 감기 몸살 기운에 열이 나고 두통이 있을 수 있습니다. 그러다가 며칠이나 몇 주에 걸쳐 점점 뇌기능이 손상받으면서 뇌전증발작을 일으키거나, 의식이 점점 나빠져서 혼수상태가 되거나, 기억력이 사라지는 상태로 다양한 뇌증상을 보입니다. 각각의 자세한 질환에 따라 아래와 같은 증상이 가능합니다.

| 병명 | 증상 |
|---|---|
| 항NMDA수용체 뇌염 (anti-NMDA receptor encephalitis) | 행동 이상증상(헛소리, 헛것을 보거나 들음), 불면증, 기억력 장애, 경련발작, 언어기능 저하, 팔다리 및 얼굴의 지속적인 이상 움직임, 자율신경기능장애(혈압과 맥박이 불안정함, 침분비가 과도함), 호흡 기능 저하, 의식저하 |
| 항LGI1수용체 뇌염 (anti-LGI1 encephalitis) | 기억력 저하, 행동 이상증상, 경련발작, 혈액검사에서 나트륨수치가 낮게 나옴 |
| 뇌간뇌염 (brainstem encephalitis) | 몸을 가누지 못하고 팔다리 움직임이 둔해짐, 의식저하, 물체가 두 개로 보임(복시), 어지럼증, 발음 장애 |
| 기타 항체에 의한 뇌염 및 원인 항체가 불분명한 뇌염 | 다양한 뇌기능 이상 증상이 가능, 의식저하, 경련발작, 행동이상증상이 가장 대표적 |

## 진단은?

뇌염의 진단에 있어서 첫 번째로 중요한 것은 언제, 어떤 증상들이 나타나서, 어떻게 나빠져 왔는지 하는 그동안의 질병 경과입니다. 이것을 '병력(History)'이라고 하는데 이 내용을 바탕으로 뇌염인지, 뇌염이면 어떤 종류의 뇌염인지를 가늠합니다. 따라서 증상이 몇 월 며칠 시작되었는지, 이후로 각 날짜별로 환자의 상태는 어땠는지를 잘 정리해두어야 합니다. 경련발작이 있는 경우 환자의 모습을 동영상으로 촬영하는 것도 좋습니다. 병원을 옮기는 경우에는 이전 병원의 의사 의무기록지와 투약 내역을 옮기는 병원에 제출해야 그 다음 치료가 가능합니다.

검사로는 혈액검사, 뇌 MRI 검사, 뇌척수액 검사, 뇌파검사를 시행합니다. 뇌 MRI는 뇌손상의 부위와 범위를 확인하기 위해 검사합니다. 혈액검사로는 다양한 자가면역뇌염의 원인 항체를 측정하거나, 염증 수치, 바이러스 검사들을 하게 되는데, 일반적인 질병으로 받아보신 혈액검사와는 다릅니다. 그 종류도 무척이나 많아, 뽑아야 하는 채혈양도 많습니다. 한 종류의 채혈 검사에서 이상이 있거나, 원인 규명이 부족한 경우, 다른 종류의 검사를 위한 채혈을 하기 때문에 반복 채혈이 필요합니다.

MRI로는 뇌염과 비슷한 다른 뇌질환인지 여부도 확인합니다. 자가면역뇌염의 경우에는 뇌의 시냅스라는 신경세포 표면에만 변화를 일으키는 경우가 많은데 이런 경우에는 뇌 MRI에서는 별 이상이 없습니다. MRI에서 이상이 있는 경우에는 MRI를 치료 반응을 평가하는데도 사용합니다. 면역치료 후 짧게는 1주, 혹은 수 주, 혹은 수개월 후 MRI를 촬영하여 전에 있던 병변이 잘 치료되었는지 확인합니다.

뇌척수액검사는 뇌와 척수 신경을 감싸고 있는 물인 뇌척수액을 뽑아 분석하는 검사입니다. 허리에 바늘을 넣어 척수액을 몇십 mL 정도 뽑습니다. 일부에서는 검사 실패, 검사과정에 통증, 검사 후 후유증(두통, 척수 출혈)이 예기치 못하게 일어나기도 하지만, 대게는 별 문제 없이 검사가 가능합니다. 뇌척수액에서 백혈구 분석, 화학 성분 분석, 뇌염 원인 항체 분석, 세균, 바이러스 검출 검사들을 진행합니다. 뇌척수액으로 분석하는 검사의 종류도 무척이나 다양합니다.

자가면역뇌염의 원인 항체 검사는 자가면역뇌염을 확진할 수 있는 가장 중요한 검사 중 하나로, 뇌척수액과 혈액을 가지고 검사합니다. 자가면역뇌염환자 3명 중 2명은 원인 항체가 검출됩니다. 나머지 1명은 원인 항체가 검출되지 않는데, 항체 없이 뇌에 염증이 생길 수도 있고, 현재 기술로 검출되지 않는 항체를 갖고 있을 수도 있습니다. 그러나 검사결과가 아직 안 나왔거나, 원인 항체가 검출되지 않는다고 해서 치료를 안 하는 것은 아닙니다. 병의 경과나 다른 검사 소견들이 자가면역뇌염에 가깝다고 판단되면 자가면역뇌염 치료를 하게 됩니다. 국내에서는 2012년부터 자가면역뇌염의 원인 항체 검사가 가능해졌습니다.

## ↗ 치료과정

자가면역뇌염의 원인 항체 검사나 감염성 뇌염(바이러스, 세균)에 대한 검사 결과가 나오는 데까지는 몇 주의 시간이 필요하기 때문에 이 기간 동안에는 가능한 원인에 대한 치료를 모두 시작합니다. 우선은 환자의 상태와 증상, MRI나 뇌척수액의 기본 검사 결과를 바탕으로 항바이러스 약물과 면역 치료제, 항생제를 우선 시작하고, 자가면역뇌염의 원인 항체 검사 결과가 나오거나 바이러스, 세균에 대한 검사 결과가 나오는 대로 그에 맞추어 사용중인 약물을 조절합니다. 환자가 경련발작이 있는 경우 항경련제를 사용합니다. 환자에 따라서는 경련발작이 잘 조절되지 않고 연거푸 일어나면서 뇌전증 지속증이라는 심각한 상태로 진행하는 경우가 있습니다. 또한 혼수상태에 빠지거나 폐렴이 발생하면서 자발호흡이 불가능해지는 경우가 있습니다. 이런 경우 중환자실로 이동하여 집중 치료를 합니다.

## ↗ 치료약물

자가면역뇌염의 치료약물은 아래와 같은 종류들이 있으며, 환자에 따라 사용 시기, 간격, 횟수를 결정하여 사용합니다. 모든 환자가 각자 질병의 상태가 다르기 때문에 어떤 약물을 사용하느냐 하는 것은 담당의사의 판단에 따르는 것이 최선입니다.

**스테로이드:** 자가면역질환에 널리 사용하는 면역억제제입니다. 5일

간 주사로 사용 후 중단하거나, 필요할 경우 알약으로 바꾸어 장기간 복용하게 됩니다. 사용하기 시작한지 매우 오래된 약물인데, 비교적 효과가 있고 비용이 저렴하여 아직도 널리 사용되지만 다양한 부작용도 갖고 있습니다. 부작용으로는 잠이 잘 안오고, 손발이 떨릴 수 있고, 혈당이 오르고, 얼굴에 살이 붓고 체중이 증가할 수 있습니다. 위염, 위궤양을 일으킬 수도 있어서 위장 보호제를 같이 복용하고, 폐렴와 같은 감염 위험을 증가시키기도 합니다. 골다공증을 일으킬 수 있어서 칼슘제제도 같이 복용합니다.

**면역글로불린**: IVIG라고 부르는 주사제입니다. 자가면역뇌염의 원인 항체를 분해하는 효과가 있습니다. 또한 바이러스 치료 효과도 있기 때문에, 자가면역뇌염과 바이러스뇌염의 구분이 모호한 상태에서도 치료제로 사용할 수 있습니다. 2일이나 5일간에 걸쳐 주사로 투여합니다. 비교적 안전한 주사제이지만, 가끔 발생하는 예상치 못하는 부작용으로는 간수치의 상승, 알레르기 반응, 신장(콩팥)에 부담을 주는 경우들이 있습니다. 첫 치료에 반응이 있는 경우 1달에 한 번씩 추가로 주사를 맞을 수도 있습니다. 자가면역뇌염환자들 중 3명 중 1명이 면역글로불린에 치료 반응이 있는 것으로 보고 있습니다. 면역글로불린은 국가 의료보험에서 비용을 보조하지 않고 있습니다.

**리툭시맵**(Rituximab): 자가면역뇌염의 원인 항체를 생성하는 백혈구는 혈장세포라고 하는데, 이 혈장세포로 자라는 세포가 B 세포입니다. 이 B 세포를 제거하는 약물이 리툭시맵입니다. 1주일에 하루씩 주사를 맞고 처음에는 4주간 총 4회를 주사합니다. 이 과정에 치료효과가 있긴 하지만 아직 부족하다고 판단할 경우에는 이후에 1달에 한 번씩 주사를 맞게 됩니다. 부작용으로는 알레르기 반응이 가능하며, 투약 후 백혈구 수치가 떨어지기도 합니다. 리툭시맵 치료 후에는 6개월 정도는 바이러스 감염에 취약한 상태가 되어 감기나 대상포진에 잘 걸리거나 원래 B형 간염이 있는 분들은 간염이 악화될 수도 있습니다. 위에서 설명한 면역글로불린(IVIG)에 치료가 되지 않는 자가면역뇌염환자들이 2명이 있으면 그중 1명은 리툭시맵 치료로 호전되는 것으로 보입니다. 그럼에도 아직 리툭시맵은 국가 의료보험에서 비용을 보조하지 않습니다.

**토실리주맵**(Tocilizumab): 면역글로불린, 리툭시맵 치료에도 반응이 부족하거나 이들 치료제를 사용하기 어려운 조건이 있으면 토실리주맵을 사용합니다. 인터루킨-6라는 염증매개물질의 작동을 억제하는 약물입니다. 부작용으로 백혈구 수치저하가 있을 수 있고, 세균감염에 취약해집니다. 자가면역뇌염 환자들은 워낙 폐렴이나 세균 감염이 잘 생깁니다만, 감염이 발생했을 때 항생제를 더 적극적으로 사용해야 하는 상태가 됩니다. 토실리주맵도 국가 의료보험에서 비용을 보조하지 않습니다.

**사이클로포스파마이드**(Cyclophosphamide): 항암제의 일종으로, 백혈구를 억제하는 효과가 강하여 자가면역질환에도 사용합니다. 기존 치료에 호전되지 않고 난치성이거나 MRI에서 뇌변성이 일어난다고 판단할 때 고려할 수 있습니다. 매월 1회 주사하며, 주사기간 통안에는 수액을 많이 사용하여 방광 독성을 예방하게 됩니다. 투약하고 나서 약 2주후에는 백혈구 수치가 떨어질 수 있으므로, 혈액검사가 필요합니다. 장기간 사용하면 젊은 여성은 불임가능성이 커지기 때문에 난소 보호제를 같이 사용하게 됩니다.

**볼테조밉**(Bortezomib): 다발성 골수종이라는 혈액암에 사용하는 항암제로, 항체를 만드는 혈장세포를 억제하는 효과가 있는 약입니다. 회복이 느린 자가면역뇌염에서 고려하게 됩니다. 장기간 사용할 경우 손발이 저린 말초신경염이 있을 수 있습니다.

**그 외의 약물들**: 자가면역뇌염 자체가 알려지기 시작한 것이 몇 년이 안 되었기 때문에, 치료제도 현재 개발 연구 단계인 것들이 많습니다. 우리나라의 자가면역뇌염 치료수준은 이미 세계적으로도 가장 앞선 수준이고, 자가면역뇌염의 새로운 치료제 개발을 선도하고 있습니다. 여러 약물을 사용함에도 호전이 느린 경우에는 새로운 신약 임상시험에 참여할 수 있습니다.

## ↗ 합병증 및 예후

이해하기 쉽게 정리하자면, 자가면역뇌염 환자 3명이 있으면, 1명은 치료에 잘 반응하여 발병 전의 상태로 온전히 100% 회복되고, 직장이나 대학으로 정상적으로 복귀할 수 있습니다. 나머지 중 1명은 치료에 반응하여 호전되어 일상 생활은 가능지만 부분적인 장애가 남아서 직장이나 학교로 복귀 하기는 어려운 상태가 됩니다. 마지막 1명은 모든 치료에도 호전이 없거나 계속 악화되어 중증 장애를 얻거나 혹은 사망합니다.

자가면역뇌염 환자들이 겪는 다양한 합병증은 아래와 같습니다.

**폐렴**: 병원에 입원해서 누워 있는 동안 무수한 폐렴을 이겨내셔야 합니다. 열이 나고 가래가 늘고, 호흡이 불안정해집니다. 의식이 없거나 삼키는 능력이 떨어지면 침이나 입안의 세균이 폐로 흘러 들어가면서

흡인성 폐렴이 옵니다. 매 폐렴마다 원인 세균검사와 엑스레이검사, 항생제 치료를 진행하여 이겨내야 하기 때문에 환자와 가족이 힘에 부치는 부분입니다. 폐렴이 심각해지면 중환자실에서 인공호흡기 치료를 해야 하기도 하고, 심각한 경우 사망에 이를 수 있습니다.

**경련**: 경련발작은 자가면역뇌염 환자들이 겪는 대표적인 문제입니다. 반복되는 경련으로 항경련제는 여러 종류를 사용하게 되며, 심각한 경우 전신마취와 인공호흡기 치료가 필요하기도 합니다. 항경련제는 자가면역뇌염이 충분히 호전되었다고 판단할 때 서서히 감량하며, 몇 개월 만에 뇌염이 완전히 나아서 빨리 끝는 경우도 있지만, 대부분은 최소 2년 정도 약물을 복용하는 것으로 알아야 합니다. 자가면역뇌염을 앓고 나서 의식과 정신이 모두 돌아오고 퇴원한 뒤에도 가끔씩 경련 발작이 재발하는 환자들이 있습니다. 전에 앓았던 자가면역뇌염의 후유증으로 뇌신경회로가 경련발작을 일으키는 형태로 손상되었기 때문입니다. 이 경우 몇 년 이상 항경련제 약물 치료가 필요하고, 추가적인 면역억제제 치료가 필요할 수도 있습니다.

**기억저하**: 자가면역뇌염을 앓고 나서 의식과 정신이 모두 돌아오고 퇴원한 뒤에도 기억력이 예전 만큼 좋지 않은 분들이 있습니다. 뇌염의 후유증으로 뇌의 신경세포가 손상되면 뇌염이 다 낳아도 기억력은 100% 돌아오지 않는 경우가 있습니다. 원인 항체별로 기억력이 100% 돌아오는 병도 있고 후유증을 남기는 병도 있습니다만, 처음부터 걱정하실 필요는 없고 치료에 희망을 갖고 임하시는 것이 좋습니다.

## ↗ 항NMDA수용체 뇌염 (anti-NMDA receptor encephalitis)

항NMDA수용체 뇌염은 가장 흔한 자가면역뇌염입니다. 인류 역사를 통틀어 많은 환자가 있었겠지만, 그동안은 이 병에 대해 모르고 있다가 2007년에서야 처음 원인 항체가 발견되면서 질병이 알려졌고, 이후로 국내외에서 진단되는 환자가 급증하였습니다. 처음에는 정신이상이 나타나는데 정신과에 방문할 경우 급성 정신분열증 발작으로 오진되는 경우가 자주 있습니다. 여성이 80%로 많고, 특히 젊은 여성에서 많습니다. 물론 남자나 아이들에서도 발병이 가능합니다.

증상으로는 감기몸살 기운이 있고 난 다음 정신이상 증상, 기억력 소실, 경련발작, 언어장애, 이상운동, 의식저하, 자율신경계 불안정성, 호흡저하의 특징적인 항목들이 수 주에 걸쳐서 복합되어 진행합니다.

정신이상은 정신분열증과 유사하여 불면증, 불안과 초조, 환청(헛소리가 들리는 증상), 환시(헛것이 보이는 증상), 망상(이치에 맞지 않는 생각을 하는 증상)이 가능합니다.

기억력 소실은 항NMDA수용체가 기억 생성에 필수적이기 때문에 발생하는 현상입니다. 환자는 질병 투병기간에 모든 기억을 잃어버리는데, 나중에 완치 후에도 그 기간 동안의 기억은 남아 있지 않습니다. 그러나 완치 후에 새로 일어나는 일은 모두 기억할 수 있고 발병하기 전에 있었던 일과 지식은 다 살아 있기 때문에 완치되고 나면 일상이나 직장 생활에 문제가 되지 않습니다. 본인에게는 투병기간의 기억이 없는 것이 당황스러운 부분입니다.

언어장애는 언어 유창성이 저하되고 알아들을 수 없는 말을 횡설수

설하게 됩니다. 의식이 나빠지면 말을 완전히 할 수 없게 됩니다.

이상운동은 입과 얼굴, 팔다리에 나타나는데, 입 주변을 계속 움직이고 반복적으로 팔다리를 꼬는 움직임이 있습니다. 심한 경우 팔다리 근육에 힘을 주고 강직을 보이는데, 이상운동과 심한 강직으로 근육 손상이 있을 수 있습니다. 근육 손상이 심해지면 근육에서 나온 물질이 신장(콩팥)을 손상시킬 수도 있습니다.

의식이 저하되면서 혼수상태가 될 수 있습니다. 그리고 자율신경이 불안정해지면서 맥박, 혈압, 체온이 심한 변동을 보이고 과도한 침분비가 생길 수 있습니다. 호흡이 약해지면서 갑작스런 심폐소생술을 받아야 하는 경우도 일어나고, 기도삽관을 한 뒤 중환자실에서 장기간 치료가 필요할 수도 있습니다. 환자는 폐렴 등 감염증, 폐나 간 혹은 콩팥 손상, 호흡저하, 자율신경계 불안정성, 뇌전증 중첩증 등으로 사망에 이를 수 있습니다.

진단은 NMDA수용체에 대한 자가항체를 검출하여 확진합니다. 항체검사를 위해서 뇌척수액 검사와 혈액 검사를 합니다. 가임기 여성에서는 절반이 기형종이라고 부르는 난소 종양이 있습니다. 기형종이나 다른 종양이 숨어있는지 찾기 위해 흉부 CT, 복부 골반 CT, 복부 골반 MRI가 필요하고, 경우에 따라서는 전신 양전자 단층 촬영(PET)검사를 하기도 합니다.

난소의 기형종은 발병 초기에는 CT나 MRI 검사에서 나타나지 않을 수 있습니다. 몇 mm의 매우 작은 기형종이 숨어 있는 경우에는 보이지 않기 때문입니다. 따라서 면역 치료에 호전이 없는 경우 3~6개월 간격으로 CT와 MRI를 반복 검사하는 경우도 있습니다. 이 경우 전에 보이지 않던 기형종이 그 사이에 크기가 몇 cm 수준으로 커지면 영상에 보입니다. 그러면 수술로 종양을 제거합니다.

치료는 종양제거 및 면역치료와 같이 질병을 조절하는 치료와 증상을 조절하는 치료로 나눌 수 있습니다. 면역치료나 경련 발작의 조절은 앞선 내용을 참고하시기 바랍니다. 정신이상 증상은 항정신분열증 약물을 약하게 사용합니다. 이상운동 및 강직은 다이아제팜(diazepam)과 같은 안정제를 고용량 사용하여 조절해볼 수 있습니다. 과도한 침분비로 인해 폐흡인되는 것을 예방해야 하며, 약물이나 보톡스 치료로 조절합니다. 다리 정맥에 혈전이 발생하는 것을 예방하기 위한 약물이나 기구를 사용하기도 합니다.

예후는 장기적으로는 우수한 편이나, 초기에는 중환자 치료가 필요하고 사망자 발생이 가능합니다. 2~3개월 만에 일상생활이 가능해질 만큼 호전되는 환자가 있기도 하고, 약 2년에 걸쳐서 매우 서서히 회복되는 환자도 있습니다. 전체적으로는 2년에 걸쳐서 서서히 회복된다고 말씀드립니다. 2년째 평가할 때, 다양한 면역 치료제를 통해 약 50%의 환자는 무증상으로 호전되며, 30%는 약간의 증상(언어유창성저하, 초조)이 남으나 그래도 독립적인 일상생활이 가능하고, 10%는 여전히 병원에 입원하여 투병 중이거나 독립적인 일상생활 수행이 안 되는 장애를 가지며, 10%는 사망합니다. 사망은 세균 감염에 의한 폐렴, 폐혈증이나, 폐, 간, 콩팥(신장)의 손상과 같은 내장 기관의 손상으로 일어납니다. 치료가 되어도 약 5~10%에서는 재발이 있고, 특히 종양이 발견되지 않은 경우 재발률이 높고 리툭시맵 등 2차 면역치료제를 사용한 경우에는 재발이 낮습니다. 치료제 개발이 활발한 만큼 계속적으로 완치율이 높아지고 있습니다.

## ↗ 항LGI1 뇌염(anti-LGI1 encephalitis)

항LGI1 뇌염은, 항NMDA수용체 뇌염에 이어 2번째로 많은 자가면역 뇌염입니다. 증상은 경련발작, 기억감소, 행동이상으로 나타납니다. 고령층에 환자가 많기 때문에, 치매로 오해되는 경우가 흔합니다. 경련 발작은 70%에서 얼굴과 팔다리에 잠깐 몇 초간의 경련이 있는 것이 전부인 경우가 있습니다. 의료진에게 목격되지 않는 경우 그저 잘 놀란다고 표현하거나 팔이 순간 저리다고 하는 경우들도 있습니다. 기억력 감소는 부분적 소실로 나타납니다. 3명 중 2명은 혈중 나트륨 수치가 떨어집니다.

진단은 혈액과 뇌척수액 검사를 통해 항LGI1수용체 항체를 검사하여 진단합니다. 치료는 치료 단락을 참고하시고, 치료에 대한 반응은 좋은 편입니다. 환자 3명 중 2명은 잘 치료되어 일상과 직장에 복귀가 가능합니다. 1명은 기억력이 100% 돌아오지 않아서 직장으로의 복귀는 어렵고 집에서 쉬시는 분들이 있습니다.

## ↗ 기타 항체에 의한 뇌염 및 원인항체가 불분명한 뇌염

자가면역뇌염을 일으키는 항체는 수십 종류가 알려져 있습니다. 앞서 언급된 항NMDA수용체 뇌염, 항LGI1 뇌염 외에도, 국내에서는 항AMPA수용체 뇌염, 항GABA수용체 뇌염, 항GAD항체 뇌염이 종종 확진되고 있습니다.

그렇지만 가장 많은 경우 원인 항체가 검출되지 않습니다. 이 경우에도 임상양상이나 다른 검사 결과를 바탕으로 자가면역뇌염으로 추정할 수 있으면 자가면역뇌염으로 보고 치료합니다. 항체가 검출되지 않는 것은 질병을 일으키는 항체가 없어서 일 수도 있고, 아직 그 새로운 항체를 검출하는 기술이 개발되지 않았기 때문일 수도 있습니다. 치료는 다른 자가면역뇌염과 비슷합니다.

## ↗ 자가면역뇌염에서 뇌전증 문제

뇌전증발작은 자가면역뇌염의 초기 증상으로 매우 흔합니다. 자가면역뇌염 환자들 3명 중 2명은 뇌전증발작을 경험합니다. 한두 번 발작으로 끝나는 경우도 있지만, 잦은 발작이 난치성으로 반복되거나, 뇌전증발작 중첩증으로 오는 경우도 있습니다. 뇌전증발작 중첩증이 되면 매우 위험한 상태가 되는데, 뇌와 전신 장기가 손상되면서 사망할 수 있습니다. 자가면역뇌염 발병 초기부터 뇌전증발작 중첩증으로 시작되는 경우도 있습니다. 매우 치료하기 어려운 상태이지만, 적극적인 면역치료와 뇌전증치료 약물로 조절되는 경우가 있습니다.

발병 초기에 뇌전증 발작을 겪은 환자들은 자가면역뇌염 자체는 치료가 다 된 다음에 반복적으로 뇌전증발작이 일어나서 고생하시는 분들이 흔히 있습니다. 뇌염을 겪는 과정에서 뇌의 회로에 변형이 생기면서 장기적으로 뇌전증 환자가 되는 경우입니다. 뇌염이 완전이 낫지 않아서 일 수도 있지만 뇌의 염증은 다 치료되고 나서 이런 후유증이 남을 수 있습니다. 이런 환자분들은 여러 항뇌전증약을 써도 경련이 조절되지 않는 경우가 많습니다.

이런 경우에는 우선은 뇌염이 다 나았는지 아니면 아직도 뇌염이 남아 있는지를 확인해야 합니다. 이것을 가려내는 데는 MRI, 뇌척수액 검사가 도움이 됩니다. 물론 뇌염 자체가 다 나았는지 아닌지를 구분하는 것이 쉽지 않는 경우가 많습니다. 뇌염이 남아 있다고 판단되면 면역조절치료를 더 해야 합니다. 그렇지 않으면 항뇌전증약을 환자에게 최적으로 선택하여 치료하면서 호전을 기다려야 겠습니다. 많은 경우 시간이 몇 개월, 몇 년씩 지나면서 발작 빈도가 줄어드는 경향이 있습니다. 이 책의 다른 부분에 설명된 일반적인 뇌전증 환자들이 지켜야 할 것들을 유념하여 잘 관리하면 뇌염 이후에 일어나는 뇌전증도 잘 극복할 수 있습니다.

# 2부

# 소아청소년 뇌전증

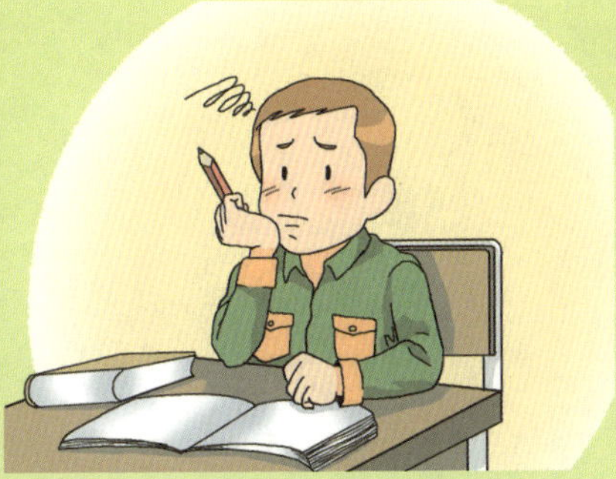

# 열성경련

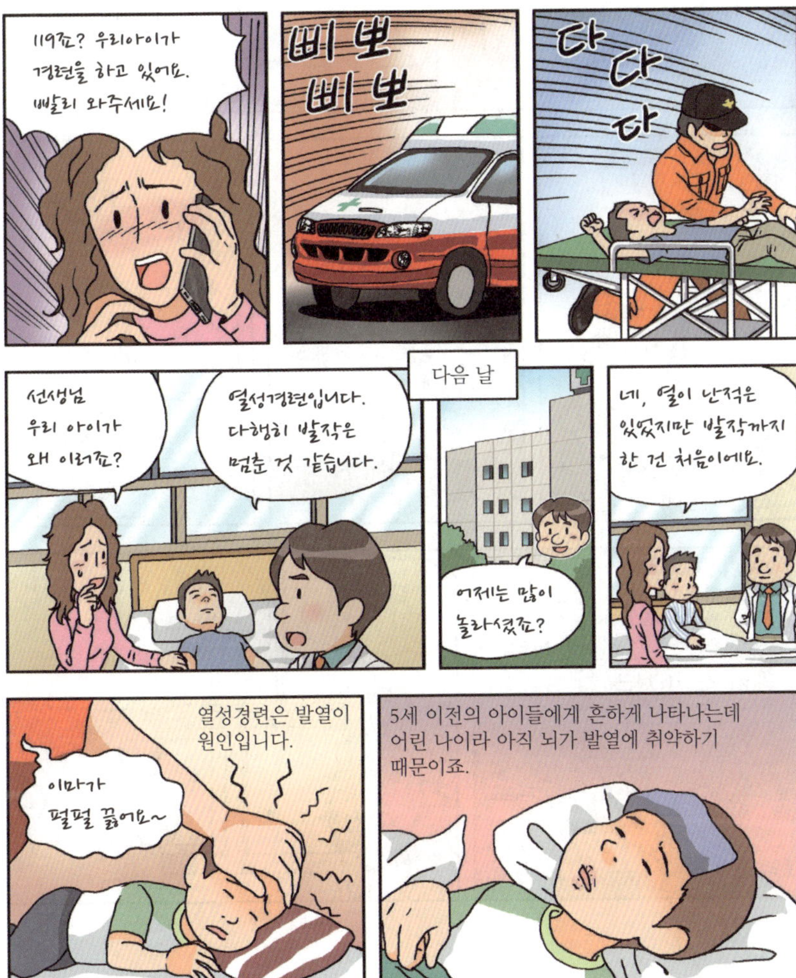
119죠? 우리아이가 경련을 하고 있어요. 빨리 와주세요!
삐뽀 삐뽀
다 다 다
선생님 우리 아이가 왜 이러죠?
열성경련입니다. 다행히 발작은 멈춘 것 같습니다.
다음 날
어제는 많이 놀라셨죠?
네, 열이 난적은 있었지만 발작까지 한 건 처음이에요.
열성경련은 발열이 원인입니다.
이마가 펄펄 끓어요~
5세 이전의 아이들에게 흔하게 나타나는데 어린 나이라 아직 뇌가 발열에 취약하기 때문이죠.

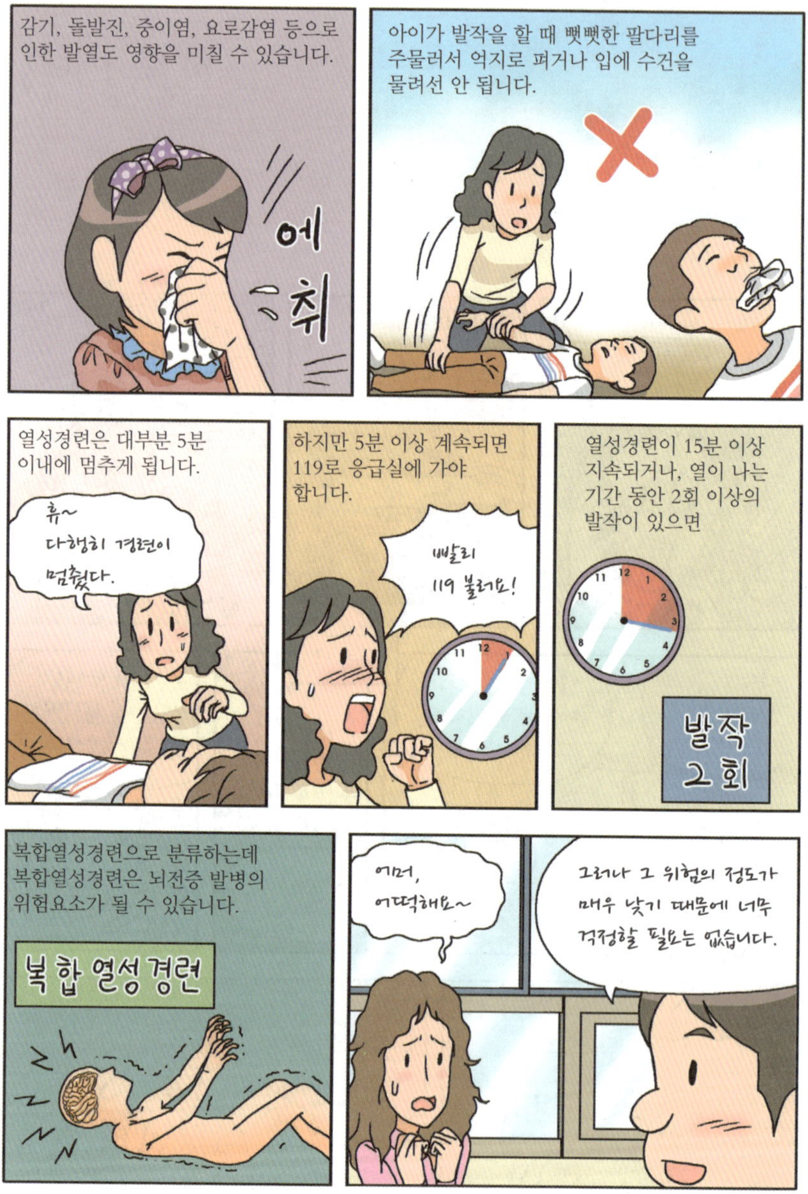
감기, 돌발진, 중이염, 요로감염 등으로 인한 발열도 영향을 미칠 수 있습니다.
에취
아이가 발작을 할 때 뻣뻣한 팔다리를 주물러서 억지로 펴거나 입에 수건을 물려선 안 됩니다.
열성경련은 대부분 5분 이내에 멈추게 됩니다.
휴~ 다행히 경련이 멈췄다.
하지만 5분 이상 계속되면 119로 응급실에 가야 합니다.
빨리 119 불러요!
열성경련이 15분 이상 지속되거나, 열이 나는 기간 동안 2회 이상의 발작이 있으면
발작 2회
복합열성경련으로 분류하는데 복합열성경련은 뇌전증 발병의 위험요소가 될 수 있습니다.
복합 열성경련
어머, 어떡해요~
그러나 그 위험의 정도가 매우 낮기 때문에 너무 걱정할 필요는 없습니다.

## 열성경련의 증상은 어떠한가요?

열성경련을 처음 목격하신 부모님들은 매우 당황하게 됩니다. 당시 상황을 생생하게 잘 표현하시는 분들도 계시지만 당황해서 잘 기억하지 못하시는 분들도 있습니다. 요즈음은 핸드폰 등 동영상을 촬영할 수 있는 전자기기도 많아서 직접 촬영을 한 것을 보여주시는 분들도 계십니다. 열성경련은 전신강직간대발작(generalized tonic-clonic seizure)으로 나타나는 경우가 제일 흔합니다. 하지만 신체의 일부분만 경련을 보이는 부분발작과 반응이 없고 오히려 동작을 멈추거나 늘어져 보이는 형태의 발작도 드물지 않게 접할 수 있습니다. 따라서 열성경련의 발작 형태는 생각보다 다양한 형태로 나타난다고 볼 수 있습니다. 실제로 응급실이나 외래진료실에서 의사 선생님들이 발작의 형태 못지않게 중요하게 생각하는 것은 열성경련의 지속시간입니다. 대부분의 열성경련은 5분 이내에 저절로 멈추게 됩니다. 따라서 발열 때문에 진료를 받다가 응급실이

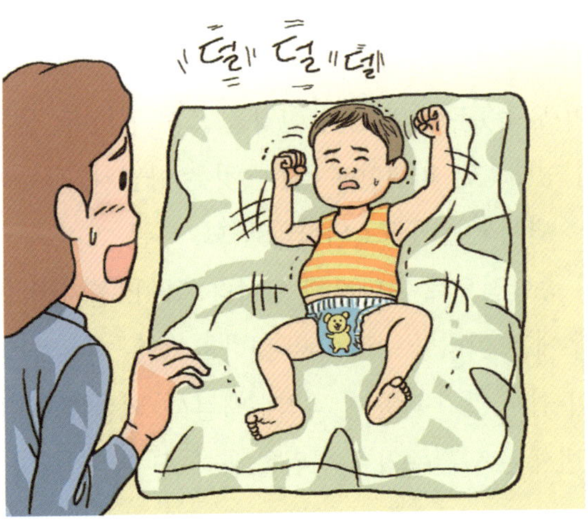

나 소아청소년과에서 열성경련이 시작된 경우가 아니면 열성경련이 지속하는 상태로 병원에 도착하는 환자는 거의 없습니다. 하지만 열성경련이 15분 이상 지속되는 일부 환자는 치료에서부터 여러 가지 고려할 사항이 많습니다.

## ↗ 복합열성경련을 하면 어떠한 위험이 있나요?

여러 방송매체를 통해서 복합열성경련에 대한 내용을 접하고 걱정이 되어서 병원을 찾는 부모님들을 종종 볼 수가 있습니다. 부분발작의 형태로 나타나거나, 15분 이상 길게 하거나, 발열이 지속되는 기간 동안 2회 이상의 발작이 있으면 전통적으로 복합열성경련으로 분류를 하고 있습니다. 복합열성경련 환자를 진료하는 의사는 다음과 같은 두 가지 측면을 더 생각하게 됩니다. 첫 번째는 발열의 원인에 관한 부분인데 뇌수막염 환자의 약 15% 정도에서 발작이 나타나고, 발작의 형태가 복합열성경련으로 나타나는 경우가 많아 감별에 특별히 더 주의를 기울이게 됩니다. 특히 15분 이상 열성경련을 하게 되어 응급실에 도착하여 주사를 맞고 경련이 멈추었다면 더욱더 신경을 쓰게 됩니다. 물론 뇌수막염을 열성경련의 형태로만 의심할 수 있는 것은 아닙니다. 뒷목이 뻣뻣한 뇌막 자극징후, 반복되는 구토, 의식의 변화, 부분 마비 등의 신경증상 등을 고려하여 종합적으로 판단하게 됩니다. 특히, 환자의 연령이 12개월 미만인 경우에는 이러한 증상이 뚜렷하지 않은 경우가 많아 뇌수막염 원인 감별이 쉽지 않기 때문에 뇌척수액검사, 뇌촬영 등이 필요할 수 있습니다. 두 번째는 뇌전증의 발병위험에 대한 부분입니다. 여러 연구를 통해 복합열성경련이 뇌전증 발병의 위험요소가 된다고 인정하고 있으나, 그 위험의 정도는 매우 낮기 때문에 다른 위험요소 없이 복합열성경련만 있었다면 추후 뇌전증 발병의 위험에 대해서는 심각하게 걱정할 필요가 없습니다. 요약하면, 복합열성경련으로 분류되었다고 해서 뇌전증 발병의 위험에 대하여 너무 걱정할 필요는 없으며, 발열의 원인을 찾는 데에 더 주의를 할 필요가 있습니다.

## ↗ 뇌파 및 뇌 자기공명영상 촬영을 해야 하나요?

뇌파검사를 통해서 추후 뇌전증 발병 및 열성경련 재발을 예측하거나 투약 여부를 결정할 수는 없습니다. 또한, 뇌수막염을 감별해야 하는 상황이 아니라면 뇌 자기공명 촬영도 반드시 필요하지는 않습니다. 증상에 대한 걱정으로 검사를 하여야만 마음을 놓으시는 부모님들도 있지만 대부분은 검사가 필요하지 않으므로 검사의 시행 여부는 진료를 담당하시는 선생님과 논의하여 결정을 하는 것이 바람직합니다.

## ↗ 열성경련이 뇌전증 발병 및 인지발달에 영향을 미치나요?

급성뇌수막염 환자에서 발열과 동반하여 경련이 있거나, 이미 뇌전증으로 진단된 환자가 발열에 의해 경련이 악화되는 경우는 열성경련으로 진단하지 않습니다. 이렇게 정확하게 열성경련을 나누어 보면 열성경련 때문에 뇌전증 발병 위험이 높아지거나 인지기능이 떨어질 가능성은 매우 낮다고 볼 수 있습니다. 하지만 열성경련 발생 이전에도 발달지연이 뚜렷하게 있거나 가족 중(부모나 형제) 뇌전증으로 진단받은 환자가 있는 경우에는 추후 뇌전증 발병 위험이 증가할 수 있습니다.

## ↗ 열성경련 발생 시 대처 방법은 무엇인가요?

열성경련도 일반적인 발작에 대한 대처법에 따라 대처하면 됩니다. 뻣뻣한 팔다리를 주물러서 억지로 펴려고 하거나, 억지로 입을 벌려서 수건을 물려주는 행동은 피해야 합니다. 바늘로 손을 따는 방법은 감염의 위험성이 있기 때문에 절대로 시행해서는 안됩니다. 아무리 가까운 곳에 병원이 있다 하더라도 이송에 걸리는 시간을 감안하여 볼 때, 5분 이상 경련이 지속되면 119 등을 이용하여 가능한 빨리 가까운 병원으로 이송하는 것이 가장 좋습니다.

## ↗ 열성경련을 예방할 수 있나요?

열성경련을 예방할 수 있는 효과적인 방법은 아직까지 없습니다. 다만, 잦은 감염을 피하기 위해 개인 위생을 철저히 할 필요가 있습니다. 발열의 초기에 해열제를 규칙적으로 복용하거나, 고열로 오르기 전 해열제를 복용하는 방법도 있으나, 열성경련 자체가 아이가 아프기 시작하는 첫 번째 증상인 경우가 많아 미리 대비하지 못하는 경우도 많습니다. 일부 국가에서는 의료 환경에 따라 열나는 기간 동안 항경련제를 일시적으로 복용시키기도 하는데 국내에서 흔히 사용하지 않습니다.

## ↗ 열성경련이 있던 아이는 예방접종을 어떻게 해야 하나요?

열성경련이 있던 아이라고 해서 예방접종을 하지 말아야 할 이유는 전혀 없습니다. 오히려 독감(Influenza) 예방접종은 적극적으로 시행해서 유행기간에 독감에 걸리지 않도록 하는 것이 열성경련 예방에 더욱 도움이 됩니다. 다만 디피티(DPT), 폐구균, 뇌수막염 백신 등에 의해 일시적으로 열이 나고 이 때문에 열성경련을 하는 경우가 있지만 이 또한 일반적인 열성경련의 증상 및 예후와 다르지 않습니다. 과거에는 예방접종 후 뇌전증 발작을 포함한 진행성 뇌증이 발생할 수 있다는 주장이 있었지만, 이 환자들 대부분이 예방접종 시기와 발병시기가 일치하는 유전적 원인의 진행성 뇌증 환자임이 밝혀졌습니다. 따라서, 열성경련 뿐만 아니라 발작이 있는 뇌전증 환자에서도 유연하게 예방접종을 시행할 필요가 있습니다.

# 유전자 검사 및 유전성 뇌전증

## ↗ 뇌전증은 유전질환인가요?

뇌전증 이전의 간질이라는 진단명은 이름 자체가 오랫동안 사회적으로 여러가지 잘못된 인식을 갖게 하였습니다. 그 중 하나가 뇌전증은 유전병이라는 인식입니다. 뇌전증의 원인이 워낙 다양하기 때문에 그 중에는 분명히 유전적 원인이 일부 포함되어 있습니다. 유전질환에 대한 일반적인 인식은 부모로부터 유전자 이상을 물려 받는다는 생각이 강한 것 같습니다. 이 또한 틀린 내용은 아니지만 유전병 혹은 유전질환이라 하면 유전자 이상에 의해서 발생하고 원인 유전자가 어떠한 것인지 확실하게 밝혀진 질환으로 정의하는 것이 더 맞습니다. 다음의 표 12-1에서 확인할 수 있는 것처럼 소아청소년기에 비교적 흔하고 유전적 소인이 관여할 것으로 생각하고 있는 뇌전증 증후군의 가족적인 발생확률을 보면 일반인에서 비해서는 높지만 전체적으로는 뇌전증이 발병하지 않을 확률이 90% 이상 되는 것을 확인할 수 있습니다. 다시 설명하면 유전적 소인 이외에 여러 다양한 원인이 복합적으로 작용할 가능성이 높습니다. 주변에서 조금 더 흔하게 접할 수 있는 고혈압, 당뇨, 대부분의 암도 이와 같은 복잡한 유전적 소인이 관여하지만 이들 질환을 유

표 12-1 • 뇌전증 종류에 따른 재발 확률

| 종류 | 부모가 이환된 경우 | 형제가 이환된 경우 |
|---|---|---|
| 특발성 전신형 뇌전증 | 2.5%~5% | 2%~5% |
| 소아기 결신 뇌전증 | 8%~10% | 4%~6% |
| 청소년기근간대뇌전증 | 6%~10% | 6%~7% |
| 부분뇌전증 | 2%~3% | 2%~3% |
| 중심-측두극파를 동반한 양성소아뇌전증 | 12%~15%(추정) | 12%~15% |
| 열성경련 | 10% | 10%~20% |

전병으로 분류하지는 않습니다. 따라서 전체 뇌전증 환자 중에 유전성 뇌전증이라고 구분할 만한 환자는 약 5% 내외 정도에 지나지 않습니다. 유전성 뇌전증은 전체 환자수는 많지 않지만 유전적 원인이 강력하

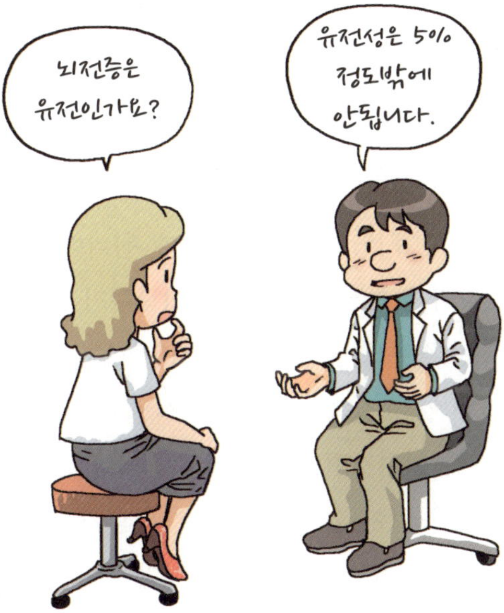
뇌전증은 유전인가요?
유전성은 5% 정도밖에 안됩니다.

게 작용하기 때문에 가족 안에서 재발율도 높고 증상도 어린 나이에(12개월 이전) 시작하는 경우가 많습니다. 그리고 유전자 진단기술이 발전하면서 새로운 유전자이상을 발견하는 사례도 점점 늘고 있습니다. 유전성 뇌전증 환자를 진료하다보면 질환을 물려 준다는 생각이 강하여 부모들은 아무 문제가 없는데 어떻게 우리아이가 유전성 뇌전증으로 진단 되었는가 문의하시는 분들이 계십니다. 하지만 유전자이상은 꼭 부모가 가지고 있지 않다 하더라도 자손이 만들어지는 과정(생식세포 수준)에서 얼마든지 새로 생길 수 있습니다. 이러한 경우는 아주 드문 확률로 발생하기 때문에 미리 예방할 수 없을 뿐더러 부모님의 잘못이라 할 수도 없습니다.

## ↗ 드라베 증후군이란?

국내에서 유전자 진단이 가능하고 증상 및 예후가 가장 잘 알려진 유전성 뇌전증 증후군이라고 볼 수 있습니다. 대부분은 유전자이상이 부모님에서 발견되지 않고 환자에서 새로 생기게 됩니다. 드라베 증후군 환자는 생후 12개월 이전부터 발작이 나타나게 됩니다. 12개월 이전에는 대개 발열을 동반하여 열성경련의 형태로 시작하기 때문에 일반 열성경련과 구분이 어려운 경우도 많습니다. 하지만 드라베 증후군 환자에서의 열성경련은 15분 이상 지속되는 경우가 많습니다. 따라서 12개월 이전에 지속 시간이 긴 열성경련이 계속 반복된다면 드라베 증후군의 시작이 아닌지 의심해 보아야 합니다. 대부분의 환자들은 발병 이전까지 정상 발달을 보이고 열성경련이 반복되는 시기에도 발달의 퇴행을 보이지는 않습니다. 하지만 12개월이 지나면서부터 발열이 동반되지 않는 주로 전신형의 발작이 나타나고 여러 가지 항경련제의 투약에도 발작은 쉽게 조절되지 않습니다. 발작이 심해지면서 발달도 퇴행을 보이게 됩니다. 소아청소년기가 지나면서부터 발작은 다소 약화되지만 인지발달은 거의 호전되지 않습니다. 예후가 나쁜 대표적인 유전성 뇌전증 증후군으로 치료법에 대한 연구가 더 필요한 질환입니다. 원인 유전자로 신경세포 흥분에 중요한 나트륨채널(Na+) 유전자(SCN1A)가 밝혀져 있고, 국내에서도 검사가 가능합니다.

## ↗ 유전자 검사를 하면 어떤 도움이 되나요?

유전자 검사를 통하여 원인 유전자를 밝혀내면 뇌전증의 최종 진단을 하였다고 볼 수 있습니다. 대부분 예후가 좋지 않고 유전적인 이상을 바꿀 수 있는 치료법은 아직 없지만 거꾸로 생각하면 원인을 찾기 위해 대사검사, 근육조직검사 등의 추가 검사나 수술을 위하여 여러 가지 값비싼 영상검사를 시행할 필요가 없어집니다. 또한 드라베 증후군같이 나트륨채널(Na+)의 이상인 경우에는 특정 항뇌전증약제에 의해 발작이 악화되는 경우도 있어 효과적인 약제 선택에 도움을 얻을 수 있습니다. 환자의 유전자 이상이 밝혀지면 부모검사도 시행하게 되며, 다음 자녀에게 재발할 가능성을 예측할 수 있고 임신 시 산전검사로도 확인할 수 있어 가족계획을 세우는 데 도움이 됩니다.

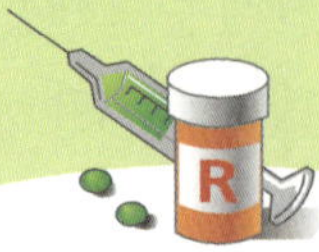

# 주요 소아청소년 뇌전증 증후군

## ↗ 예후가 나쁜 소아청소년기 뇌전증 증후군

연령대 별로 뇌전증 환자의 발생빈도를 보면 신생아기(생후 1개월 미만)를 포함하여 영아기(12개월 미만)에 높고 이후 점점 감소하여 청소년기 및 성인기와 비슷한 발생빈도를 보이게 됩니다. 이렇게 영아기에 발생빈도가 높은 이유는 저산소성 손상 등을 비롯한 출생 전후의 뇌손상과 중추신경계의 감염, 선천성 뇌기형 등의 문제가 이 시기의 발작의 원인이 되는 경우가 흔하기 때문입니다. 영아기를 포함한 유아기에 발병하는 뇌전증 증후군 중 예후가 나쁜 증후군은 이러한 증후성원인(symptomatic)을 포함하여 다양한 원인이 있는 경우가 많은데, 대표적으로 웨스트 증후군과 레녹스-가스토 증후군이 있습니다. 유전성 뇌전증인 드라베 증후군도 예후가 좋지 않은 뇌전증 증후군 중의 하나입니다.

### 웨스트 증후군(West syndrome)

웨스트 증후군은 영아연축을 특징으로 하는 영아기의 대표적인 난치성 뇌전증 증후군입니다. 대개 4개월에서 12개월 사이에 발생하며 머리,

몸통, 팔과 다리를 일시에 굽히거나 뻗는 동작을 반복하는 형태로 나타나게 됩니다. 영아연축은 다양한 원인에 의해서 발생하나 원인을 밝히지 못하는 경우도 약 30%에 달합니다. 영아연축이 발생하면 환자는 지금까지 터득한 발달을 잃어버리거나 새로운 발달을 하지 못하는 경우가 많습니다. 병원에서는 이와 같은 임상양상으로 영아연축이 의심되면 뇌파검사, 뇌 자기공명검사, 대사 이상검사 등을 시행하게 됩니다. 뇌파검사를 해보면 고진폭의 불규칙한 서파 및 극파가 혼합되어 있는 특징적인 고부정 뇌파(hypsarrhythmia)가 나타나게 됩니다(그림 13-1). 간혹 뇌파가 비전형적인 경우가 있어서 비디오 뇌파검사까지 필요한 경우도 있습니다. ACTH라는 호르몬 주사요법이 1차 치료로서 효과적이지만 국내에서는 정식의약품으로 구할 수 없고, 희귀약품센터를 통해 개별적으로 구매할 수 밖에 없는 실정입니다. 관련학회에서는 문제해결을 위해 현재 노력 중에 있습니다. 약물치료로는 비가바트린이라는 효과적인 약제가 있지만 시야결손 등의 부작용이 우려되기 때문에 가능한 사용기간

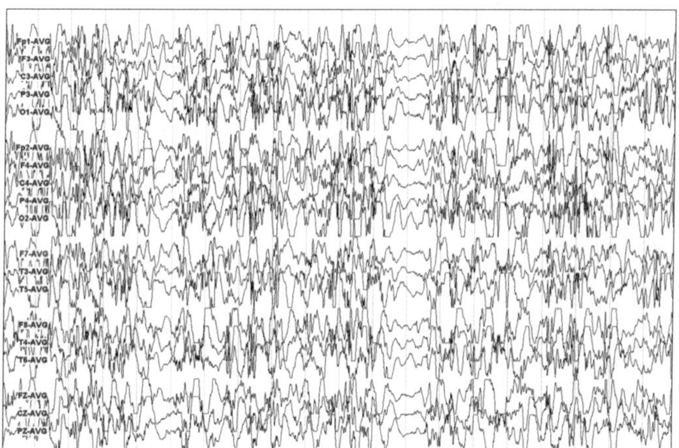


**그림 13-1** • West 증후군 환자의 고부정 뇌파(hypsarrhythmia)소견

을 짧게하는 것이 좋습니다. 약물치료가 효과가 없는 경우에는 케톤생성 식이요법 및 일부 환자는 수술치료를 고려할 수 도 있습니다. 영아연축의 예후는 매우 나쁘며 발달지연이 동반되는 경우가 많고, 연축 형태의 발작은 2~3세가 되면 없어지지만 다른 형태의 경련이 나타나게 되는 경우가 많습니다.

## 레녹스-가스토 증후군 (Lennox-Gastaut syndrome)

레녹스-가스토 증후군은 2세에서 6세 사이에 처음 발병하는 것이 일반적이지만 영아연축 환자가 나이가 들면서 레녹스-가스토 증후군으로 진행하는 경우도 있습니다. 주로 야간에 몸이 뻣뻣하게 굳는 발작과 갑자기 고개를 떨구거나 쓰러지는 발작 등 다양한 종류의 발작이 나타나며 약물치료로 조절하기 매우 어렵습니다. 또한 대부분의 환자들이 심한 발달지연 및 지능저하를 겪게 됩니다. 영아연축과 마찬가지로 뇌파검사, 뇌 MRI 검사, 대사이상 검사 등을 통해 다양한 원인을 밝혀 낼 수 있는데 약 25%의 환자는 원인을 못 찾는 경우도 있습니다. 뇌파는 특징적으로 고진폭의 극서파 복합을 나타내게 되고, 정확한 진단 및 치료를 위해 비디오 뇌파검사를 시행하기도 합니다. 약물에 대한 반응이 없을 경우 케톤생성 식이요법, 미주신경 자극술, 뇌량 절제술 등의 치료를 할 수 있지만 아직까지는 확실한 효과를 볼 수 있는 치료방법은 아닙니다.

## ↗ 예후가 좋은 소아청소년기 뇌전증 증후군

영유아기를 지나면 뇌전증의 양상은 이전 시기의 증후성 원인보다는 특발성 원인에 의한 뇌전증의 발생빈도가 증가하게 되는 특징이 있습니다. 발작을 유발한 만한 특정한 원인 요소가 발견되지 않고, 발작을 제외하면 다른 발달 및 인지기능은 정상적인 경우에 특발성 원인으로 정의할 수 있습니다. 특발성 원인인 경우에는 모두가 그러한 것은 아니지만 발작 조절이 잘되고, 다른 기능의 손실을 초래하지 않아 예후가 좋은 경우가 많습니다. 특발성 전신발작 중에는 소아기 소발작뇌전증이 예후가 좋고, 특발성 부분발작 중에는 중심-측두극파를 동반한 양성소아뇌전증(양성롤란딕 뇌전증)과 Panayiotopoulos 증후군이 비교적 예후가 좋습니다.

### 소아소발작뇌전증(Childhood absence epilepsy)

4세에서 8세 사이에 주로 발병하게 되고 발달 및 지능 모두 정상인 환자가 대부분입니다. 증상은 수시로 의식이 깜빡깜빡 소실되는 형태인데 대부분 이러한 의식소실이 10초 내외로 지속되고, 이후 다시 정상으로 돌아와 하던 행동을 다시하며 이러한 발작이 하루에 수십 번씩 반복되는 경우가 많습니다. 부모나 친구들은 아이가 자꾸 한 눈을 판다고 생각을 하고 다른 의심을 하지 않아 시간이 경과한 후에 병원에 내원하게 되는 경우도 있습니다. 뇌파는 3Hz 극서파의 특징적인 형태로 뇌파검사 도중 과호흡을 하게되면 실제 발작이 유발되는 경우가 흔합니다(그림 13-2). 전형적인 임상증상 및 뇌파소견을 보인다면 대부분 뇌자기공

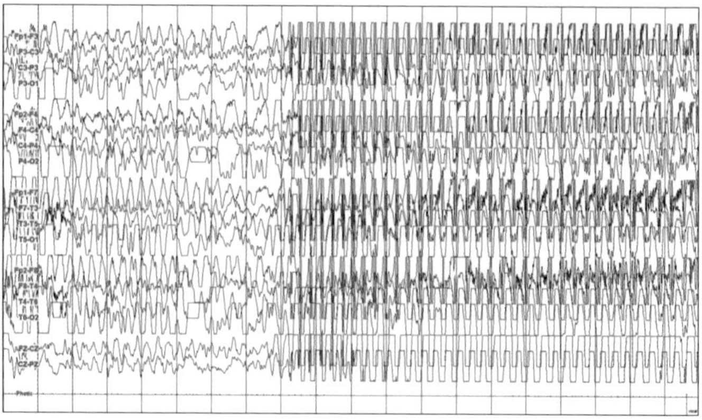

**그림 13-2** • 소아소발작뇌전증 환자의 전반성 3Hz 주파 서파 복합 뇌파 소견

명영상 촬영은 필요하지 않습니다. 대부분(>2/3)의 환자가 약물에 잘 반응을 하고 약을 끊은 후에도 재발하지 않습니다. 하지만 결신발작 전에 전신강직간대발작의 병력이 있거나 4세 이전에 발병하거나, 발달지연이 동반된 환자에서 발생하면 예후가 차이가 나는 경우도 있습니다.

## 중심-측두극파를 동반한 양성소아뇌전증 (Benign Childhood Epilepsy with Centrotemporal Spikes, Benign Rolandic Epilepsy)

이전에 발달장애가 없는 4세에서 10세 사이의 소아에서 주로 발생합니다. 발작은 주로 수면 중에 일어나는 것이 특징으로 한쪽의 입주위, 목, 얼굴 등에 국한된 경련과 감각 이상이 가장 흔한 증상입니다. 발작시간은 대개 수초에서 수분 이내로 2차적으로 전신화되어 강직간대발작으로 진행하기도 합니다. 이전부터 양성 롤란딕 뇌전증으로도 알려져 왔는데 롤란딕 부위는 대뇌피질 중 일차 운동영역에 해당하는 곳으로 극파가 나오는 위치와 발작의 양상 등과도 관련이 있습니다. 뇌파를 보면 중심 측두부위에서 특히 수면 중에 빈번하게 극파가 관찰되는 특징적인 소견을 보입니다(그림 13-3). 하지만 이러한 극파의 빈도와 발작의 횟수, 지속시간, 치료반응 등과는 관련이 없는 것으로 알려져있습니다. 임상증상 및 뇌파가 전형적인 경우에는 뇌자기공명영상 촬영은 필요하지 않으나 뇌파에 일부 비전형적인 소견이 있는 경우, 약물치료에 잘 반응하지 않는 경우, 신경학적 검진에서 이상소견이 있는 경우에는 촬영이 필요할 수도 있어 담당 선생님과 잘 상의하여야 합니다. 발작이 한번 밖에 없거나, 밤에만 드물게 한다면 약물치료 없이 기다려도 사춘기 이후에 저절로 발작이 소실되는 경우가 대부분입니다. 발작의 횟수가 많거나 낮에도 발작이 있는 경우에는 약물치료를 고려할 수 있습니다. 약물치료를 하더라도 대부분의 환자가 약물에 잘 반응을 하여 예후가 좋습니다.

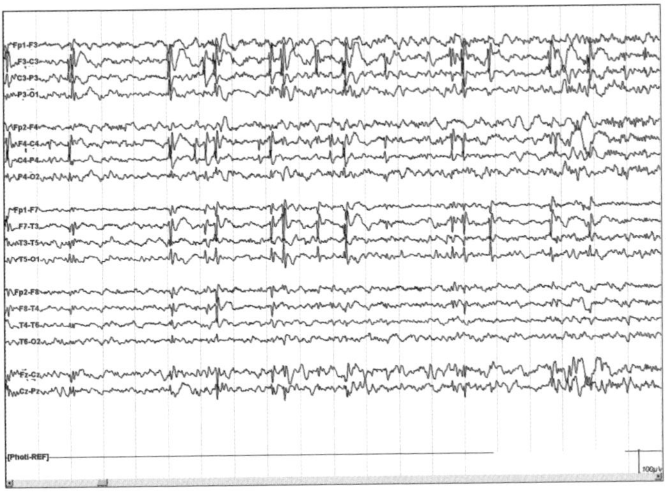

**그림 13-3** • 중심-측두극파를 동반한 양성소아뇌전증 환자의 뇌파소견

## Panayiotopoulos 증후군(Panayiotopoulos Syndrome, Early Onset Benign Childhood Occipital Epilepsy)

발병연령은 주로 4세에서 5세 사이로 양성 롤란딕 뇌전증보다는 이른 편입니다. 현재는 소아기 양성부분발작 중 양성 롤란딕 뇌전증 다음으로 흔하다고 생각하고 있지만, 최근에 와서야 정립된 뇌전증 증후군으로 아직 자료가 부족합니다. 이렇게 늦게 관심을 받게 된 이유 중 하나로 고전적인 운동, 감각 이상 등의 발작증상 이외에 자율신경계 증상이 발작의 주된 증상으로 나타나기 때문입니다. 실제 발작증상으로 흔히 나타나는 자율신경계 증상은 오심 등을 포함한 구토, 식은 땀, 청색증, 근긴장도 저하, 불규칙한 심박수 등이 있습니다. 발작은 야간에 주로 나타나게 되어 아이가 자다가 일어나서 토하려고 하다가 의식을 잃고 축 늘어지게 되는데, 부모님들은 대개 어제 저녁에 먹은 음식이 탈이 난 것으로 잘못 생각하는 경우도 있습니다. 반신 혹은 전신경련은 대개 나중에 나타나고 총 발작지속시간도 길어지는 특징이 있습니다. 구토와 의식저하 및 긴 발작 지속시간 때문에 임상적으로는 뇌수막염이나 뇌염하고 감별을 해야하는 경우도 있습니다. 따라서 양성부분발작임에도 불구하고 뇌 자기공명영상 촬영이 필요한 경우가 적지 않습니다. 뇌파는 후두부위에 극파가 특징적으로 나타나는 경우가 많지만(그림 13-4), 다른 부위에 극파가 나타나는 경우도 많습니다. 장기적인 예후는 좋지만 지속시간이 긴 발작이 재발할 경우 약물치료를 고려할 수 있습니다.

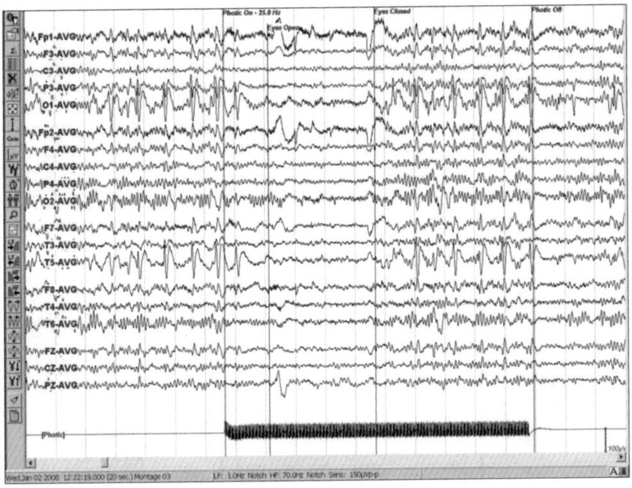

**그림 13-4** • Panayiotopoulos 증후군 환자의 후두부위 극파소견

# 소아청소년 뇌전증의 치료

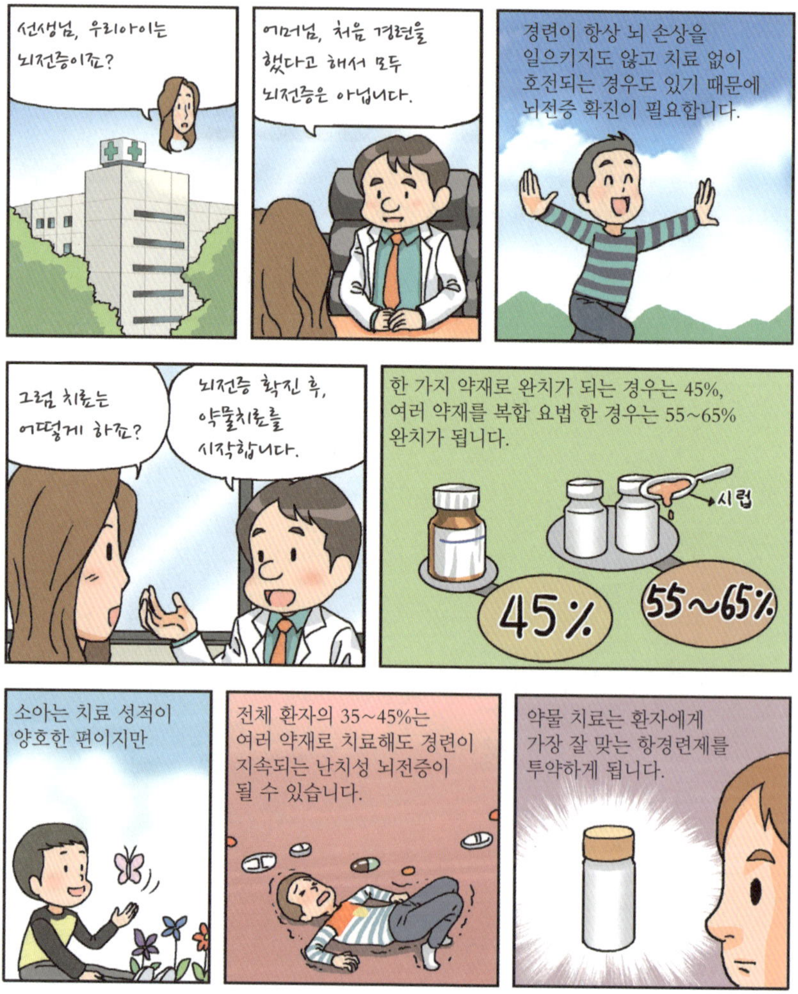

선생님, 우리아이는 뇌전증이죠?
어머님, 처음 경련을 했다고 해서 모두 뇌전증은 아닙니다.
경련이 항상 뇌 손상을 일으키지도 않고 치료 없이 호전되는 경우도 있기 때문에 뇌전증 확진이 필요합니다.
그럼 치료는 어떻게 하죠?
뇌전증 확진 후, 약물치료를 시작합니다.
한 가지 약재로 완치가 되는 경우는 45%, 여러 약재를 복합 요법 한 경우는 55~65% 완치가 됩니다.
시럽
45%
55~65%
소아는 치료 성적이 양호한 편이지만
전체 환자의 35~45%는 여러 약재로 치료해도 경련이 지속되는 난치성 뇌전증이 될 수 있습니다.
약물 치료는 환자에게 가장 잘 맞는 항경련제를 투약하게 됩니다.

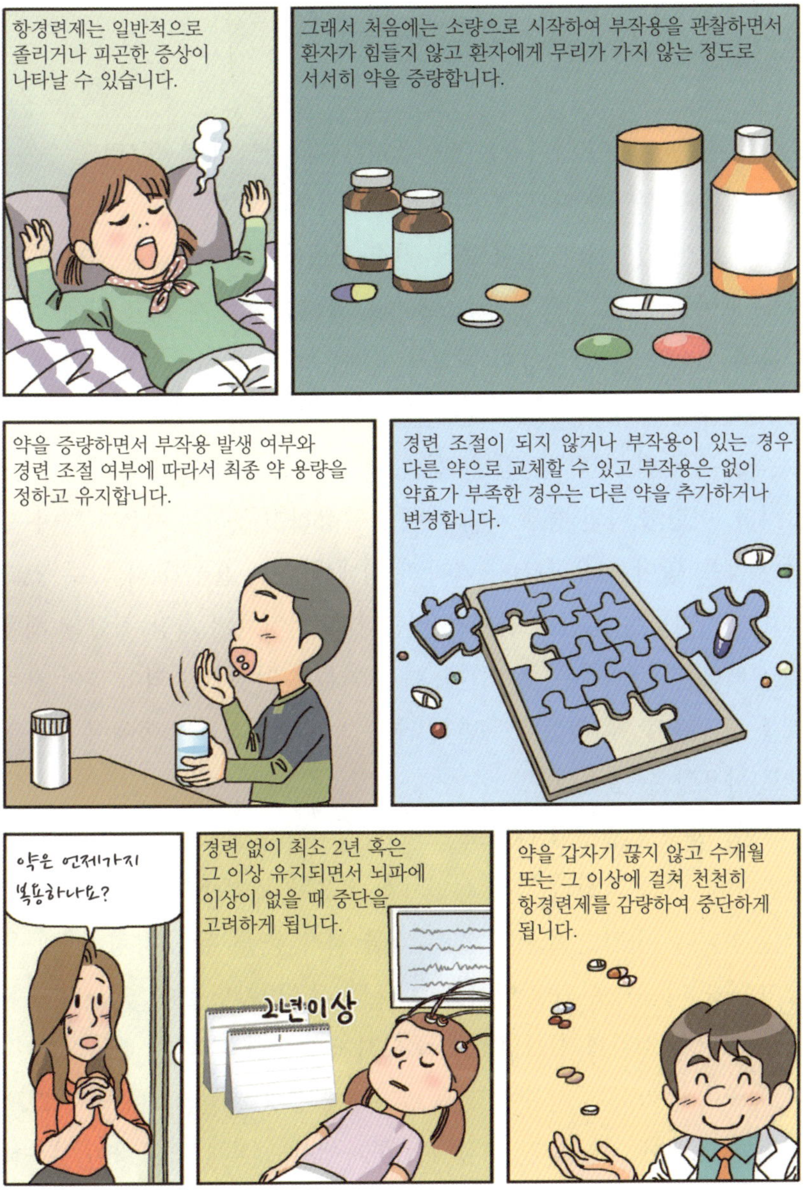
항경련제는 일반적으로
졸리거나 피곤한 증상이
나타날 수 있습니다.
그래서 처음에는 소량으로 시작하여 부작용을 관찰하면서
환자가 힘들지 않고 환자에게 무리가 가지 않는 정도로
서서히 약을 증량합니다.
약을 증량하면서 부작용 발생 여부와
경련 조절 여부에 따라서 최종 약 용량을
정하고 유지합니다.
경련 조절이 되지 않거나 부작용이 있는 경우
다른 약으로 교체할 수 있고 부작용은 없이
약효가 부족한 경우는 다른 약을 추가하거나
변경합니다.
약은 언제까지
복용하나요?
경련 없이 최소 2년 혹은
그 이상 유지되면서 뇌파에
이상이 없을 때 중단을
고려하게 됩니다.
2년이상
약을 갑자기 끊지 않고 수개월
또는 그 이상에 걸쳐 천천히
항경련제를 감량하여 중단하게
됩니다.

## ↗ 소아 항경련제 사용의 특수성

소아는 작은 성인이 아니라는 말이 있습니다. 약물의 복용부터 흡수, 대사에 있어서 성인과 다른 점이 있고 항경련제의 선택 및 사용에 특수한 사항이 많이 있습니다. 또한 출생 직후 신생아기부터 소아는 급속한 성장을 보여 영아기, 학동기, 청소년기를 거쳐 성장하게 되고 이에 따라 약물의 흡수와 분포, 작용이 변화하기 때문에 소아 뇌전증의 약물 치료는 소아를 전문적으로 진료하는 의료진에 의해 이루어져야 합니다.

약물은 시럽, 현탁액, 정제, 캡슐, 서방형 등 여러 형태의 제형이 있습니다. 어린 소아의 경우 시럽 외에는 복용하지 못하는 경우가 많아 시럽 제재를 많이 사용합니다. 각각의 형태에 따라 흡수가 다를 수 있고 약효가 나타나는 시간에 차이가 있습니다. 환자에게 가장 적합한 제형을 선택하는 것도 매우 중요한데, 특정 약물은 알갱이로 되어 있어 간식과 함께 복용할 수 있는데 특별히 약을 먹기 싫어하는 소아에서 효과적으로 사용할 수 있습니다.

약물 용량을 결정할 때에도 소아에서는 특수하게 체중을 근거로 결정합니다. 보통 정제의 경우 성인 1회 복용량을 기준으로 만드는 경우가 흔합니다. 하지만 소아의 경우 약물 시작 용량, 유지 용량, 최대 용량이 체중 기준으로 되어 있어 3~4 kg의 신생아부터 10~20 kg의 영아 및 학동전기 소아까지 다양하게 정해져 있습니다. 그렇기 때문에 급격히 체중이 증가하는 시기에 맞춰 항경련제 용량을 늘려줘야 하며 그렇지 못한 경우에 경련이 잘 조절되던 환자에서도 실제 약 용량이 부족해서 경련을 하는 경우가 있습니다. 그래서 병원 방문 시 주치의 선생님이 물어보겠지만 그렇지 않더라도 자주 체중을 측정하여 주치의 선생님께 체중을 알리는 것이 중요합니다.

우리 몸에 들어가서 약이 혈액 속에 잘 퍼져서 분포하고 혈액을 통해 뇌로 이동해서 약물이 작용을 하게 됩니다. 이때 우리 몸에 분포하는 물의 양에 따라 약물의 분포가 다르며 체액 속에 존재하는 단백질에 약이 결합하는 정도도 환자의 나이에 따라 다르게 됩니다. 몸에서 약물이 대사되어 몸 밖으로 나가는데 있어서도 대사 효소의 활성도나 신장의 청소 기능이 나이에 따라 다르기 때문에 세심한 주의가 필요합니다.

신생아 혹은 이른 영아의 경우 소화기능이 떨어져 페니토인과 같은 약을 경구로 투여할 경우 흡수가 불안정할 수 있습니다. 페노바비탈의 경우도 체내 단백과 결합을 적게하여 실제 몸속에서 활발하게 작용하는 약의 양은 변화할 수 있습니다. 이 시기에는 간 및 콩팥의 기능이 불완전하여 약물의 대사에도 주의를 기울여야 합니다.

소아기의 경우에는 위에서 소화 및 흡수력이 증가하게 되어 흡수는 더 잘 되고 점점 성인과 비슷하게 변합니다. 하지만 만 5세 미만에서는 아직도 콩팥이 걸러내는 기능이 떨어질 수 있는 등 대사가 불안정하여 약물 투여 후 경련 조절이 안될 때 다시 한 번 약물의 흡수와 대사를 확인할 필요가 있습니다. 그래서 필요한 경우 실제 피 속에 존재하는 항경련제의 농도를 측정하는 검사를 하게 됩니다.

## ↗ 소아에서 일차적으로 사용하는 항경련제

이전에 학문의 교류가 많지 않고 사용할 수 있는 약이 몇 가지 없던 시절에는 주로 개인적인 경험에 의해 항경련제를 선택하였습니다. 뇌전증의 형태에 따라 자주 사용하던 항경련제는 다음과 같습니다.

**전신성 발작을 주로 보이는 뇌전증** 발프로산

**부분 발작을 주로 보이는 뇌전증** 카바마제핀, 옥스카바제핀

**결신 뇌전증** 에토숙시마이드, 발프로산, 라모트리진

**영아연축** 비가바트린

**뇌전증 지속증** 벤조디아제핀, 페노바비탈, 페니토인(주사 항경련제)

하지만 뇌전증에 대한 지식이 늘고 학문이 발전하며 학자 간의 교류가 많아진 요즘 특정 경련 혹은 뇌전증에 잘 듣는 항경련제를 찾기 위한 노력이 선진국을 위주로 이뤄졌습니다. 이제까지 발표된 많은 약효 비교 연구를 종합하고, 근거를 체계화하여 각 단체별로 가이드라인을 발표하였습니다. 국제 뇌전증 퇴치 연맹, 미국 신경과학회, NICE (National Institute for Clinical Excellence, 영국), SIGN (Scottish Intercollegeate Guideline Network, 스코틀랜드)에서 가이드라인을 만들어 발표하였고 미국, 프랑스, 그리고 우리나라에서 전문가의 의견을 종합한 자료를 발표하였습니다. 이 내용에 근거하고 또 해당 주치의 선생님의 경험과 환자 개인의 상태를 종합하여 항경련제를 선택하게 됩니다.

## 부작용

모든 항경련제가 뇌에 작용하기 때문에 정도의 차이는 있지만 졸리거나 피곤한 증상을 나타낼 수 있습니다. 많은 경우에서 매우 낮은 용량에서 시작해서 서서히 증량할 경우 큰 문제가 되지는 않습니다. 과거에 개발

된 약물들의 경우, 부작용이 심하고 치료 후에도 호전이 되지 않는 부작용이 있을 수 있지만 새로 개발된 약물의 경우는 경련 조절 효과는 비슷하더라도 부작용을 개선한 경우가 많습니다. 부작용의 경우 약물을 사용하는 모든 환자에서 나타나는 것이 아니고 일부 환자에게서만 나타납니다. 빈도도 다양하여 매우 드문 부작용부터 어느 정도 흔한 부작용까지 다양하게 나타날 수 있습니다. 그렇기 때문에 이상 증상이 있을 때 주치의에게 알리고 평가하여 사용하고 있는 약물에 의한 부작용인지를 감별하는 일이 가장 중요합니다. 필요할 경우 투약하는 동안 주기적으로 혈액 검사를 해서 이상 소견을 확인할 수도 있습니다. 자주 나타나거나 심각할 수 있는 부작용과 같은 경우, 주치의 선생님이 치료를 시작하기 전에 알려주기도 합니다. 흔히 사용되는 약들에서 자주 관찰되거나 심각할 수 있는 부작용을 일부만 열거하면 다음과 같습니다.

**페니토인** 잇몸의 비후, 다모증, 말초신경 이상

**페노바비탈** 졸림, 발진, 인지기능 저하

**옥스카바제핀** 발진, 저나트륨혈증

**발프로산** 오심, 복통, 손떨림, 탈모, 체중증가

**토피라메이트** 체중감소, 신장결석, 감각 이상

**비가바트린** 비가역적인 시야 협착, 변비

**라모트리진** 발진

**레베티라세탐** 졸림, 공격성, 성격 변화

흔한 뇌전증에서의 약물 치료를 증례로 살펴보겠습니다.

### 증례 1

7살 OO이는 건강한 초등학교 1학년 학생입니다. 한 달 전에 잠을 자던 중 12시경 꺽꺽거리는 소리가 나서 가봤더니 눈과 입이 돌아가고 얼굴 한쪽이 뻣뻣해지며 침을 흘리고 까딱거리는 경련이 있었습니다. 괜찮을 것 같아 병원에 가지 않았는데 1주일 전에 다시, 이번에는 새벽에 잠에서 깨기 전에 같은 모양의 경련이 있어 소아 신경과를 방문하였습니다. 뇌파 검사를 하였고 특징적인 중심 측두부 극파를 보여 국소 뇌전증(중심 측두부 극파를 보이는 소아기 양성 뇌전증, 롤란드 뇌전증 의심) 진단하에 항경련제 치료를 시작하였습니다. 옥스카바제핀 150 mg을 12시간 간격으로 복용하기 시작하였고, 1번의 경련이 더 있어 2주 뒤 150~300 mg으로 저녁 약을 증량한 뒤로 경련이 없어 꾸준히 용량을 유지하며 치료하고 있습니다.

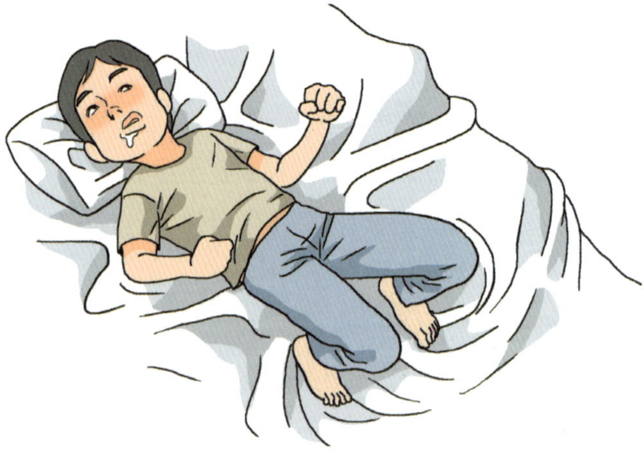

## 증례 2

9살 OO이는 건강한 초등학교 학생입니다. 지난 수 개월 동안 자주 멍하게 먼 산을 바라보는 습관이 생겼는데 최근에는 점점 더 증가하여 하루에도 열 번 넘게 그런 일이 있었고, 최근에는 학교에서도 수업에 집중을 하지 않는다고 혼이 났으며 학업 성적도 조금씩 떨어졌습니다. 집중을 못하는 것 같아 인근 정신 건강의학과 진료를 받고 뇌파 검사 시행 후 이상이 있어 소아 신경과로 의뢰되었습니다. 뇌파 검사에서는 전반성 3-Hz 극파-서파 복합이 관찰되었고 외래에서 과호흡 유발 검사에서 결신 발작이 유발되어 소아기 결신 뇌전증으로 진단받았습니다. 라모트리진 12.5 mg을 하루 두 번 복용하기 시작하여 50 mg 하루 두 번 복용할 때까지 2주 간격으로 증량한 뒤 경련이 소실되어 유지하였습니다. 하지만 50 mg으로 증량한 3일 뒤부터 팔다리에 좁쌀 같은 붉은 반점이 나타나기 시작했고, 온몸으로 퍼지면서 가려운 양상으로 약 발진이 발생하여 주치의 판단하에 라모트리진을 중단하고 발프로산으로 항경련제를 변경하였습니다. 변경 후 증량 과정에서 약간 졸리고 배가 아픈 증상이 있었지만 서서히 증량한 후 호전되어 현재 경련 없이 지내고 있습니다.

# 흔히 묻는 질문

**1. 치료를 시작해서 처음 약을 쓰게 되면 바로 약효가 나타나서 경련을 하지 않게 되나요?**

경구로 약물을 투여할 경우 통상 용량을 복용하게 되더라도 실제 혈중에서 안정적으로 농도가 유지되기 위해서는 일정한 시간이 필요합니다. 최소 3~4일 정도 규칙적으로 약을 복용해야만 안정적인 혈중 농도가 유지됩니다(그래프 참조). 또한 처음 치료를 시작할 때는 최소 용량으로 시작하기 때문에 혈중 농도가 낮아 경련이 있을 수 있습니다.

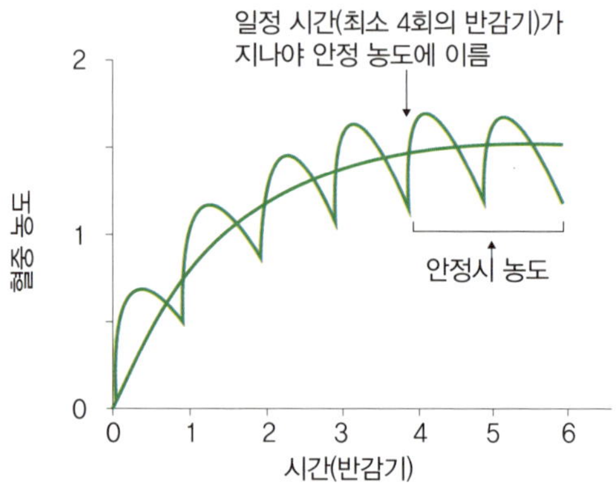


특수한 경우에서 항경련제의 혈중 농도를 빨리 올려야 하는 경우 정맥 주사로 사용하거나 매우 드문 경우 경구 용량을 과량으로 처음에 사용하는 부하(loading)요법을 할 수도 있습니다. 이 경우는 경구로 약을 투여하는 경우와는 다릅니다.

**2. 약을 한 번이라도 빠뜨리면 어떻게 되나요?**

위의 그래프에서 볼 수 있듯이 항경련제를 지속적으로 복용해야만 항경련제가 혈액 내에서 유효한(경련을 조절할 수 있는) 농도가 유지 됩니다. 우리 몸의 상태는 항상 일정하지가 않아서 경련을 할 수 있는 위험이 올라가는 상황도 있고 몸속에서 효과를 나타내는 항경련제의 농도가 낮아지는 다양한 경우가 있을 수 있습니다. 그럴 때 항경련제를 빠뜨리면 급속히 혈중 농도가 떨어져서 경련을 할 위험이 있습니다. 그렇기 때문에 약을 빠뜨린 것을 확인한 경우 바로 복용해야 합니다.

### 3. 아기가 먹은 약을 토했는데 다시 먹여야 하나요?

통상적으로 경구로 투약한 후 약이 흡수되기까지 최소 30분이 걸립니다. 그렇기 때문에 편하게 30분을 기준으로 이전이라면 다시 먹이고 그렇지 않다면 흡수되었다고 보면 됩니다. 다른 방법으로는 토한 내용물에 약의 모양이 잘 유지되어 있으면 다시 먹이고, 그렇지 않고 형체를 알아볼 수 없다면 안 먹이는 방법이 있습니다.

### 4. 항경련제를 자의로 조절하면 안 되나요?

항경련제는 뇌에 작용하는 약물이며 앞서 살펴본 바와 같이 심각한 부작용이 나타날 수 있는 약입니다. 다른 약들도 특별한 지시가 없는 한 환자 혹은 보호자가 임의로 조절하지 않습니다. 특히 항경련제는 주치의와 상의하여 용량을 결정하여야 합니다. 안전 영역이 좁은(낮은 농도에서 독성이 나타나는) 약의 경우, 임의로 용량을 늘릴 경우, 심각한 부작용이 나타날 수 있습니다. 또한 임의로 약을 줄여서 복용시키면 경련이 악화될 가능성이 많습니다.

### 5. 아이가 감기에 자주 걸리는데요, 감기약은 동네에서 먹여도 되나요?

네, 괜찮습니다. 하지만 항경련제 자체가 졸릴 수 있는데 감기약을 조제할 때 항히스타민제와 같이 많이 졸린 약을 과량 처방하면 아기가 심하게 졸리고 처지는 증상을 보일 수 있습니다. 그래서 감기약을 처방하시는 선생님께 반드시 항경련제를 복용하고 있음을 알리고 어떤 약인지도 알려야 좋습니다. 비단 감기약뿐만 아니라 다른 경우에도 마찬가지로 항경련제를 복용 중임을 알려야 합니다.

### 6. 갑자기 항경련제를 끊어버리면 어떻게 되나요?

앞서 언급한 대로 혈액 속의 항경련제 농도가 낮아져 유효한 농도 아래로 떨어지면 경련을 할 수 있습니다. 하지만 갑자기 중단을 해서 아예 복용을 하지 않으면 경련을 할 때 경련을 매우 오래하는 뇌전증 지속증(30분 이상 경련을 하거나 의식의 회복 없이 반복적으로 경련을 하는 경우)이 발생할 수 있습니다. 뇌전증 지속증은 응급 상황으로 경련이 멎지 않으면 생명이 위험할 수도 있고, 회복이 불가능한 심한 뇌 손상을 초래할 수 있습니다. 그래서 절대 항경련제를 자의로 중단하여서는 안되고 중단을 원할 경우 주치의와 상의하여야 합니다.

### 7. 뇌전증 치료를 한방 치료와 병행하고 싶은데 괜찮나요?

서양 의학에서는 약물 치료가 매우 중요한 부분을 차지합니다. 그래서 약물의 대사 및 부작용에 대해 많은 연구가 되어 있고 연구가 없어서 잘 알지 못해 위험한 경우 약물을 사용하지 않습니다. 또한 연구에 의해 일부 약제는 뇌전증 환자에서 경련 발생을 유발하는 것이 알려진 약이 있습니다. 그래서 항경련제의 효과를 떨어뜨리는 약은 뇌전증 환자에서 사용하지 않으며 부득이 사용해야 할 경우 항경련제의 용량을 높여 사용합니다. 경련을 유발할 수 있는 약도 마찬가지로 매우 주의하여 사용합니다. 한약은 많은 경우 간에서 대사되고 항경련제 대사에 영향을 미치지만 어떤 성분이 어떻게 영향을 미치는지에 대해서 알려진 것이 없습니다. 그래서 뇌전증 치료 중에는 한약 복용을 자제하시기를 권해 드립니다.

### 8. 많은 항경련제를 오래 복용하면 지능도 떨어지고 퇴행하지 않나요?

물론 항경련제를 복용하면 졸리고 인지기능 저하를 호소하기도 하지만 약물을 복용해서 지능이 심하게 떨어진다거나 환자의 기능이 퇴화하지는 않습니다. 현재까지 알려진 바로는 경련 조절이 잘 되지 않고 퇴행을 보일 수 있는 심각한 뇌전증이 있는 환자에서 이런 증상이 진행하고, 이런 환자에서는 경련 조절을 위해 다양한 종류의 항경련제를 과량 투여하기 때문에 더 졸리고 인지기능이 저하된다고 판단하고 있습니다.

### 9. 항경련제는 신경 안정제로 내성이 있지 않나요?

과거에 항경련제의 수가 제한되어 있던 시기에는 신경 안정제라고 알려진 약들이 항경련제의 대부분을 차지하던 시절이 있었습니다. 하지만 현재 열 가지 이상의 항경련제가 사용되고 있고, 점점 더 많은 신약이 출시되고 있어 신경 안정제 계통의 항경련제는 몇 가지 되지 않습니다. 그래서 앞서 살펴본 가이드라인의 일차 항경련제는 신경 안정제가 아니며 내성도 없습니다. 일부 뇌전증에서 도움이 되어 사용하기도 하지만 이 경우 주치의의 전문적인 판단하에 사용하게 됩니다.

## ↗ 케톤생성 식이요법

케톤생성 식이요법은 뇌전증 환자에게 탄수화물 성분을 완전히 소진시키고 지방이 많이 함유된 음식을 주로 공급하는 치료방법입니다. 1920년대 미국에서 널리 시행되어온 뇌전증 치료법이었으나, 항경련제의 개발로 점차 뇌전증 치료에 적용되지 않다가 1990년대 중반 미국 존스홉킨스 병원에서 난치성 소아 뇌전증 환자를 대상으로 치료한 결과 탁월한 항경련 효과가 있었다는 발표가 알려진 이후, 난치성 소아 뇌전증 환자를 대상으로 널리 시행되고 있습니다. 대부분의 소아 발작은 대체로 약물로 잘 조절되지만, 소수의 환자에서 발작이 약물만으로 조절되지 않는데 이런 환자에게 케톤생성 식이요법은 큰 도움이 될 수 있습니다. 근간대 경련에 가장 효과적이며 영아연축, 레녹스-가스토 증후군 등 복합적인 뇌전증 환자에게도 효과적이라고 밝혀져 있습니다.

인체의 에너지원은 탄수화물, 단백질, 지방 순인데, 체내의 탄수화물 또는 단백질이 부족하면 지방을 분해해서 에너지원을 얻습니다. 이때 지방이 분해되면서 케톤이라는 유기화합물이 나와서 케톤 산증 상태에 이릅니다. 그 작용 원리는 확실하지 않지만 케톤 산증 상태가 경련을 억

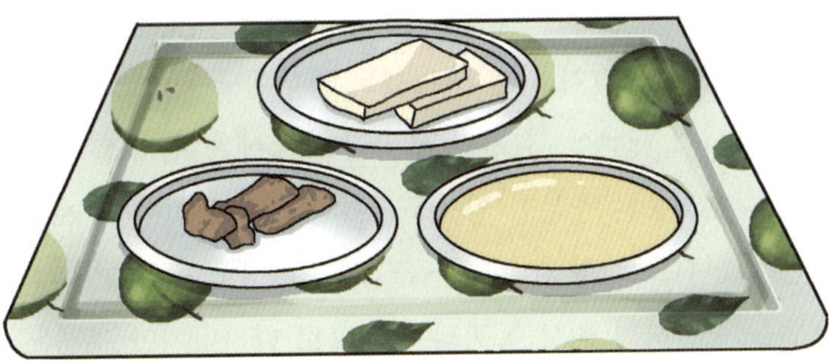

제하는 데 효과가 있을 것으로 알려져 있습니다. 합병증으로 식욕감퇴, 구토, 변비, 설사, 신장결석 등이 나타날 수 있으며 약간의 성장장애 또는 골밀도 저하가 일어날 수 있습니다.

일반적으로 약물요법으로 실패한 난치성 소아 뇌전증 환자 중 30%의 환자에서 발작이 완전히 소실되고 또 나머지 30%는 발작이 현저히 줄어드는 것으로 알려져 있습니다. 특히 영아연축의 환자에게서 높은 성공률을 보입니다. 케톤생성 식이요법이 환자의 발작에 효과가 있는지 없는지를 알아보기 위해서는 최소한 한 달 동안 관찰해야 합니다. 식이요법의 효과가 인정되면 2년 정도 이 식이요법을 지속해야 하고, 발작이 조절됨에 따라 항경련제의 복용도 점차 줄여 중지하게 되고, 최소 2년 이상 발작이 없었다면 1년에 걸쳐서 단계별로 정상적인 식이로 바꾸어 줍니다. 정상적인 식이를 시작한 후에도 대부분의 환자는 발작이 계속 조절이 잘 되지만, 아주 드물게 식사요법이 끝난 후 다시 발작이 시작되면 식이요법을 다시 시도할 수 있습니다. 항경련 효과가 첫 3개월 이내에 관찰되지 않는 경우, 케톤성 식이가 도움이 안 된다고 결론 내릴 수 있지만 지방 대 비지방의 비율을 6:1까지 올려서 시행했을 때 일부에서 항경련 효과가 나타나는 경우가 있기 때문에 좀 더 강력하게 시행하는 것을 권유하기도 합니다.

그러나 케톤생성 식이요법에는 몇 가지 근본적인 어려움이 있습니다. 첫째는 환자가 장기간 식이요법을 지속하기 매우 어렵다는 것입니다. 식이요법으로 발작이 완전히 억제된 경우에도 최소 2년간 철저하게 유지하여야 하기 때문에, 환자와 부모님 모두에게 쉽지 않은 과정입니다. 또 다른 어려움은 충분한 영양공급이 어려운 점입니다. 케톤생성 식이요법은 필연적으로 성장장애와 골밀도 저하를 동반하게 됩니다. 물론 식이요법을 중단하면 원상 복귀되는 것으로 나타나지만 문제는 식이요법이 단기간에 끝나지 않는다는 것입니다. 이러한 이유로 현재 케톤생성 식이요법은 난치성 뇌전증에 한하여 제한적으로 시행하고 있습니다.

케톤생성 식이요법의 성공을 위해서는 의사, 영양사와 부모님 및 가족들의 협력이 절대적으로 필요합니다.

· **성공적 케톤생성 식이요법을 위한 주의사항**

□ 케톤생성 식이요법에서 추천된 음식만 섭취하여야 합니다.

□ 환자가 식이요법에 없는 음식을 먹지 않도록 절대적으로 조심해야 합니다.

□ 어린 환자들의 먹는 것을 제한한다는 것은 결코 쉬운 일은 아니기 때문에 환자 자신은 물론 가족, 친척들과 학교의 적극적인 협조가 필요합니다.

□ 허용된 양의 당분만 섭취하여야 합니다.

□ 케톤생성 식이요법의 성공을 위해서는 당분의 제한이 관건이기에 주스, 과일 등 당분이 많은 식품은 물론 약물, 치약 등 일상생활에서 흔히 사용하고 있는 제품에도 당분이 함유되어 있는지 살펴보고 이를 제한해야 합니다.

□ 응급실 또는 기타 진료를 받을 때, 케톤생성 식이요법 환자라고 알려야 합니다. 반드시 필요한 경우를 제외하고는 당분이 들어간 정맥주사나 약의 투여를 방지해야 하기 때문입니다.

□ 충분한 양의 케톤식 식사를 항상 준비해 두어야 합니다. 쉽게 구할 수 없는 재료가 있으므로, 재료가 갑자기 떨어지지 않도록 미리 준비하거나, 즉시 먹을 수 있도록 조리한 음식을 냉장고에 항상 준비해 두는 것이 큰 도움이 됩니다.

- 케톤생성 식이요법으로 치료 중 발작이 소실되지 않거나 발작이 재발되었더라도 포기는 금물입니다. 많은 경우는 식이요법 방법에 문제가 있기 때문이고, 따라서 식이요법을 포기하지 말고 담당의사 또는 영양사와 자주 적극적인 상담을 통하여 이를 해결할 수 있습니다.

**증례**

미숙아로 태어난 ㅇㅇ이는 출생 직후 저산소성 뇌손상을 진단 받았습니다. 생후 6개월경부터 갑작스런 근육 수축으로 인하여 머리, 몸통 및 사지가 일시에 굴곡되는 발작이 시작되었습니다. 발작이 시작되면 수십 초 간격으로 반복하여 나타났으며 발작이 있기 전후에는 소리를 지르거나 울기도 하고 때로는 웃기도 하였습니다. 대개 잠에서 깨어난 직후에 자주 관찰할 수 있었습니다. 이에 병원을 방문하여 뇌파 검사를 시행하였고 영아연축으로 진단받았습니다. 이후 비가바트린 등을 포함한 여러 가지 항경련제 및 스테로이드 치료를 받았으나 경련이 조절되지 않았습니다. 케톤생성 식이요법을 시행하였고, 이후 경련이 소실되어 기존 사용하던 항경련제 모두 끊었으며 현재 케톤생성 식이요법을 시행한 후 경련 없이 계속 유지 중입니다.

## ↗ 수술치료

소아 뇌전증 환자의 20~30%는 약물에 잘 반응하지 않는 난치성 뇌전증 환자이며 이런 경우 수술적 치료를 고려하게 됩니다. 장기간 약물 복용과 잘 조절되지 않는 경련은 삶의 질 및 인지기능을 저하시키기 때문입니다. 하지만 모든 환자에서 수술이 가능한 것은 아닙니다. 또 수술은 침습적인 치료로 관련된 위험도가 높기 때문에, 수술을 결정하기 전에 이에 대한 이득과 손실을 이해하는 과정이 필요합니다.

## 수술의 적응증

뇌전증 수술은 보통 난치성 부분 발작이 있는 환자에서 MRI(그림 14-1) 나 핵의학 영상(그림 14-2) 검사에서 이상소견이 확인되고, 뇌파 검사에서도 그 부위에서 이상파가 확인되는 경우에 시행됩니다. 최근에는 결절성 경화증(tuberous sclerosis) 등 여러 곳에 경련의 발생 부위가 있는 경우, 영상 검사에서 이상이 뚜렷하게 보이지 않는 경우, 영아연축 등의 전신성 뇌전증 환자에서도 수술이 일부 시행되고 있지만, 수술 성적은 더 좋지 않은 경우가 많습니다.

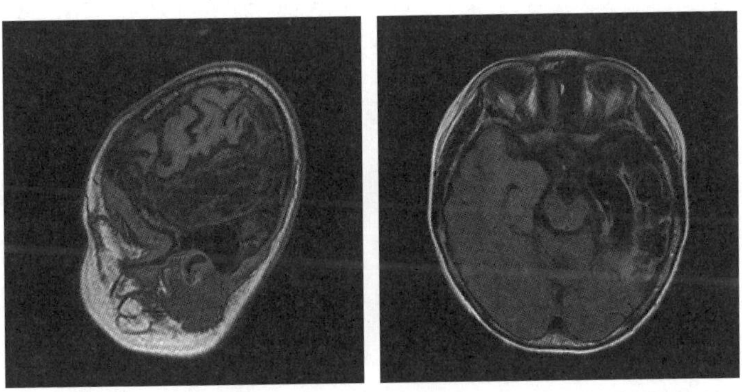

**그림 14-1** • 뇌염 후 왼쪽 측두엽에서 시작되는 경련이 있었던 5세 여자환자의 MRI

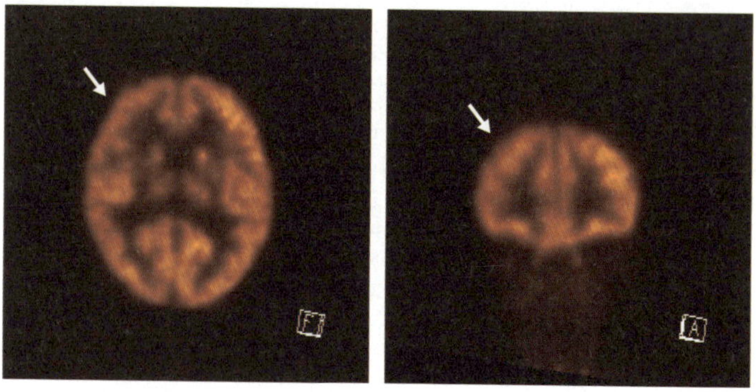

**그림 14-2** • 피질이형성증에 의해 오른쪽 전두엽에서 시작되는 경련이 있었던 3세 여자 환자의 FDG-PET (positron emission tomography) 영상. 오른쪽 전두엽에서 FDG 대사능이 감소해 있는 것을 확인할 수 있다(화살표).

## 수술의 종류 및 목표

뇌전증 수술은 수술목표에 따라 크게 근치적 수술(curative)과 고식적 수술(palliative)로 나뉩니다. 근치적 수술인 경우 발작을 완전히 치료하고, 약물치료를 중단하여 정상적인 일상생활을 영위하는 것이 목표인 반면, 고식적 수술의 경우 발작의 횟수나 세기를 줄이는 것, 발작 중에서도 생활에 주로 불편을 주는 특정 종류의 발작을 감소시키는 것이 목표입니다. 근치적 수술을 목표로 하는 경우, MRI에서 뚜렷한 병변이 확인되고, 수술 전 다양한 검사들의 결과가 일치하고, 뇌파에서 병변의 경계가 뚜렷하고, 수술로 완전히 병변이 제거되는 경우 예후가 좋다고 알려져 있습니다. 레녹스-가스토 증후군(Lennox-Gastaut syndrome) 환자가 활동 중에 갑작스런 전신발작으로 인해 쓰러져 부상을 당하는 경우가 많은데, 이런 경우에는 고식적 수술인 뇌량 절제술을 시행하여 강직성 경련(tonic seizure) 혹은 비강직성 경련(atonic seizure)의 감소를 시도해 볼 수 있습니다.

## 수술적 치료의 대상이 되는 뇌전증의 종류

### 해마경화증에 의한 측두엽 뇌전증

수술 성적이 매우 좋은 수술 치료의 적응 대상입니다. MRI 영상에서 비정상적인 해마 소견이 확인되고, 뇌파검사에서 같은 부위의 측두엽에서 비정상적인 뇌파소견이 나오는 경우 수술하게 되고, 대부분 측두엽 절제술 및 편도 해마 절제 방법을 사용합니다.

### 측두엽 뇌전증 외의 부분 뇌전증

측두엽을 제외하고 전두엽, 두정엽, 후두엽에서 유래하는 뇌전증의 경우 대부분 두개강 내 전극 삽입을 통하여 뇌 표면에서 직접 뇌파를 기록하고 자극하고, 이를 통해 중요 뇌기능 부위는 제외하면서 뇌전증이 발생하는 곳을 최대한 제거하는 절제 방법을 사용하게 됩니다. 피질이형성증, 뇌종양, 뇌동정맥 기형, 해면상 혈관종에 의한 뇌전증, 과거의 뇌손상, 만성 염증성 육아종 등이 관련 질환입니다.

### 전신성 뇌전증

고식적 수술의 대상이 될 수 있습니다.

## 수술에 적합한 나이

수술을 받는 나이가 어리다고 해서 반드시 발작이 더 잘 조절된다고 할 수는 없습니다. 그러나 발작 시작부터 수술까지의 기간이 짧을수록 인지기능 저하도 적고, 수술 성적이 더 좋은 것으로 알려져 있기 때문에 난치성 뇌전증으로 진단을 받고, 수술이 가능한 환자라면 빨리 수술을 고려해보는 것이 좋습니다. 특히 영아에서는 수술을 조기에 시행하여, 발작이 빨리 조절될수록 장기적인 인지기능이 호전되는 것으로 알려져 있습니다.

## 수술과 관련된 검사 및 입원

수술하기 전 24시간 비디오 뇌파검사, 고해상도 뇌 MRI 검사, 핵의학 검사(PET, Positron Emission Tomography와 SPECT, Single Photon Emission Tomography), 뇌자도 검사(MEG, Magnetoencephalography)(그림 14-3) 등을 시행하여 부분 발작이 특정한 부위에서 시작되는 것을 확인합니다. 이들 중 100% 완벽한

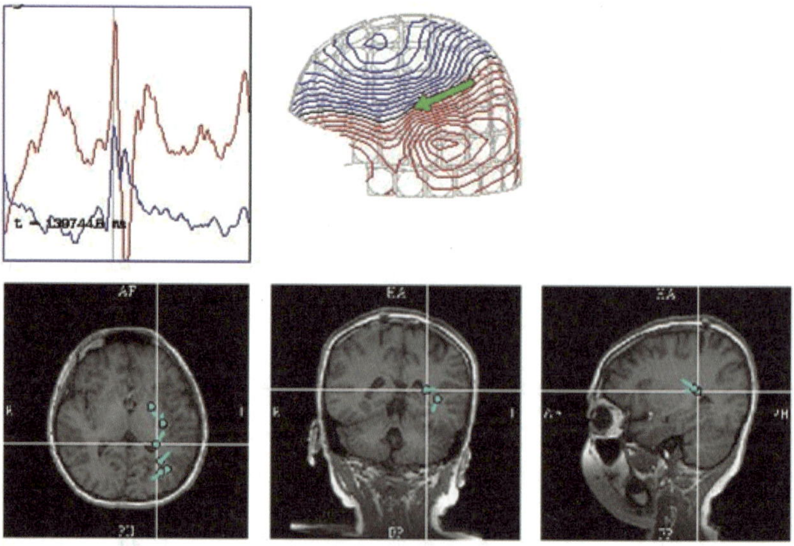

그림 14-3 • 12세 남자 환자의 뇌자도 영상(Magnetoencephalography)

정확도와 신뢰성을 가진 검사는 없으므로 뇌전증 전문가 팀이 있는 큰 병원에서는 대부분 이 영상 결과들을 수집하고, 신경과/영상의학과/신경외과 선생님을 포함한 회의를 통해 경련의 시작 부위를 분석하고, 수술 가능 여부를 결정하고 수술 계획을 수립합니다. 수술 전에 인지기능 평가, 기능성 MRI (Functional MRI), 와다 검사(WADA test) 등을 시행하여 중요 뇌기능과 부위를 평가합니다. 수술을 위해 입원 시 내측두엽 뇌전증이나 뇌량절개술 등의 경우 다음날 바로 수술을 시행하고, 4~7일 이내 퇴원을 고려하지만, 피질이형성증 등과 관련된 병변일 경우 두개내 뇌파 모니터링 및 뇌기능 지도화 검사 후 절제 부위를 결정하고 수술하게 되므로 입원기간이 1~2주일 정도로 길어집니다. 피질이형성증 환자 중에서도 일부 가능한 환자에서는 두개내 뇌파 모니터링 없이 수술장 내에서 단기간 두개내 뇌파 검사를 시행하고 바로 절제를 하기도 합니다.

뇌기능 지도화란 신경전기생리학적 검사, 기능성 MRI 검사 등을 통해 언어 혹은 행동 등의 기능과 관련된 뇌 부위를 확인하여 이를 그림으로 지도화하는 기술입니다. 수술 전 뇌기능 지도화는 매우 중요하지만 아이들은 협조가 잘 되지 않으므로 많은 검사들에 제한이 있습니다. 어른들은 수술장에서 각성상태로 검사를 시행하여 뇌기능 지도화 검사를 하기도 하지만 아이들은 이와 같은 검사를 시행하는 것이 어렵습니다. 또, 기능성 MRI나 MEG를 통해 뇌 부위의 기능적 지도화를 시행하기도 하는데, 이 또한 각성상태 중 섬세한 협조와 지시순응이 필요하므로 소아는 어려운 경우가 많습니다. 두개내 뇌파 모니터링을 하는 중에 뇌기능 지도화 검사를 시행하는 경우가 꽤 있는데, 이런 경우 책읽기, 이상한 느낌이나 미세한 움직임 표현하기 등의 과정이 필요할 수 있으므로, 환자의 협조가 중요합니다.

## 수술 과정에 따른 문제

소아의 뇌전증 수술은 어른의 수술보다 더 어렵거나 힘들 수 있습니다. 이는 작은 소아의 몸에서 상대적으로 뇌가 큰 부분을 차지하기 때문이기도 하고, 그만큼 작은 출혈에도 환자가 위험해질 수 있기 때문이기도 합니다. 또한, 소아 뇌전증의 가장 흔한 원인이 여러 곳에 넓게 위치하는 피질의 선천성 이상(피질이형성증)이기 때문에 많은 수의 소아 뇌전증 환자가 대뇌 반구 혹은 한 대뇌엽 이상을 포함하는 넓고 큰 부위를 절제하는 수술을 받기 때문이기도 합니다. 이는 성인 수술의 가장 흔한 원인이 잘 알려져 있는 해마 경화증에 의한 측두엽 뇌전증이며, 가장 흔한 수술방법이 제한된 측두엽만 절제하는 것과 대조적입니다.

소아 뇌전증 수술은 성인과 비교하여 원인, 방법, 합병증 등에서 많은 차이를 보이므로 소아수술 경험이 많은 소아뇌전증 전문 의료진에게 진료를 받는 것이 중요합니다

## 수술 후 결과

### 경련 조절

고해상도 MRI의 발달, 질병의 이해 및 수술 기법의 향상 등에 의해 수술 성적은 2000년도 이후 크게 호전되었습니다. 그러나 여전히 수술 후 완전히 발작이 사라지는 경우는 흔치 않습니다. 수술 후 발작 감소 정도는 수술 종류(고식적 수술 vs. 근치적 수술), 병변의 종류(피질의 선천성 이형, 종양, 혈관 기형 등) 그리고 병변의 완전절제 유무와 관련이 있습니다. 소아에서는 가장 흔한 원인이 피질이형성증인데, 한 연구는 종양을 수술한 경우에

는 72%가 10년 후에도 발작이 완전히 조절되고 있었지만, 피질이형성증의 경우에는 32%만 완전히 발작이 조절되고 있었다고 보고 한 바 있습니다. 물론 여러 약제에도 불구하고 일상생활에 지장을 초래하고 있는 난치성 뇌전증이 있는 환자의 경우, 발작횟수의 감소만으로도 큰 의미가 있을 수 있으므로 수술 시행 여부 및 목표에 대해서는 담당의사 선생님과 상의하는 것이 필요하겠습니다.

## 약물치료

환자에서 수술 종류, 병변의 종류 및 병변의 완전절제 유무 등에 따라 수술 성적이 다를 수 있으므로 수술 후 약물치료도 진료를 통해 개별적으로 결정됩니다. 수술 성적이 좋더라도 대부분의 병원에서 뇌전증 수술 후 일정 기간 동안 항경련제 복용을 계속 하도록 하고 있습니다. 개별적인 치료는 환자마다 다를 수 있습니다.

## 기능

소아에서 무엇보다도 중요한 것이 수술 전과 수술 후 기능의 차이입니다. 그리고 이는 수술 시행 여부를 결정하게 하는 중요 요소이기도 합니다. 환자가 수술 전부터 병변의 반대쪽의 상하지를 전혀 쓰지 못하거나, 빠르게 기능이 저하되어 병변의 절제가 큰 기능의 저하를 일으키지 않는다면, 수술을 쉽게 결정할 수 있지만 실제로는 병변이 있는 뇌도 일부 기능을 하고 있는 경우가 대부분이고 이런 경우 수술 시행을 결정하는 일은 쉽지 않습니다. 이럴 때 특히 수술 전에 병변이 있는 뇌 부위에서 어느 정도로 언어, 운동, 기억기능 등을 수행하고 있는지에 대한 정확한 평가가 필요하고, 절제 했을 경우 반대쪽 뇌에서 어느 정도로 이런 기능들을 보상해 줄 수 있는지 예측하는 과정이 필요합니다. 아주 어린 나이부터 발작이 있었던 경우에는 주요 기능들이 반대쪽 뇌로 이동해 있는 경우도 있고, 이동해 있지 않았다고 해도 수술 후 어느 정도는 반대쪽 뇌에서 그 기능을 새로 습득하여 행하기도 합니다. 그리고 수술 후 경련이 조절되면서 병변 있는 쪽의 나머지 뇌가 더 기능을 잘 하게 되는 경우도 있습니다. 수술 후 어떤 환자에서 어느 정도까지 기능이 회복될 것인지에 대해서는 아직 잘 정립된 연구가 없지만, 성장 중인 뇌는 나이에 역비례하여 가소성(brain plasticity)을 보이고, 뇌의 가소성이 있을 경우 뇌의 손상이 있을 때 나머지 뇌에서 이를 보상할 가능성이 더 큰 것으로 알려져 있습니다. 분리뇌수술(hemidisconnection)의 경우 섬세한 손동작의 협응, 시야 결손 등이 일어날 수 있습니다.

## 발달 및 인지

수술을 받을 당시 환자의 인지기능은 여러 가지 원인에 의해 이미 저하되어 있는 경우가 많습니다. 한 연구는 1세 이전에 경련이 시작된 환자의 82%가 측두엽 수술 전에 인지기능 저하를 보였다고 보고한 바 있습니다. 수술 후 장기간 인지기능 변화에 대해 많은 연구가 이뤄진 것은 아니지만 측두엽 절제술을 받고 발작이 잘 조절된 환자의 경우 20%가 인지기능의 호전을 보였다는 사실이 한 연구에서 보고된 바 있습니다.

## 행동

행동장애는 뇌전증이 있는 소아 및 청소년에서 흔한 문제입니다. 한 연구는 72%의 환자가 수술 전에 행동장애를, 83%의 환자가 수술 전 혹은 후에 행동장애를 보였다고 보고한 바 있습니다. 수술이 행동장애에 얼마나 영향을 주는지에 대해서는 아직 잘 알려져 있는 바가 없습니다만 경련이 잘 조절될 경우 행동장애가 더 잘 조절된다는 보고가 있어서 수술이 성공적일 경우 행동장애도 더 좋아질 가능성이 있습니다.

## ↗ 기타치료

이외의 치료로 미주신경자극술(vagus nerve stimulation), 경두개자기자극술(transcranial magnetic stimulation), 심부뇌자극술(deep brain stimulation) 등이 있습니다. 미주신경자극술은 레녹스-가스토 증후군을 비롯한 다양한 소아와 청소년의 난치성 뇌전증에서 시행되며, 일부 연구에서 좋은 효과를 보고한 적이 있지만 근치적인 치료는 아닙니다. 경두개자기자극술이나 심부뇌자극술은 일부 센터에서 실험적으로 시행하고 있는 치료법이며, 아직 소아 뇌전증에 대한 효과에 대해서는 잘 알려져 있지 않습니다.

# 소아 뇌전증 환자가 겪게 되는 학습 및 심리적 문제

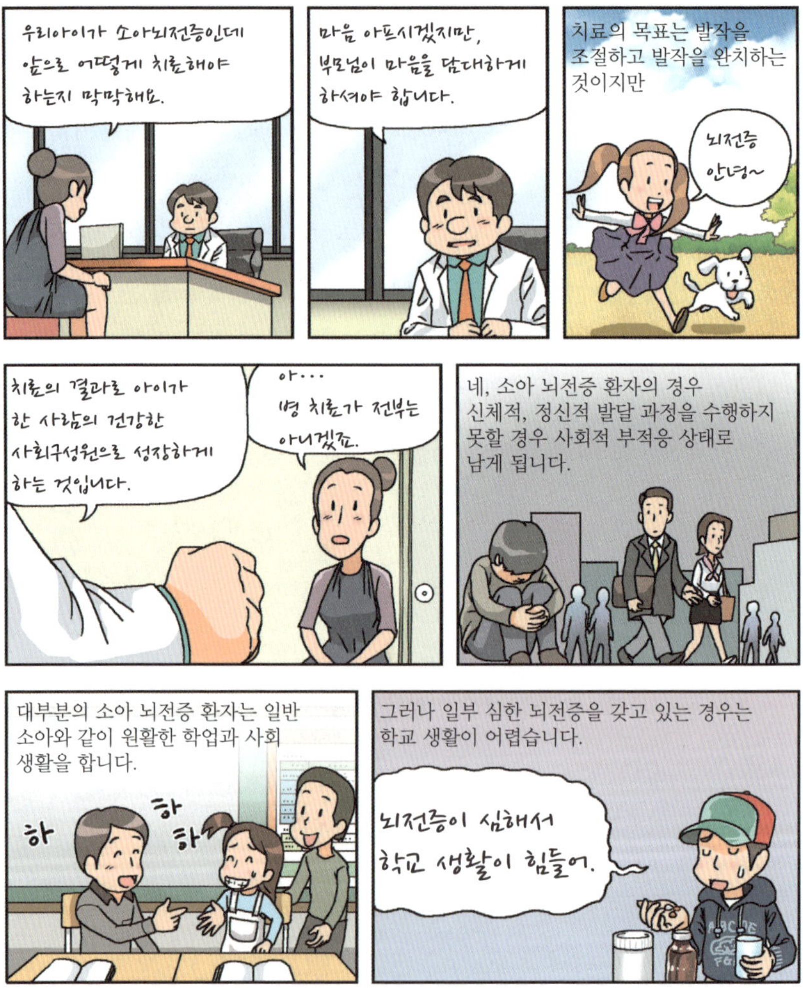
우리아이가 소아뇌전증인데 앞으로 어떻게 치료해야 하는지 막막해요.
마음 아프시겠지만, 부모님이 마음을 담대하게 하셔야 합니다.
치료의 목표는 발작을 조절하고 발작을 완치하는 것이지만
뇌전증 안녕~
치료의 결과로 아이가 한 사람의 건강한 사회구성원으로 성장하게 하는 것입니다.
아··· 병 치료가 전부는 아니겠죠.
네, 소아 뇌전증 환자의 경우 신체적, 정신적 발달 과정을 수행하지 못할 경우 사회적 부적응 상태로 남게 됩니다.
대부분의 소아 뇌전증 환자는 일반 소아와 같이 원활한 학업과 사회 생활을 합니다.
하 하 하
그러나 일부 심한 뇌전증을 갖고 있는 경우는 학교 생활이 어렵습니다.
뇌전증이 심해서 학교 생활이 힘들어.

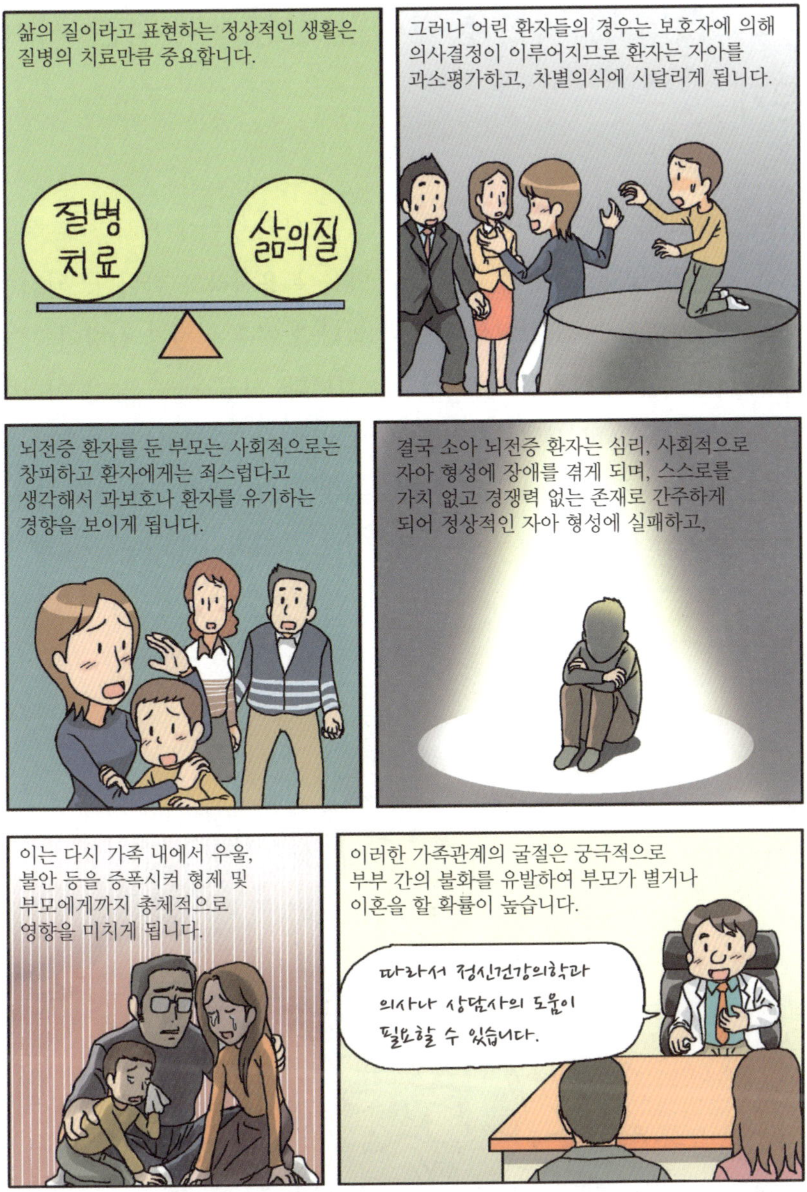
삶의 질이라고 표현하는 정상적인 생활은 질병의 치료만큼 중요합니다.
질병 치료
삶의질
그러나 어린 환자들의 경우는 보호자에 의해 의사결정이 이루어지므로 환자는 자아를 과소평가하고, 차별의식에 시달리게 됩니다.
뇌전증 환자를 둔 부모는 사회적으로는 창피하고 환자에게는 죄스럽다고 생각해서 과보호나 환자를 유기하는 경향을 보이게 됩니다.
결국 소아 뇌전증 환자는 심리, 사회적으로 자아 형성에 장애를 겪게 되며, 스스로를 가치 없고 경쟁력 없는 존재로 간주하게 되어 정상적인 자아 형성에 실패하고,
이는 다시 가족 내에서 우울, 불안 등을 증폭시켜 형제 및 부모에게까지 총체적으로 영향을 미치게 됩니다.
이러한 가족관계의 굴절은 궁극적으로 부부 간의 불화를 유발하여 부모가 별거나 이혼을 할 확률이 높습니다.
따라서 정신건강의학과 의사나 상담사의 도움이 필요할 수 있습니다.

## ↗ 소아청소년 뇌전증 환자가 일상에서 겪는 기타 문제

어느 날 의식을 깜빡 하거나 발작 증상을 느끼고 병원에 가서 진료를 받으니 뇌전증이라는 진단이 내려지고 약을 복용하라고 합니다. 뇌전증 약을 복용하면서 2~3년 이상 증상이 없다면 이후에 점차 감량이 가능하고, 나중에는 약을 끊을 수도 있다고 합니다. 신경과 의사들은 이러한 진단과 치료를 흔히 시행하지만 환자 입장에서는 난감한 일이 아닐 수 없습니다. 뇌전증이라는 진단 병명도 겁이 나고, 약을 하루 이틀도 아닌 몇 년 동안 복용하라니 걱정이 앞섭니다. 의학적인 상황은 그렇다 치

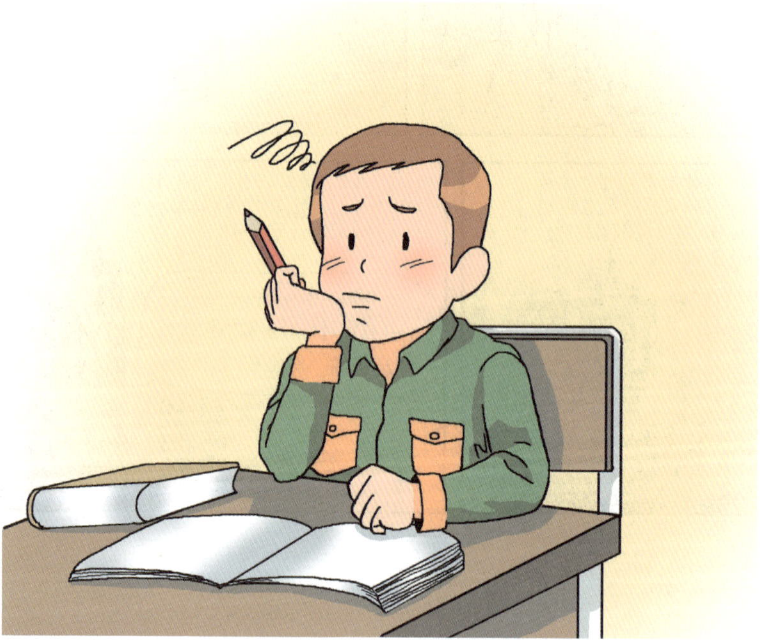

더라도, 앞으로 사회생활에는 어떤 어려움이 닥칠지 걱정이 될 것입니다. 뇌전증으로 진단받고 약물 복용으로 치료받게 되면 일반적인 사회생활에 어떤 문제가 있을까요? 약물 복용으로 뇌전증 증상이 잘 조절되어 증상이 없는 경우와 증상이 조절되지 않아 증상이 가끔 발생하는 경우에 심각성이 다릅니다. 증상이 잘 조절된다면 정상인과 다를 것이 없으니 사회생활에도 문제가 거의 없을 것입니다. 다만, 자신의 진단에 대하여 미리 알리고 혹시 발생할지도 모를 상황에 준비를 해야 할 것인지, 아니면 뇌전증에 대한 이야기를 하지 않고 생활해야 할 것인지 갈등을 느끼게 됩니다. 이러한 갈등에 대해서는 정답이 없고 상황에 따라 적절히 판단하고 행동해야 할 것입니다. 뇌전증으로 진단받고 일상생활에서 누구나 겪게 되는 여러 상황에 대하여 살펴보겠습니다.

## 학교 생활

초, 중, 고등학교 재학 중에는 아이들의 학교 생활을 지도하고 이끌어 주시는 담임 선생님께서 학교 생활의 부모님으로서 아이들을 잘 보살펴주십니다. 예나 지금이나 선생님의 제자에 대한 사랑과 보살핌은 변함이 없습니다. 다만, 학생과 학부모가 불신을 가지고 선생님을 믿지 못할 때에는 선생님의 사랑을 기대하기 어렵습니다. 선생님을 신뢰하고 아이의 상태를 상의드리는 것이 필요합니다. 혹시라도 학교에서 증상이 발생할 가능성에 대비하여 사전에 담임 선생님께 아이의 뇌전증 질환과 상황에 대하여 잘 설명하고 상의하는 것이 아이의 학교 생활에 많은 도움이 되겠습니다. 학급 내에서 일반 생활과 체육 활동을 포함한 각 과목별 선생님께 상의 드려야 할 상황을 담임 선생님과 상의하면 적절한 조언을 받을 수 있을 것입니다. 우리나라에서 아이들의 교육 중 가장 중요하게 생각하는 것들 중 하나인 대학 입시에 대해서는 어떻게 대비해야 할까요? 우선, 건강 상태와 신체 조건을 중요하게 점검하는 체육학 전공, 사관학교, 경찰학교 등의 전공 분야를 선택할 때는 뇌전증을 이유로 입학이 거부될 가능성에 대해 깊이 생각해야 보아야 합니다. 입학생이 원하는 전공 분야에서 공부하고 해당 분야에서 사회 생활을 수행할 때, 신체적인 조건이 특별히 문제되지 않는다면 뇌전증을 이유로 입학이 거부될 이유는 없습니다. 하지만 입학 전형 과정에서 부당하게 불이익을 받는다면 학교 당국이나 교육 당국에 부당함에 대한 설명과 시정을 요구할 수도 있습니다. 대학 입학 지원과 전형 과정에서 일반적으로 전염성 질병 보균자의 입학은 허락되지 않을 수 있으며 입학 후라도 입학이 취소될 수 있다는 내용이 대부분의 대학 학칙에 규정되어 있습니다. 그리고 공식적인 과정을 통해 장애인으로 등록되어 있는 경우에는 원서 접수 시에 그 사실을 학교 당국에 알리는 것이 일반적인 원칙입니다.

## 운전(P.183 참고)

현대 사회를 살아가면서 운전을 할 수 없다면 일상생활뿐 아니라 생업 유지, 직업 선택에서도 커다란 제한으로 작용할 수 있습니다. 취업을 위한 서류 전형이나 면접 과정에서 운전면허가 없다면 업무 수행에 지장을 줄 수 있으므로 불합격하는 경우도 있을 수 있습니다. 그러므로 효율적인 일상생활과 원활한 취업을 위해서는 운전면허를 취득하여야 합니다. 하지만 운전면허 취득 과정에 뇌전증이 문제가 될 수 있습니다. 우선, 운전면허 응시 원서 기술 내용 중에 뇌전증 여부에 대한 질문 문항에 답해야 합니다. 완치된 뇌전증이라면 현재 뇌전증이 없으므로 없다고 답해도 되지만, 현재 약물 복용 중이거나 증상이 가끔 나타나는 상황이라면 뇌전증이 있다고 답해야 합니다. 뇌전증 증상이 있다면 응시가 불가능하거나, 혹은 의사의 진단서를 첨부하여 응시하여야 합니다. 면허시험장과 경찰청이 요구하는 진단서의 내용은 해당 환자에게 증상이 나타날 가능성이 없다는 내용을 원하지만, 병원의 의료진이 미래의 증상 발생 가능성 없다는 것을 확실히 단언할 수 없기 때문에 면허시험장에서 요구하는 내용의 진단서를 받기에 어려움이 많습니다. 따라서 응시 전까지 꾸준히 진료를 받으면서 증상을 잘 조절하여 진단서가 필요하여 요청할 때, 나의 증상과 상태를 잘 알고 문제가 없다는 진단서를 써 줄 수 있는 믿을 수 있는 의료진이 있어야 합니다. 운전면허를 취득하여 법적으로 운전할 수 있는 자격이 생긴다 하더라도 뇌전증 증상이 발생할 경우에는 운전 능력이 일시적으로 저하되거나 혹은 운전이 불가능한 상황이 발생할 수 있고, 이러한 상황은 교통사고로 이어질 수 있으므로 매우 깊은 주의가 필요합니다. 일반적인 원칙으로 국내에서는 약물을 복용하면서, 혹은 약물을 끊거나 변경 후에 1년 이상 증상이 없다면 운전면허 응시에 대하여 긍정적인 진단서를 발급합니다. 운전면허 응시를 위한 진단서 발급과 무관하게 환자에게 조언할 때도 증상이 잘 조절되어 약물 중단 후, 증상 변화에 대하여 약물 변경 후 1년 기간이 경과하면 약을 잘 복용하면서 운전을 해도 비교적 안전하다는 조언을 합니다.

## 뇌전증 또는 간헐적인 의식장애가 발생하는 환자가 운전을 할 수 있는 적합성의 기준

뇌전증 또는 간헐적인 의식장애 환자는 최소 1년간 증상이 없어야 운전을 할 수 있다.

운전에 지장을 주지 않을 정도의 가벼운 증상(예: 한쪽 손이나 어깨가 살짝 떤다, 의식은 있는데 말만 못 함 등)만 발생하는 경우에는 운전을 할 수 있지만 증상 중 판단능력이나 운전 행위에 조금이라도 장애를 유발하면 운전을 해서는 안 된다. 또한 운전을 방해할 정도의 증상은 최소 1년간 없어야 한다.

수면 중에만 증상이 발생할 경우에는 운전을 할 수 있지만 최소 1년간 깨어있는 상태에서 증상이 없는 것이 증명되어야 한다.

새로 진단된 뇌전증 환자도 최소 1년간 증상이 없어야 운전을 할 수 있다.

증상이 몇 년 동안 없어서 항뇌전증약을 감량할 때에는 절대 운전을 해서는 안 되며, 항뇌전증약을 완전히 중단한 후 최소 1년간 증상이 없어야 운전을 할 수 있다.

대중교통수단(버스 또는 택시)의 운전을 할 때에는 더 엄격한 기준이 필요하다.

## 뇌전증 또는 간헐적 의식장애가 있는 환자들이 반드시 알아야 할 가장 중요한 점

잠시라도 정신을 잃는 증상이 있는 사람은 절대로 운전하면 안 된다.

다른 증상 없이 10초 이내로 잠깐 정신만 깜박 잃어도, 운전 중 큰 사고가 날 수 있다. 또한 이런 증상이 발생하더라도 환자는 기억하지 못하는 경우도 있으므로 보호자에게 정신이 멍~해지는 증상이 발생하는지 자세히 물어보고 그런 증상이 있다고 하면 절대로 운전하면 안 된다.

뇌전증이 있는 사람은 아무 증상이 없다고 느끼더라도, 가족이나 동료가 환자가 정신이 없어지고 멍~해지는 증상을 관찰한다면 절대로 운전하면 안 된다.

**운전면허가 있더라도 자신과 타인의 안전을 위해 운전하지 말아야 할 상황들**

증상이 재발하면, 운전을 하지 말고 주치의와 상의한다.

항뇌전증약을 감량했을 때는 운전을 하지 말아야 한다.

항뇌전증약을 먹지 못했을 때, 과음했을 때, 밤샘을 하거나 수면이 부족할 때, 스트레스가 많을 때, 육체적으로 피로를 느낄 때, 감기, 배탈 등 몸 상태가 안좋을 때, 1시간 이상의 장거리 운전은 가급적 하지 않는다.

전조나 예감이 올 때는 즉각 비상등을 켜고 차를 도로변에 세워 시동을 끄고 운전하지 말아야 한다.

– 대한뇌전증학회

## 군 복무

"뇌전증이 있으면 군대 면제되나요?" 이 질문에 대해서는 간단하게 예, 혹은 아니오로 답하기 쉽지 않습니다. 뇌전증으로 진단을 받아도 여러 가지 상황에 따라 현역, 공익근무, 면제, 재검 등 여러 가지 상황이 있을 수 있기 때문입니다. 의학적 상황을 설명하기 전에 반드시 해당 병역 신체검사 기록이 어떻게 남고 제대 후에 어떤 영향을 주는지 먼저 설명할 필요가 있습니다. 건강과 관련된 사유로 병역의 의무를 다 할 수 없는 상황이거나 입대 후에도 병역을 정상적으로 마치지 못할 경우에는 병역 기록에 해당 사유와 결과가 기록됩니다. 이 기록은 보존되며 제대 후에 병역 관련 사항을 조회하면 내용을 모두 알 수 있게 됩니다. 예를 들어 어떤 회사의 입사 시험에 응시하여 구비 서류 중 병역 기록을 제출하면 그 내용을 통하여 병역을 정상적으로 필하지 못한 이유를 회사에서 알 수 있게 되는 것입니다. 회사에서 입사 전형 중 병을 앓은 과거력을 알게 된다면 좋은 결과를 얻을 확률이 낮아집니다. 애초부터 이런 내용을 잘 알고 징병신체검사에 응해야 합니다. 징병신체검사에서 뇌전증을 인정받고자 하면 진료하던 병원에서 병사용 진단서와 뇌파검사, 뇌영상 등의 관련 기록을 발급받아 병무청에 제출하여야 합니다. 병무청에서 제출된 자료를 검토하여, 증상의 신빙성과 반복 발생 여부, 뇌파와 뇌영상 검사 결과, 항경련 약물에 대한 증상 조절 여부 등을 고려하여 담당 군의관이 징병신체검사 급수를 판정하게 됩니다. 뇌전증 환자 기록을 제출한 경우에는 대개 신경과 전문의 군의관이 심사를 담당합니다. 또 한 가지 참고할 사항은 군 신체검사 결과는 운전면허 시험을 주관하는 경찰청과 자료를 공유한다는 점입니다. 따라서 군 면제를 받으면 경찰청이 주관하는 운전면허에 응시할 때 해당 자료가 자동으로 공유되어 뇌전증 진단을 본인이 기록하지 않아도 자동으로 알게 됩니다.

## 취업

대부분의 회사는 가능하면 건강한 직원을 선발하기를 원합니다. 따라서 채용 과정에 불이익을 받을 가능성에 대한 걱정은 비단 뇌전증 환자만의 걱정이 아니라 질병을 앓은 과거력이 있고 취업을 준비하는 모든 취업 희망자들의 걱정입니다. 과거에는 대부분의 회사 채용 과정의 한 단계로서 건강진단을 실시하였다. 하지만 최근에는 자신에게 불리한 건강상의 세부 사항들은 사생활 영역이므로, 일방적으로 모두 노출하는 것은 부당하다는 취지로, 그리고 취업을 위한 건강검진에서 이상 소견이 발견될 경우, 취업자에게 불이익을 초래한다는 이유로 채용 건강진단이 폐지되었습니다. 하지만 2009년도에 모 대학병원 산업의학과에서 조사한 바에 의하면 채용 건강검진은 실시하지 않더라도 채용된 후 업무에 배치하기 전에 회사 내의 사원 건강검진에서 질병으로 진단을 받으면 질병 관련하여 업무나 보직에 불이익을 받게 된다는 조사 결과를 보고하였습니다. 이러한 불이익을 받는 빈도가 많은 질병은 빈도 순으로 간기능 이상, 난청, 고혈압, 당뇨병 등이 있습니다. 뇌전증은 전체적으로 빈도가 낮지만 인지될 경우에는 이러한 질병 못지 않게 높은 확률로 불이익을 당할 가능성이 있습니다. 취업 전이나 취업 후 해당 회사의 사규, 취업 규정 등을 잘 살펴 이에 대한 대비를 미리 하는 것이 최선의 방책입니다.

## 보험 가입

보험 가입 경험이 있는 경우에는 느낀 바가 있겠지만 기존 질병이 있는 보험 가입 희망자는 가능한 가입을 피하고자 하는 것이 보험회사의 기본 입장입다. 조금이라도 보험금 지급의 가능성을 낮추어야 회사 입장에서 보험 상품의 수익성을 높일 수 있기 때문입니다. 대부분의 보험 대리점이나 모집인은 뇌전증 환자의 보험 가입이 불가능하다고 설명합니다. 하지만 실제로 뇌전증 환자의 보험금 지급률은 정상인에 비해 높지 않습니다. 즉 보험회사가 세부적으로 검토하면 뇌전증 환자의 보험 가입을 기피할 가능성이 매우 낮습니다. 반드시 특정 보험 상품에 가입하고자 한다면 우선 보험 모집인이나 보험 대리점에서 가입 신청을 하고, 만약 보험 가입이 거부될 경우에는 본사의 소비자 상담실을 통해 상황을 있는 그대로 설명하고, 뇌전증학회의 전문의 추천으로 보험을 가입하고자 한다는 의사를 표시하면 가입할 수 있는 가능성을 높일 수 있습니다.

에필리아가 들려주는 뇌전증 이야기 | 3부

# 뇌전증에 수반된 사회적 문제들

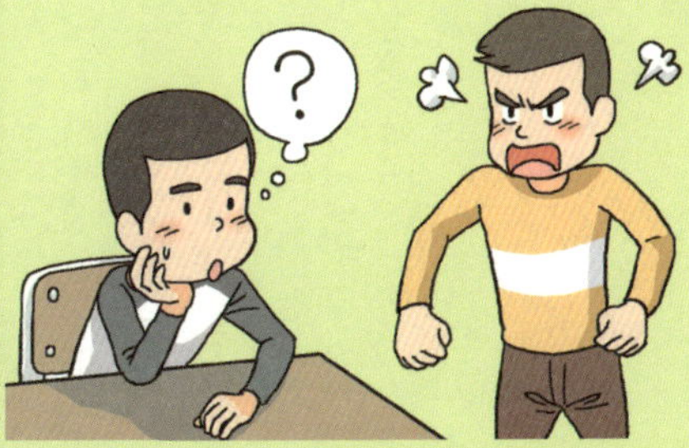

**에필리아**가 들려주는 **뇌전증 이야기**

# 뇌전증에 대한 사회 인식

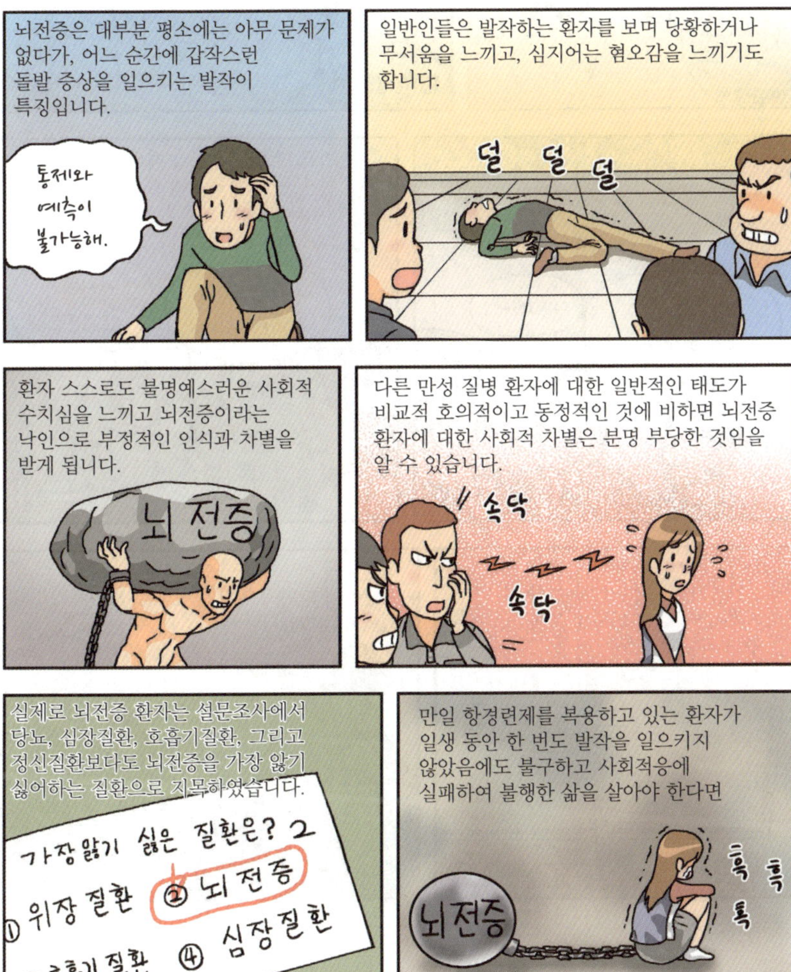

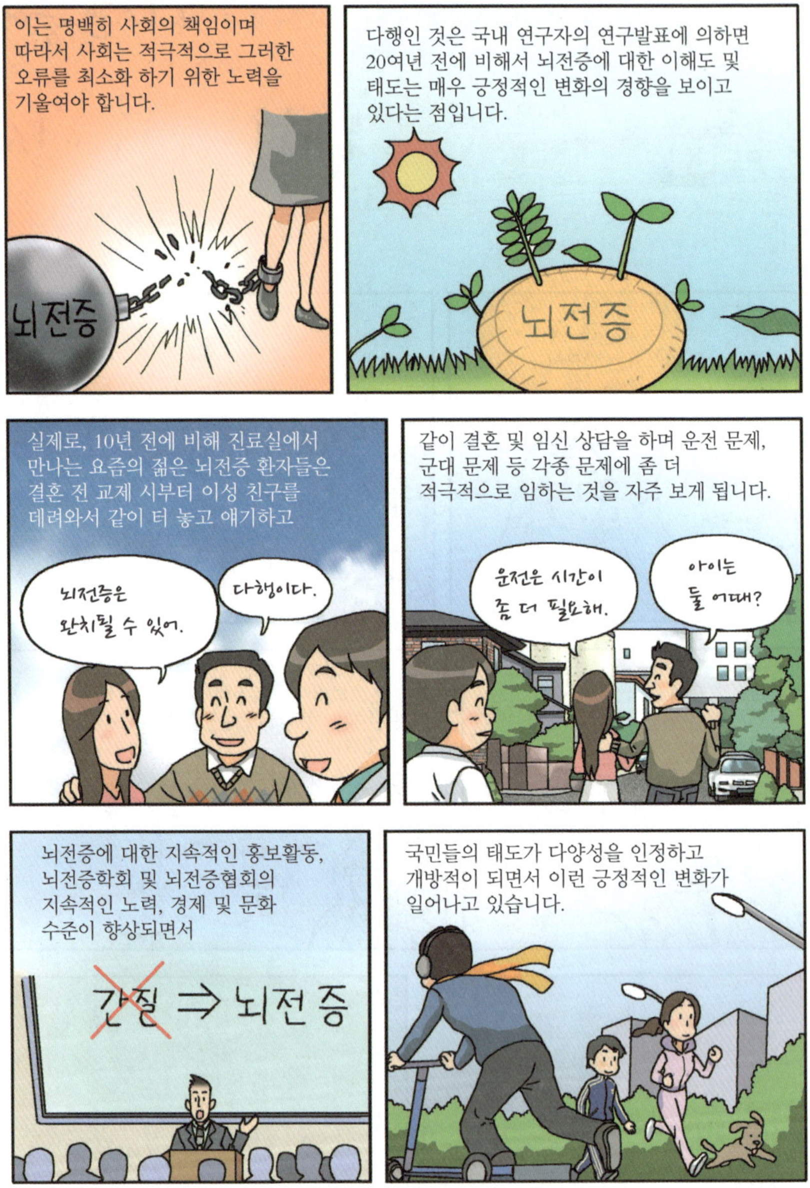
이는 명백히 사회의 책임이며 따라서 사회는 적극적으로 그러한 오류를 최소화 하기 위한 노력을 기울여야 합니다.
뇌전증
다행인 것은 국내 연구자의 연구발표에 의하면 20여년 전에 비해서 뇌전증에 대한 이해도 및 태도는 매우 긍정적인 변화의 경향을 보이고 있다는 점입니다.
뇌전증
실제로, 10년 전에 비해 진료실에서 만나는 요즘의 젊은 뇌전증 환자들은 결혼 전 교제 시부터 이성 친구를 데려와서 같이 터 놓고 얘기하고
뇌전증은 완치될 수 있어.
다행이다.
같이 결혼 및 임신 상담을 하며 운전 문제, 군대 문제 등 각종 문제에 좀 더 적극적으로 임하는 것을 자주 보게 됩니다.
운전은 시간이 좀 더 필요해.
아이는 둘 어때?
뇌전증에 대한 지속적인 홍보활동, 뇌전증학회 및 뇌전증협회의 지속적인 노력, 경제 및 문화 수준이 향상되면서
간질 ⇒ 뇌전증
국민들의 태도가 다양성을 인정하고 개방적이 되면서 이런 긍정적인 변화가 일어나고 있습니다.

## ↗ 사회적 낙인

뇌전증의 사회적 낙인(stigma)은 '뇌전증로 인해 환자 스스로가 느끼는 불명예스러운 사회적 수치심'이라고 할 수 있습니다. 뇌전증은 예측할 수 없는 돌발적인 행동장애를 일으키는 질환이기 때문에 환자에게 불명예의 낙인을 남길 수 있는 특성이 있습니다. 이러한 특성에 기인해서 뇌전증 환자는 뇌전증 환자란 사실 자체만으로 불명예의 낙인이 찍혔다는 수치심을 느낄 수 있고, 또한 단순히 뇌전증 환자라는 이유만으로 사회로부터 차별을 당하기도 합니다.

뇌전증 환자에게는 자신들의 병에 대한 사회적 현실인식 그 자체가 하나의 낙인입니다. 뇌전증에 대한 일반인의 태도가 좋아지고는 있지만 뇌전증에 대한 오래된 믿음의 잔재가 뇌전증의 대중적 개념에 영향을 미치고 이것이 뇌전증 환자의 사회 환경을 어렵게 만들고 있습니다. 뇌전증을 진단받는 순간부터 발생하는 사회적 문제와 삶의 질에 대한 문제는 뇌전증 발작 그 자체보다 환자에게는 더 큰 어려움이 될 수 있습니다.

뇌전증에 대한 사회적 태도에 관한 종래의 보고를 살펴보면 어느 사회를 막론하고 뇌전증 환자에 대한 사회적 차별화 경향이 있음을 알 수 있습니다. 따라서 그것은 지역적 특성이나 문화적 배경을 초월한 인류 공통의 정서라 할 수 있으며, 다만 지역이나 문화의 차이에 따라 그 정도를 달리 할 뿐이라고 생각됩니다.

성인 뇌전증 환자 400명을 대상으로 시행한 우리나라의 한 연구에 의하면 뇌전증 환자의 31%에서 사회적 낙인을 느끼고, 9%는 매우 심한 낙인으로 인하여 정상적인 일상생활을 영위할 수 없는 상태로 나타났습니다. 사회적 낙인은 실제로 사회로부터 차별을 받은 경험이 있거나 내성적인 성격, 문제해결 능력이 낮은 환자들에게 더 심하게 나타났습니다.

그러나 외국의 일부 연구에 의하면 뇌전증이 일반적으로 생각하는 것만큼 심한 장애를 초래하지 않는다는 증거들이 많이 있습니다. 36년간 추적 관찰한 영국의 연구에서는 뇌전증 환자의 직업과 교육의 획득 정도가 생각보다 훨씬 더 나았는데, 중추신경계의 병리소견에 의해 후유 장애가 있는 소집단을 제외하고는 뇌전증 집단은 건강한 대조군과 비교하였을 때 교육수준이 유의하게 낮지는 않았습니다. 핀란드의 연구에서는 뇌전증 발작의 발생보다는 오히려 낮은 경제적 수준과 수입의 저하와 관계가 있다는 것을 통계학적으로 보여주며, 또한 환자 스스로 평가한 제한과 객관적으로 평가한 제한 사이의 중대한 잠재적 차이가 있음을 시사합니다. 미국에서 조사된 내용에 따르면 뇌전증 환자들 중 상당수가 뇌전증으로부터 특별히 장애를 받지 않는다고 나타났습니다.

따라서 뇌전증 환자에 대한 사회적 낙인은 오랫동안 내려온 사회의 잘못된 인식, 부정적인 태도, 그리고 뇌전증 환자 자신들의 소극적이고 결여된 자신감 등이 종합적으로 영향을 미쳐서 나타난 현상이라고 보여집니다.

## ↗ 뇌전증의 교육 프로그램이 인식 및 태도에 미치는 영향

그렇다면 뇌전증에 대한 잘못된 이해, 부정적 태도 및 사회적 낙인을 어떻게 바로잡아 나가야 할까요? 지속적인 교육 및 홍보 활동은 뇌전증에 대한 정확한 이해를 하는 데 도움이 될 것이며, 정확한 이해 및 인지는 잘못된 편견을 바로잡아 주는 데 중요한 역할을 할 것으로 생각됩니다.

환자들에 대한 교육이 뇌전증에 대한 이해와 삶의 질에 미치는 영향을 살펴보면, 단 1회의 교육만으로도 뇌전증에 대한 이해도가 월등히 증가하였습니다. 그러나 삶의 질의 향상은 큰 변화를 보이지 않았습니다. 반면에 체계적이고 반복적인 중재교육프로그램을 통해 뇌전증 환자의 스트레스가 유의하게 감소하였고 발작의 빈도 또한 감소된 것으로 나타났습니다. 또한 약물 복용의 순응도가 증가하였고 약물의 부작용이 감소하였으며, 전체적인 수치감이 감소되었고 자존감이 증가하였으며, 궁극적으로는 삶의 질이 증가하였습니다.

그런데 이번 에필리아 설문 조사에서 보여 주듯이, 뇌전증인 및 비뇌전증인 모두에게 동일한 획일적인 교육보다는 대상자의 특성에 맞는

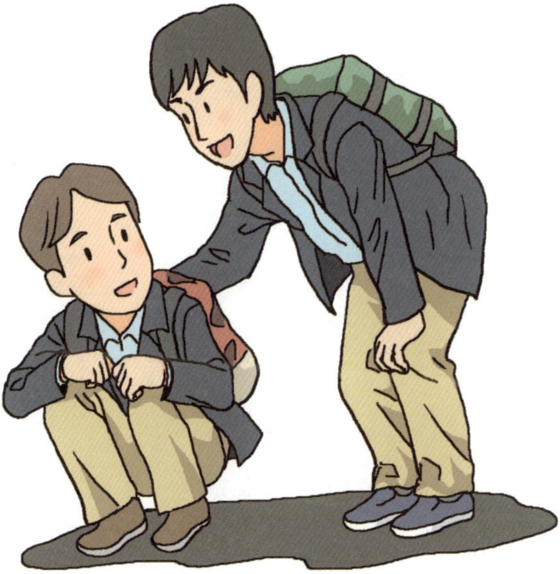

소위 맞춤교육이 필요합니다. 즉 뇌전증인에게는 뇌전증에 대한 정확한 지식과 아울러 자신감과 자존감을 높일 수 있는 프로그램이 개발이 되어야겠고, 비뇌전증인인 경우에는 좀 더 정확한 의학적 지식에 대한 교육이 요구됩니다.

뇌전증은 뇌에 문제가 있으면 누구나 가질 수 있는 후천적인 뇌 질환의 하나이지 정신질환이나 유전질환이 아니라는 점을 정확히 인식시킬 필요가 있습니다. 뇌전증 환자가 사회의 건강한 구성원으로 활동하기 위해서는 일반인들의 인식전환이 절실하고, 정부 및 관계자들의 교육 등을 통한 지원방안이 장기적으로 뒷받침 되어야 할 것으로 지적되고 있습니다. 뇌전증인에 대한 차별적인 요소에 대해서 정책적인 배려를 할 수 있도록 국가, 환자, 의료인 및 시민단체 등이 머리를 맞대는 지혜가 필요합니다.

# 뇌전증 환자에 대한 복지 정책

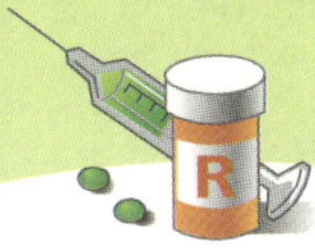

우리나라 장애인복지법에 의하면, '장애인'이란 신체적 · 정신적 장애로 오랫동안 일상생활이나 사회생활에서 상당한 제약을 받는 자를 말합니다. 장애인 복지의 기본이념은 장애인의 완전한 사회 참여와 평등을 통하여 사회통합을 이루는 데에 있습니다.

뇌전증 장애인에 대한 복지 정책은 장애인복지법에 의해서 규정되어 있는데 핵심적인 내용으로는 장애인 등록, 의료비 지급, 장애수당, 자녀교육비 지원, 고용촉진 및 자립생활 지원 등으로 다른 장애인들과 유사하게 혜택을 받을 수 있도록 명시되어 있습니다.

그러나 유럽 등 서구 선진국에서는 신체, 정신의 기능적인 장애에 추가하여 특정한 일을 어느 정도 수행할 수 있는지의 여부에 의한 과업수행(노동) 능력, 개인적 요인뿐만 아니라 환경적 요인에 의해 불이익을 받는 조건까지 포함하는 사회적인 의미의 장애 등 포괄적인 장애범위를 채택하고 있는데 반하여, 우리나라의 경우 장애인의 범위를 주로 의학적 모델에 입각하여 신체구조 및 신체기능상의 장애로 판정하는 것에 국한되어 있기 때문에 신체 장애가 없이 갑작스런 발작만을 주 증상으로 하는 뇌전증의 경우에 받을 수 있는 혜택이 매우 제한되어 있습니다. 또한, 중증뇌전증에 비해서 발작의 빈도가 적지만 발작에 대한 두려움,

사회적 차별 등으로 인하여 경제활동을 하지 못하는 환자들이 적지 않으며 이들은 오히려 중증의 뇌전증 환자보다 더 열악한 환경에서 살아가는 경우가 많은 것이 현실입니다.

여기서 뇌전증 장애인의 등록현황 및 등록절차 등에 대해 소개하고자 합니다.

## ↗ 뇌전증 장애인 등록 현황

2003년 7월 제2차 장애범주 확대에 따라 뇌전증도 장애범주에 포함되었습니다. 보건복지부에서 발표한 2011년 12월 장애인실태조사 결과에 의하면, 현재의 장애등록기준에 부합되는 뇌전증인의 수는 약 8,950명으로 전체 등록장애인 2,519,241명 중 단지 0.35%에 해당되었습니다(그림 17-1). 이 중 4급이 64.3%로 가장 많았으며 2급은 7.4% 정도에 해당

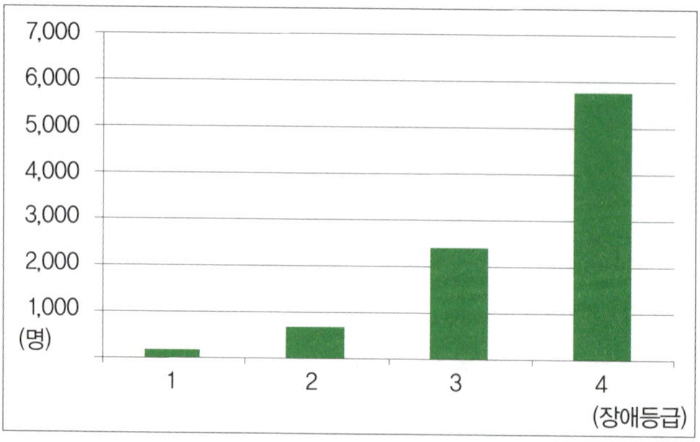


**그림 17-1** • 등급별 뇌전증 장애 등록 현황(2011년 12월 기준)

되었습니다. 연령별로는 40~50대 중년의 등록이 가장 많았습니다. 연도별로는 2003년 처음 등록된 이후, 꾸준히 상승하다가 2011년부터 장애인 심사 제도가 변경되면서 등록수가 감소되는 것으로 나타났습니다(그림 17-2, 그림 17-3).

최근 국내에서 조사된 뇌전증 유병률은 인구 1000명당 4.0명으로 국

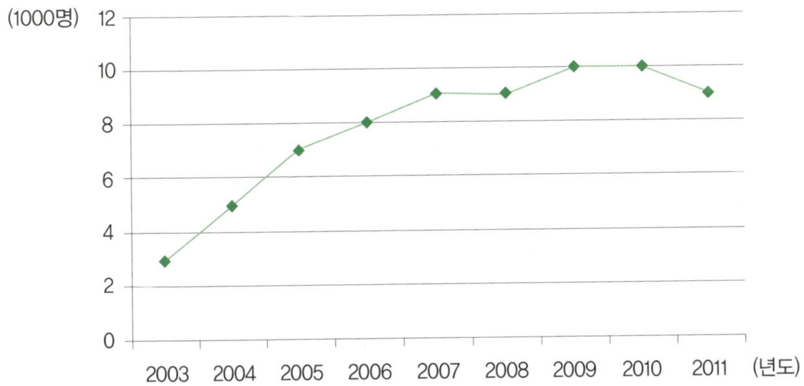


**그림 17-2** • 연도별 뇌전증 장애 등록 현황(2010년 12월 기준)
참고자료: http://index.go.kr/egams/stts/jsp/potal/stts/PO_STTS_IdxMain.jsp?idx_cd=2768

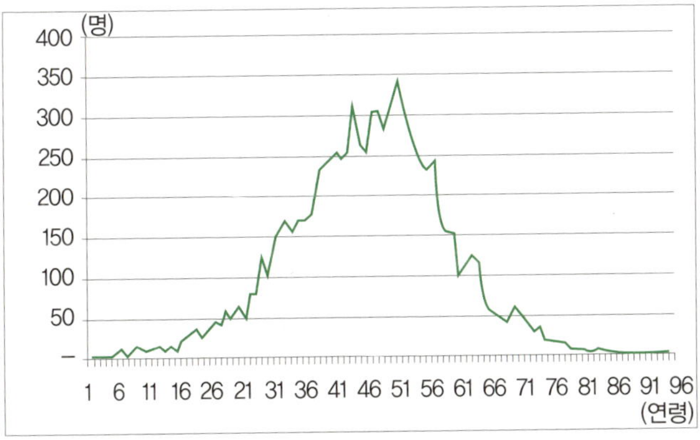


**그림 17-3** • 연령별 뇌전증 장애 등록 현황(2011년 12월 기준)

내에 약 20만 명 정도의 뇌전증 환자가 있을 것으로 추산하고 있습니다. 보통 난치성 뇌전증은 전체 뇌전증 환자의 약 25% 정도이므로 국내의 중증 뇌전증 환자는 약 5만 명 정도로 추산할 수 있습니다. 난치성 뇌전증의 상당수가 뇌전증 장애인으로 분류되어야 마땅하나 이들 중 1/5 정도만 현재 뇌전증 장애인으로 등록되어 있는 현실입니다. 이렇게 저조한 장애인 등록 현황은 여러 가지 원인이 있겠지만 뇌전증 환자들이 장애인 등록 제도를 잘 모르는 경우가 많으며, 부정적인 인식 및 사회적 차별에 대한 두려움으로 장애인 등록을 꺼리는 경우가 있으며, 까다롭고 비교적 엄격한 심사 절차 등이 원인이 될 수 있겠습니다. 따라서 난치성 뇌전증 환자들이 장애인 등록이 될 수 있수록 사회적 인식 개선, 제도 홍보 등의 노력이 있어야겠습니다.

## ↗ 뇌전증 장애의 진단 및 장애인 등록 절차

장애인복지법에 의하면 뇌전증 환자는 기준에 부합하는 요건이 갖추어지면 장애인으로 등록이 가능합니다(장애인복지법 제32조, 장애인복지법 시행규칙 제3조 이하 및 별표/서식 참조). 그러나 일선에서 환자를 진료하다 보면, 많은 환자들이 단순히 뇌전증이라는 진단을 받게 되면 장애인 등록이 가능한 것으로 이해하고 있는 경우가 많습니다. 현행 장애인복지법에 의하면, 뇌전증 환자 중에서 일부 증상 경과가 심한 사람에 국한하여 장애인으로 등록이 가능한 것이 현실입니다. 또한, 관련법이 개정이 되어 이전에는 장애등급을 장애인등록판정규정에 의거하여 해당 전문의가 결정하였으나 현재는 전문의가 작성한 장애진단서 및 소견서, 그리고 최근

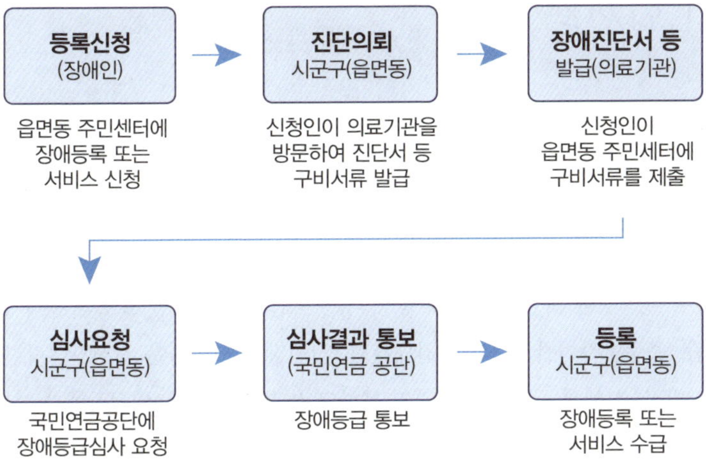


**그림 17-4** • 장애인 심사 및 등록 절차
자료출처: http://minwon.nps.or.kr/jsppage/etc/disabledPerson/disabledPerson01_03.jsp

1년간의 진료기록부를 검토하여 국민연금공단 장애심사센터(http://www.nps.or.kr)에서 장애등급을 심사하여 결정합니다(그림 17-4).

## ↗ 뇌전증의 장애 등급

장애인복지법 시행규칙(2012.7.27 일부개정, 보건복지부령 제140호)에 의하면 뇌전증의 장애 등급은 2급에서 5급까지4단계로 구분되어 있으며, 성인과 소아청소년 뇌전증으로 구분하여 심사합니다. 2급의 경우에는 다른 장애와 중복될 때에는 1급까지도 등급을 받을 수 있습니다. 뇌전증 장애는 연령에 따라 성인과 소아청소년 뇌전증 장애로 구분하여 등급을 심사합니다.

## 성인 뇌전증

### 제2급

만성적인 뇌전증에 대한 적극적인 치료에도 불구하고 월 8회 이상의 중증발작을 포함하여 연중 6개월 이상 중증발작이 있고, 발작을 할 때에 유발된 호흡장애, 흡인성 폐렴, 심한 탈진, 두통, 구역질, 인지기능의 장애 등으로 심각한 요양관리가 필요하며 일상생활 및 사회생활에 항상 다른 사람의 지속적인 보호와 관리가 필요한 사람. 중증발작이란 전신강직간대경련, 전신강직경련 혹은 전신간대경련을 동반하는 발작, 신체의 균형을 유지하지 못하고 쓰러지는 발작, 의식장애가 3분 이상 지속되는 발작 또는 사고나 외상을 동반하는 발작을 말한다.

중증발작과 장애등급판정 대상에서 제외되는 발작에 해당되지 아니하는 발작은 경증발작으로 본다. 수면중 발생하는 간질은 중증발작에 속하나 일상생활 및 사회생활에 수시로 보호관리가 필요한 경우에 해당하지 않으므로 경증발작으로 본다. 조짐(aura), 소발작(absence), 단발적 근간대성발작은 장애등급 판정에서 제외한다.

### 제3급

만성적인 뇌전증에 대한 적극적인 치료에도 불구하고 월 5회 이상의 중증발작 또는 월 10회 이상의 경증발작을 포함하여 연중 6개월 이상 발작이 있고, 발작을 할 때 유발된 호흡장애, 흡인성 폐렴, 심한 탈진, 두통, 구역질, 인지기능의 장애 등으로 요양관리가 필요하며 일상생활 및 사회생활에 수시로 보호와 관리가 필요한 사람.

### 제4급

만성적인 뇌전증에 대한 적극적인 치료에도 불구하고 월 1회 이상의 중증발작 또는 월 2회 이상의 경증발작을 포함하여 연중 6개월 이상 발작이 있고, 이로 인하여 협조적인 대인관계가 현저히 곤란한 사람.

### 제5급

만성적인 간질에 대한 적극적인 치료에도 불구하고 월 1회 이상 중증발작 또는 2회 이상 경증발작을 포함하여 연중 3개월 이상의 발작이 있고, 이로 인하여 협조적인 대인관계가 곤란한 사람.

# 소아청소년 뇌전증

제2급

전신발작, 뇌전증성 뇌병증, 근간대성 발작 등으로 심각한 요양관리가 필요하며, 일상생활 및 사회생활에 항상 다른 사람의 지속적인 보호와 관리가 필요한 사람.

제3급

전신발작, 뇌전증성 뇌병증, 근간대성 발작, 부분발작 등으로 요양관리가 필요하며, 일상생활 및 사회생활에 수시로 보호와 관리가 필요한 사람.

제4급

전신발작, 뇌전증성 뇌병증, 근간대성 발작, 부분발작 등으로 일상생활 및 사회생활에 보호와 관리가 필요한 사람.

## ↗ 장애 등록 신청 시 고려사항

### 뇌전증 장애 진단 전문의

장애인등록 직전 6개월 이상 진료한 의료기관에서 근무하는 신경과 · 신경외과 · 정신과 · 소아청소년과 · 소아신경과 전문의가 판정하게 됩니다. 진단 전문의의 규정을 통하여 신경과, 신경외과, 정신과 · 소아청소년과 · 소아신경과 전문의 외에는 성인 뇌전증 환자의 장애진단서를 작성할 수 없도록 정해져 있습니다.

### 장애 진단 시 진단시기, 추적시간 및 치료에 대한 명시

2년 이상 지속적이고 적극적 치료를 받아야 하며, 한 의료기관에서 6개월 이상 치료를 받아야 합니다. 일반적으로 뇌전증 질환의 진단이 뇌전증 장애의 진단과 같다고 생각하여 질환의 진단상태에서 장애진단서 작성을 요구하시는 분들이 종종 계십니다. 그러나 다음의 조건을 만족하는 경우에 한하여 발급이 가능합니다.

**① 장애정도의 고착 시에 진단이 가능**

뇌전증의 경우 완치의 가능성이 충분히 있기 때문에 최초진단 이후 2년 이상의 지속적이고 적극적인 치료를 받음에도 불구하고 호전의 기미가 거의 없을 정도로 장애가 고착되었을 때 장애를 진단합니다. 이 경우에도 장애진단을 하는 전문의의 판단에 의하여 장애상태의 변화가 예상되는 때는 장애진단서에 재판정 시기와 필요성을 구체적으로 명시하여 최종 판정일로부터 2년 이후의 일정한 시기를 정하여 재판정을 받도록 할 수 있습니다.

**② 추적시간의 명시**

뇌전증 진단을 받았을 때 바로 장애 진단이 가능한 것은 아닙니다. 한 의료기관에서 최소 6개월 이상의 치료를 받아야 합니다. 또한 2년 이상의 지속적, 적극적 치료를 증명하기 위해서 여러 병원을 돌아다니면서 진료를 받으면 불리합니다. 한 병원에서 꾸준히 치료를 받는 것이 좋습니다.

**③ 적극적 치료**

약을 열심히 먹고 담당의사의 진료 지시에 잘 협조하는 전제조건하에서 장애판정이 나가게 됩니다. 그러므로 약을 먹지 않고 발작이 심해지는 경우는 장애진단기준에 해당되지 않습니다.

**④ 근거자료**

장애소견에 대한 내용이 의무기록상에서도 기재되어 있어야 합니다. 장애가 고착되었음을 진단서, 소견서, 진료기록 등으로 확인하여야 합니다. 의무기록에는 확고한 발작의 종류별 분류 근거(자세한 발작의 임상 양상, 뇌파검사 소견, 뇌영상 촬영소견, 신뢰할 수 있는 목격자 진술 등), 정확한 발생 빈도, 적극적 치료의 증거(환자의 순응도, 약물 처방, 약물 혈중농도, 생활관리의 성실도 등)가 기술되어 있어야 합니다. 필요시 환자에게 타병원 진료기록 등을 제출케 하기도 합니다.

뇌전증 일기나 수첩을 활용하여 발작 빈도와 정도가 정확하게 기록되도록 본인이 구체적으로 기록(몇 월 며칠에 무엇하다가 어떻게 발작이 있었는지 등등), 본인이 못하면 가족이 대신 할 수 있도록 합니다.

<table>
<tr><th colspan="5">간질장애 소견서</th></tr>
<tr><td>성명</td><td></td><td>주민등록번호</td><td colspan="2">□□□□□□ – □□□□□□□</td></tr>
<tr><td rowspan="2">간질<br>증후군명</td><td colspan="2">있음(구체적으로 기술)</td><td colspan="2">확실치 않음</td></tr>
<tr><td colspan="2"></td><td colspan="2"></td></tr>
<tr><td>진단일자</td><td></td><td>치료기간</td><td colspan="2"></td></tr>
<tr><td rowspan="2">뇌파검사<br>이상유무</td><td colspan="2">있음</td><td>없음</td><td>시행하지 않음</td></tr>
<tr><td colspan="2"></td><td></td><td></td></tr>
<tr><td rowspan="2">뇌영상<br>촬영 이상<br>유무</td><td colspan="2">있음</td><td>없음</td><td>시행하지 않음</td></tr>
<tr><td colspan="2"></td><td></td><td></td></tr>
<tr><td rowspan="3">적극적인<br>치료의<br>증거</td><td colspan="2" rowspan="2">사용약물</td><td colspan="2">순 응 도</td></tr>
<tr><td>좋음</td><td>나쁨</td></tr>
<tr><td colspan="2"></td><td></td><td></td></tr>
<tr><td rowspan="3">발작의<br>형태 및<br>횟수</td><td colspan="2" rowspan="2">발작 형태</td><td colspan="2">횟 수</td></tr>
<tr><td>중증(회/월)</td><td>경증(회/월)</td></tr>
<tr><td colspan="2"></td><td></td><td></td></tr>
<tr><td rowspan="3">보호자<br>관리<br>필요유무</td><td colspan="3">보호자의 지속적인 관리 필요</td><td></td></tr>
<tr><td colspan="3">보호자의 간헐적인 관리 필요</td><td></td></tr>
<tr><td colspan="3">보호자의 관리 불필요</td><td></td></tr>
<tr><td>기타<br>의사소견</td><td colspan="4"></td></tr>
</table>

년 월 일

의료기관명칭: 의사면허번호: 전문과목: 의사 성명: 인

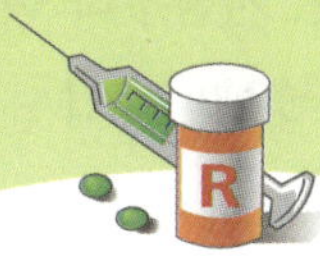

# 뇌전증 환자의 인지 및 감정문제

## ↗ 왜 기억이 나빠지고 기분이 변하나요?

뇌전증은 대뇌의 이상적인 전기활동에 의해 생겨난 병으로 대뇌의 활동과 관계된 인지와 기분, 그리고 인간 행동적 측면과 밀접한 관계를 가지고 있습니다.

뇌전증이 어떻게 사람들의 정서와 행동에 영향을 줄까요? 발작이 발생할 때 개인적인 특정한 정서, 감정과 행동의 변화는 종종 보고되고 있습니다. 어떤 뇌전증 환자들은 다른 사람들보다 훨씬 더 많은 감정적인 변화를 보이기도 하고 실제 감정적 영향을 많이 받기도 합니다. 또 어떤 환자들은 사회적으로 받아들이기 힘든 정도의 극단적인 정서변화나 행동을 보이기도 하며 이러한 행동 변화는 인지기능의 변화를 가져오기도 합니다. 또한 약물복용에 의해서도 인지와 정서의 변화가 나타나기도 합니다.

뇌전증 환자들의 행동/정서적 질환에 대한 연구는 매우 광범위하며 우울증, 불안증, 정신증, 주의력결핍과 공격성 등이 일반적으로 보고되고 있습니다. 또한 가끔씩 발생하는 두려움이나 불안, 그리고 공격성이 대뇌 발작파와 관계가 있는 것으로 보고한 연구 결과도 있습니다. 이러한 비정상적인 행동증상과 인지기능저하는 매우 다양한 정신-사회적 측면 및 발작과 관련된 여러 요인에 의해 발생된다고 합니다. 지금부터 이러한 인지적, 정서적 변화에 대해 보다 자세히 알아보도록 하겠습니다.

마음은 흔히 인지, 감정, 의지 등으로 분류되고 있으며 심리학에서는 1950년에서 70년대 중반까지 행동주의심리학으로 인해 인간의 마음은 없고 오직 자극에 따른 행동에 대한 연구가 주류를 이루었습니다. 그러나 1970년대부터 인지심리학이 대두되면서 인간은 마음을 가지고 있고 마음은 행동에 영향을 준다는 인지혁명으로 인해 인지에 대한 연구가 활발히 진행되고 있습니다.

인지란 사물을 인식하고 식별하고 기억하는 작용과 그 결과를 총칭해서 이르는 말입니다. 그러니까 만일 사과를 보고 사과를 먹고 싶었다면 이때 머리 속에서 일어나는 모든 복잡한 과정들이 인지과정이고, 그 결과는 행동으로 표현되는 것입니다. 따라서 인지과정에는 사물을 알아보는 감각 및 지각과정과 기억과정, 그리고 그 처리결과까지 광범위한 영역이 포함되어 있으며 이 중 일부인 기억에 대해 중점적으로 알아보겠습니다.

기억은 결코 단순한 기능이 아닙니다. 기억을 위해서는 어떤 정보가 감각기관을 통해 들어와야 하고 이들이 지각과정을 통해 대뇌에서 인식하게 되며(사과를 보고 사과임을 아는 과정), 잠깐 동안의 감각기억과정이 존재하고(사과를 보았다는 사실을 기억하는 것), 다시 단기기억을 거쳐 장기기억으로 견고화되는 것이며(사과의 맛, 향기에 대한 학습된 경험) 필요시 장기기억 저장고에서 정보를 끄집어 내어 단기기억을 통해 반응하게 됩니다(사과가 먹고 싶다). 이러한 과정 중 하나라도 문제가 있으면 우리는 행동적으로 기억력저하를 경험하게 됩니다. 그러나 각 과정마다 다른 대뇌부위가 작동하고 있으며 뇌전증의 경우 대뇌병소 부위에 따라 다양한 유형의 기억력 저하를 보이게 됩니다.

만약 감각기관의 문제가 있다면 정보의 입력부터 문제가 있을 것이고 주의력이 저하되어 있다면 정보의 1차적인 저장부터 이루어지지 않을 것입니다. 어떻게든 장기기억에 저장되었다면 그 기억은 사라지지는 않는 것으로 알려져 있으며, 대표적인 예로 뭔가를 말하고 싶을 때 입에서 뱅뱅 돌면서도 정보가 나오지 않는 경우가 있는데 이것만 봐도 기억은 유지되어 있음을 의미합니다. 다만 정보인출의 실패로 인해 기억되지 않는 것이라 알려져 있을 뿐입니다. 이러한 각 단계에서의 문제로 인해 기억력저하는 다양한 방식으로 나타날 수 있습니다.

심리학자로서 환자를 만날 때 환자들이 종종 기억이 저하되었다며 치매가 아닌가 걱정을 쏟아내는 경우를 자주 경험합니다. 그러나 치매와 뇌전증 환자들이 보이는 기억력저하는 다른 것입니다. 치매는 대뇌의 노화로 인해 일어나는 경우이지만, 뇌전증은 신경세포의 비정상적인 전기활동의 결과로 일어나는 생물-의학적 혼돈으로 정상적인 인지과정과 행동에 영향을 미치는 것입니다.

뇌전증을 가진 사람들과 정상인들에 대한 신경심리학적 평가에 관한 연구들에 의하면 특발성 뇌전증을 앓는 아이들이 언어적 비언어적 정보들을 더 잘 잊어버린다 보고하였고, 또 다른 연구에서는 뇌전증 병소부위가 측두엽인 환자들의 경우 언어적 과제에 대한 장기기억력이 저하되어 있다고 보고하였습니다. 또한 기억력은 기분의 영향을 매우 많이 받고 있으며 우울의 경우는 실제 직접적으로 기억에 나쁜 영향을 미치게 됩니다.

그러면 기억에 영향을 주는 기분장애에 대해 알아보겠습니다. 발작은 다양한 정신과적 증상이나 행동증상을 보일 수 있으며 특히 발작 전 공포감이나 불안, 안절부절 등의 정신증상과 발작 이후 보이는 우울감이나 정신병적 행동을 보일 수도 있습니다. 뇌전증 환자에게서 가장 흔히 보고되는 기분장애는 우울증이며, 만성 뇌전증 환자나 약물불응성 뇌전증 환자에서 우울증 유병률은 8~48%로 일반인구의 6~17%보다 높은 것으로 알려져 있습니다.

우울증은 우울과 관련된 여러 증상, 예를 들어 우울한 기분이나 흥미와 즐거움의 상실, 체중의 증가 또는 감소, 불면이나 과다수면, 정신운동성 초조나 지체, 피로나 활력의 상실, 무가치감이나 부적절한 죄책감, 사고력이나 집중력의 감소, 반복적인 죽음에 대한 생각이나 자살사고 등으로 표현됩니다. 이렇게 우리가 일반적으로 알고 있는 우울한 기분을 비롯하여 무가치감, 죄책감, 무력감, 불면, 의욕상실, 식욕감퇴 등을 보이기도 하고 답답해하고 안절부절 못하고 사회활동이나 집안 일 같은 활동도 잘 못하게 되기도 합니다. 또한 식욕부진이나 수면장애, 두통, 소화불량 등의 신체증상이 동반되기도 합니다.

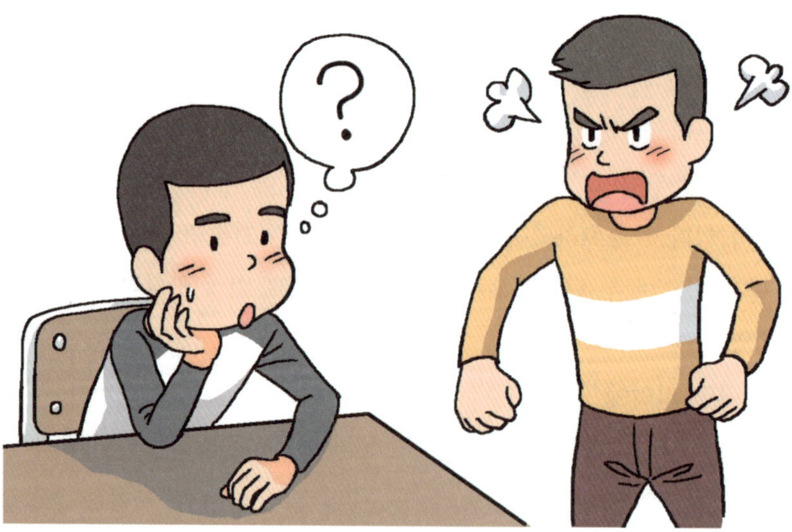

우울증 발병의 신경생물학적 인자들로서 뇌전증 발생원인, 병변 부위, 발작유형, 초발 연령, 유병기간 등 뇌전증 자체와 관련 있는 뇌신경학적 인자들이 있는 것으로 알려져 있습니다. 이 외에 정신사회적 인자들로서는 발작에 대한 불안과 두려움, 즉 자기통제 불능의 예기치 못한 상황에 대한 불안과 두려움, 사회적인 낙인과 편견으로 인한 차별과 고립 등이 있습니다. 또한 항경련제 자체가 인지기능을 저하시키고 이로 인하여 정신적, 정서적 문제를 일으킬 수도 있습니다.

뇌전증 환자의 우울증 치료는 항우울제의 복용이나 정신치료적 요법 등이 보고되고 있으나 항우울제의 경우는 발작 증가의 위험성과 여러 약물 부작용 등을 고려하여 의료진과 신중히 상의 후 결정하여야 합니다.

이렇듯 기분과 같은 정서문제는 우리의 기억력과 같은 인지기능과 밀접한 관계를 가지고 있으며, 노인 우울증의 경우는 우울증 자체가 치매증상을 보이기도 하며 이러한 증상을 가성치매라 부르기도 합니다. 어쨌든 기억력의 저하와 우울과 같은 정서문제는 학습, 기억은 물론이고 사회생활을 유지하는 데도 많은 영향을 주고 있어 기억과 정서를 따로 분리하여 행동을 설명하기는 상당히 어렵습니다.

이제 제목으로 되돌아가 보겠습니다. 우리의 기억은 왜 나빠지고 기분은 왜 변하는 것일까요?

반복되는 발작은 개인의 정서와 행동에 많은 영향을 끼치게 되며 다른 사람에 비해 정서적 큰 부하를 가지므로 환자들은 그들의 정서적 변화에 의해 더욱 극단적으로 반응할 가능성이 있습니다. 또한 항경련제 역시 정서와 인지에 영향을 줄 수 있으며 뇌전증에 대한 부정적인 사회적 인식이나 낙인 등도 정서와 행동에 큰 영향을 미칩니다. 종합하면 발작 자체와 약물, 정신사회적 요인들 세 가지가 기억과 기분변화의 주요 요인으로 포함됩니다.

뇌전증 환자의 경우 불안, 우울, 낮은 자부심과 고립감 등을 호소하며 대부분의 환자들은 자신의 감정을 올바르게 처리할 수 있으나 그렇지 못할 경우 공격적이고, 비사교적이고, 예민하게 반응할 수 있습니다. 그러므로 자신의 스트레스를 긍정적으로 올바로 해소할 수 있는 방법을 배우고 누구나 보일 수 있는 기억력 문제 역시 메모나 심상법 등을 이용하여 충분히 보완할 수 있으므로 이러한 방법들에 대해 배우고 익히는 과정을 소홀히 해서는 안 될 것입니다.

사회적 인식의 변화를 위해 병명까지 개정하였으니 분명 변화는 나타날 것이고 보다 나은 우리의 미래를 위해 의료진뿐만 아니라 환자 스스로도 자신을 관리하는 방법에 대한 학습을 게을리해서는 안 될 것입니다.

# 뇌전증 환자의 법적 지위

## ↗ 서론

헌법은 모든 국민에게 인간으로서의 존엄권과 행복추구권 및 인간다운 생활을 할 권리를 불가침의 기본권으로 선언하고 이를 보장하고 있는 바, 이러한 기본권은 뇌전증 환자들에게도 당연히 적용되는 권리입니다. 국가와 사회가 합리적 이유 없이 이러한 권리를 침해할 수는 없는 것이고 이러한 기본권이 충실히 보장되기 위해서는 결국 뇌전증 환자들이 당하는 차별을 어떻게 해소할 것인가가 핵심적인 문제입니다.

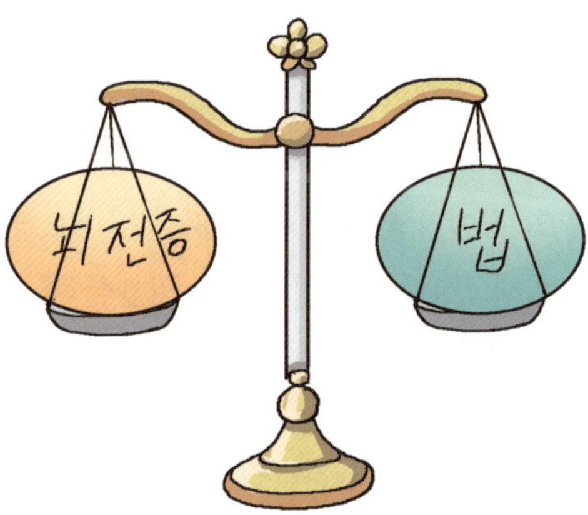

## ↗ 뇌전증 환자들의 특성에 따른 차별의 문제

### 차별의 헌법적 의미

헌법 제11조는 "모든 국민은 법 앞에서 평등하다. 누구든지 성별, 종교 또는 사회적 신분에 의하여 정치적, 경제적, 사회적, 문화적 생활의 모든 영역에 있어서 차별을 받지 아니한다."라고 규정하고 있고, 정신 또는 신체장애의 경우 '사회적 신분'에 해당되므로 장애인은 어떤 경우에도 그 장애 때문에 차별을 받아서는 안 되는 것입니다.

한편 오늘날 '평등'이란 모든 것을 같게 취급하는 '절대적 평등'을 의미하는 것은 아니고, '합리적 근거'나 '정당한 사유'가 있는 경우에는 정당한 차별로 인정되는 '상대적 평등'을 의미합니다. 따라서 차별이 절대적으로 금지되는 것은 아닙니다.

### 장애인에 있어서 차별의 의미

장애인의 경우에는 헌법상 보다 특별한 의미를 가집니다. 즉 헌법의 경우 제34조 제5항에서 "신체장애인 및 질병, 노령 기타의 사유로 생활능력이 없는 국민은 법률이 정하는 바에 의하여 국가의 보호를 받는다."라고 규정하여 장애인의 경우 헌법상 특별한 보호규정을 두고 있습니다.

따라서 장애인이 장애가 있다는 한 가지 사유만으로 교육, 근로, 결혼, 의료, 기타 사회제도하에서 불합리하고 억울한 차별을 받지 않으며 그 사회적 지위를 향상시키고 사회통합을 촉진시키기 위한 국가의 헌법적 의무가 부과되어 있는 것입니다. 그러나 장애인의 경우에도 앞서 언급한 바와 같이 정당한 차별이 허용될 수는 있습니다.

### 뇌전증 환자들의 특성에 따른 차별의 문제

뇌전증의 대표적인 특성은 '발작'이라고 할 수 있는데, 평상시에는 비장애인과 똑같은 모습으로 생활하면서 아무런 신체적 이상을 느끼지 못하다가 갑작스럽게 의식을 상실하거나 경련을 일으키는 뇌전증의 특성상 일반 장애인과는 분명히 다른 특성을 지니게 됩니다.

즉 일반 장애인의 경우에는 그 장애의 상태가 지속적이고 외관으로 보여지는 경우가 대부분이기 때문에 장애인 여부를 육안으로 쉽게 확인할 수 있어서 굳이 장애인임을 내세우지 않아도 별 문제가 없으나, 뇌전증 환자들의 경우에는 대부분 외견상으로는 아무런 장애를 갖고 있지 않다가 갑작스런 발작으로 뇌전증 여부가 드러나고, 이때 부당해고를 당한다거나 학교에서 쫓겨난다거나 결혼생활이 파경을 맞게 된다거나 하는 사회적 차별이 문제되는 경우가 대부분이므로 뇌전증의 경우 일반 장애와 무조건 동일시할 수 없는 어려움이 있습니다.

## ↗ 구체적인 사례

### 이혼사유 해당 여부

(1) 현행법상 이혼사유에 제한이 없는 협의이혼의 경우는 별개로, 우리 민법상 재판이혼의 사유는 엄격하게 규정되어 있는데 뇌전증과 관련해서는 기타 사유로서 "혼인을 계속하기 어려운 중대한 사유"가 문제가 됩니다(민법 제840조 제6호).

(2) 증세가 매우 경증이어서 경련 발작 시에도 남이 잘 느끼지도 못하거나 수초 간 몸을 약하게 떠는 경우 등에는 배우자가 보통의 질병으로 생각하고 이해하며, 치료에 최선을 다하면서 충분히 부부생활을 원만하게 유지할 수 있다고 볼 수 있으므로 "혼인을 계속하기 어려운 중대한 사유"에 해당한다고 볼 수 없다 할 것입니다.

왜냐하면 결혼이란 사랑과 애정을 바탕으로 이루어지고 서로 간에 부양하고 보호해야 할 의무가 발생하므로 도저히 참을 수 없는 경우가 아닌 한 다른 질병의 경우와 마찬가지로 뇌전증의 경우에도 서로 보호하고 부양하는 것이 혼인생활의 기본정신이고 이러한 정신이 법에 구체화된 것이 위와 같은 규정이기 때문입니다.

(3) 한편 중증 환자가 뇌전증이 있음을 숨기고 혼인을 했는데 과거 매우 심한 경련성 발작으로 정신까지 잃은 적이 있고 최근까지 잦은 발작을 일으킴으로써 일상적인 생활의 영위가 어려운 경우라면 "혼인을

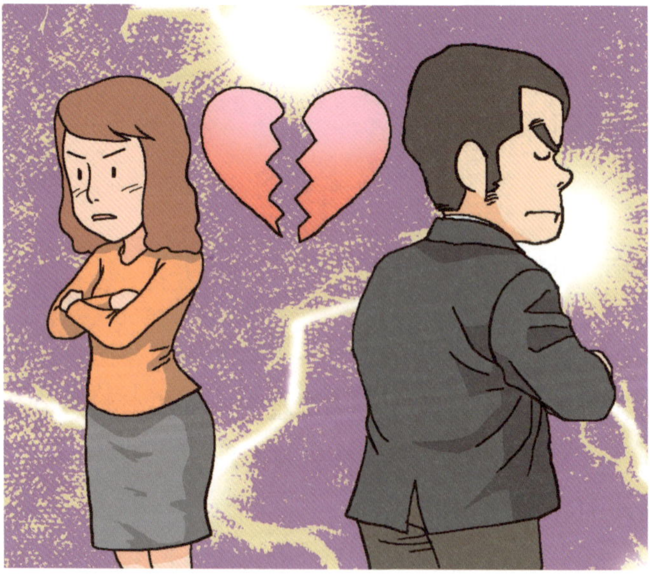

계속하기 어려운 중대한 사유"가 있다고 판단될 소지가 충분하나, 중증 환자가 과거에 매우 심한 경련성 발작으로 정신까지 잃은 적이 있다 하더라도, 최근에는 발작을 일으킨 적이 없고 지속적인 치료로 상태가 호전되어 간다고 할 경우에는 부부 사이의 애정과 이해의 정도에 달린 문제로서 위와 같은 혼인생활의 기본정신에 비추어 개별적으로 판단할 문제가 됩니다.

(4) 관련 사례(서울가정법원 2008년)

이혼소송은 판결이나 조정으로 끝나는 것이 일반적인데, 조정의 경우 판결과 같이 일반적인 결론이 나는 경우와 조정이라는 특성상 일반적이지 않은 결론이 나오는 특이사례로 크게 나눌 수 있습니다. 다음 사례는 조정으로 종결된 사례 중 특이사례에 해당합니다.

### (가) 당사자의 신분관계

부인 74년생, 남편 74년생, 사건본인(자) 만 3세의 여아, 7년 동안 사귀다 여자 집안의 반대에도 불구하고 2002. 4. 남자의 간곡한 구혼으로 혼인, 같은 해 5. 혼인신고를 마치고, 이혼소송 당시 부인은 자를 데리고 친정에서 생활, 부인은 혼인 전부터 뇌전증을 앓았고 그 사실을 남편에게 미리 알렸으며, 결혼 후에도 지속적인 약물치료를 받았고 경미하게 증상을 보인 적은 있으나 일상생활에 지장은 없는 상태.

### (나) 청구내용 및 이혼사유

쌍방이 서로 이혼 및 양육자지정, 양육비, 위자료, 재산분할을 청구하였고, 남편은 부인이 뇌전증이 있음을 혼인 전에 밝히지 않았다고 주장했으나 특별한 증거가 없어 법원에서 받아들여지지 않았고, 오히려 남편의 불성실하고 무책임한 생활태도 및 낭비벽, 가장으로서의 기본적인 보호 및 부양의무의 해태, 경제적 무능력, 부인에게 지속적으로 정신적인 고통을 가한 점 등을 재판상 이혼사유로 다루어진 사례.

### (다) 소송과정

이혼에 대해서는 서로 간에 다툼이 없었고, 법정다툼의 쟁점은 자녀에 대한 양육자지정과 양육비지급, 위자료의 인정 여부, 재산분할의 액수 등이 문제되었고, 소송과정에서 조정에 회부되어 조정절차에서 위 쟁점들이 모두 다루어졌음.

### (라) 조정결과

① 양육자지정에 대해서는 서로 양육자로 지정되고자 하였으나, 자의 나이와 성별, 경제적 능력, 양육환경 등을 고려하여 부인에게 양육자지정이 되고, 남편은 월 양육비로 30만 원을 지급하는 것으로 조정됨.

② 위자료에 대해서는 일반적인 조정의 경우와 마찬가지로 쌍방이 이를 포기하고 재산분할의 문제에서 참작하기로 함.

③ 재산분할의 문제가 가장 핵심적인 쟁점이었는데, 이 사건의 경우 재산(부인의 명의로 되어 있었고, 남편 명의의 재산은 극히 소액에 불과)보다 빚이 많아 남편이 청구한 소송과는 달리 부인 쪽에서 청구한 반소에서는 분할할 재산이 없는 상태였고(통상 재산에서 빚을 뺀 나머지가 있을 때 재산분할이 이루어짐), 결국 판결로 갈 경우 부인 쪽에서는 재산분할을 청구하지 못하고 남편에게 부인 명의로 된 재산을 분할당할 수도

있었으나, 조정과정에서 부인 쪽의 재산분할청구도 받아 들여졌고, 결국은 애초 재산을 형성할 당시의 상황을 기준으로 남편이 총재산의 1/5가량만을 분할받는 것으로 종결됨.

#### (마) 총평

위 사례에서 보듯이 뇌전증이 유일한 이혼사유인 경우는 드물고 그에 따른 폭언, 폭행, 외도, 무관심 등이 수반되는 경우들이 일반적임. 한편, 이혼소송의 경우 대부분의 법원에서 조정에 회부하도록 하고 있고, 조정의 경우 법리로만 판단하는 판결과는 달리 사건을 여러 각도로 조망해 볼 수 있어 명시적으로 드러나지는 않지만 경한 뇌전증을 앓는 배우자에게 우호적인 측면이 있는 것으로 보임.

## 고용결격 내지 해고사유 해당 여부

### (1) 공무원임용의 경우

공무원 채용 신체검사 규정에서는 그 신체검사 불합격 판정기준으로 정신계통에 관한 환자 중 '업무수행에 큰 지장이 있는 뇌전증'을 규정하고 있는 바(2011년 9월 29일 개정 공무원 채용 신체검사 규정 별표의 '신체검사 불합격 판정기준' 참조), 위 규정의 해석과 관련하여 통상 뇌전증 환자인지 여부는 남자의 경우 군입대 신체검사나 군복무 기간에 뇌전증이 발작하여 의가사 제대한 때에 그것이 기록으로 남게 되는데, 병무기록상 뇌전증 환자로 나타난다고 하여 공무원 채용 시에 무조건 불합격 판정을 한다는 것은 위법한 처분이 될 것입니다.

따라서 위 공무원 채용 신체검사 규정의 규정취지에 비추어 볼 때 개별적으로 최종 발작이 언제였고, 증상이 심한가 아닌가에 관해 전문의의 소견을 들어보고, 또 신규 임용자가 그 업무를 수행함에 적합한지 여부를 종합적으로 평가하여 개개인별로 채용 여부를 결정해야 할 것입니다.

### (2) 일반 사기업의 경우

#### (가) 일반론

법률행위를 함에 있어서 상대방의 신뢰를 보호하고 존중해야 한다는 원칙이 있는데 이러한 원칙을 어기고 법률행위를 했을 경우 권리구제를 받을 수 없는 경우가 있고, 상대방의 신뢰형성을 위해서는 일정한 경우에 자신의 경력이나 학력 등을 고지할 의무가 발생하게 됩니다.

그런데 장애상태가 외부로 드러나는 일반장애인의 경우와는 달리, 뇌전증의 경우에는 평소에는 뇌전증 환자 여부를 상대방이 쉽게 알 수 없기 때문에 상대방에게 뇌전증 환자임을 미리 사전에 고지하지 않고 있다가 나중에 어떤 법률적 문제가 생기면 뇌전증임을 몰랐던 상대방에게 그 책임을 묻기가 어렵고, 심한 경우 자신이 모든 책임을 부담해야 할 경우도 생길 수 있습니다.

예를 들어, 뇌전증 장애를 가진 사람이 그 사실을 숨기고 회사에 입사하였는데, 나중에 발작으로 인하여 고용주가 뇌전증임을 알고 해고시키거나 더 나아가 그 회사에 커다란 손실을 끼친 경우, 그 회사에 대하여 차별을 이유로 권리구제를 받을 수 없다는 문제 외에도 오히려 극단적인 경우에는 회사를 속인 것에 대한 책임을 물어야 하는 결과도 가져올 수 있는 것입니다.

여기서 우리 사회의 잘못된 편견이 두려워 스스로 뇌전증 환자라고 밝히기 어려운 면과 이를 밝히지 않았다가 나중에 발작으로 인한 문제가 생겼을 때 적절한 권리구제를 못받을 수도 있다는 점에서 뇌전증 환자들의 이중적 고민과 고통이 숨어 있습니다.

**(나) 법률적 판단**

이에 해당하는 직접적인 판례는 찾기 어려우나 학력이나 경력의 주요한 내용을 은폐하거나 허위기재한 경우에는 징계해고사유로서 적법하고 근로관계를 더 이상 계속시킬 수 없는 정당한 해고사유가 된다는 것이 판례의 일반적인 태도입니다. 이러한 판례의 입장은 뇌전증 병력을 숨기고 입사한 경우에도 일응 적용이 가능하다고 봅니다.

그러나 그 판단의 기준은 뇌전증 환자 당사자가 자신의 상태를 미리 사전에 알리지 못한 책임과 그럼에도 불구하고 단지 뇌전증이라는 이유만으로 차별을 받는 것이 옳은 것인가를 비교형량해서 판단이 이루어질 것입니다. 결국 구체적인 업무의 종류와 성격에 따라 뇌전증 환자 개인별로 증상의 경중을 따져 구체적인 판단이 필요한 문제입니다.

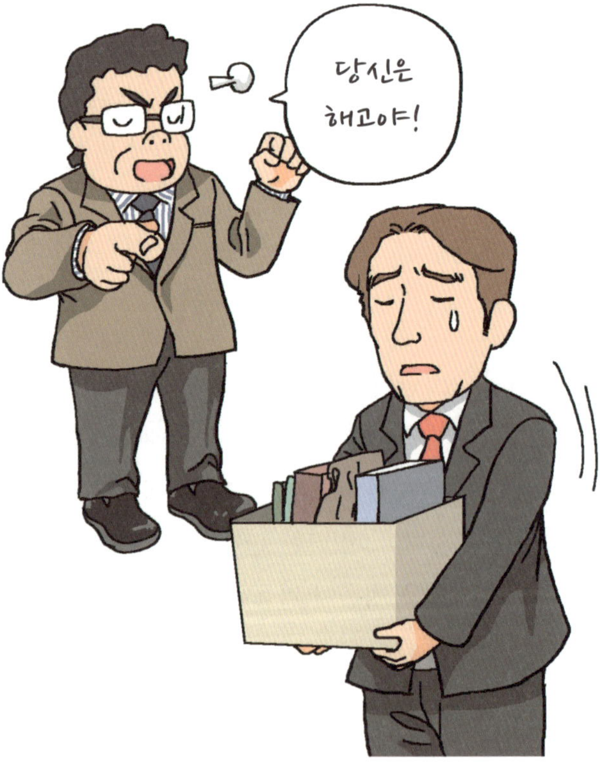

## 관련 판례
## (서울행정법원 2007. 10. 4. 선고 2006구합42037)

### (가) 판결요지

회사 총무팀장이 대표이사 빙모의 장례절차를 총괄 진행하던 중 뇌전증 발작의 재발에 따른 질식사로 사망한 것에 대하여, 망인이 회사 총무팀장으로서 업무의 일환으로 장례식 업무를 진행한 것이고, 장례식 진행에 따르는 수면부족과 과로 등에 의하여 사망하였거나 그와 같은 과로 및 스트레스가 망인의 기존 질환인 뇌전증을 악화시켜 사망하였다고 보아 이를 업무상 재해로 인정한 사례.

### (나) 사안의 개요

망인(1965년생)은 회사 총무팀장으로 근무하던 2006. 4. 6. 23:30경 회사 대표이사 빙모 장례식장에서 조문객 안내 및 접대 등을 비롯한 장례절차를 총괄 진행하던 중 갑자기 쓰러져 삼성서울병원 응급실로 이송되었으나 뇌전증 발작의 재발에 따른 질식사(추정)로 사망하였고, 망인의 모인 원고는 2006. 6. 26. 피고에게 망인이 업무상 재해로 인하여 사망하였다고 주장하면서 유족급여 및 장의비 지급을 청구. 이에 대해 피고는 망인이 이 사건 장례식 업무를 사적으로 수행하다 사망하여 업무기인성이 인정되지 아니할 뿐 아니라 망인의 업무가 통상의 정도를 넘을 만큼 과중하다거나 망인에게 심한 정신적 스트레스를 줄 정도라고 보이지 아니하므로, 망인의 사망을 업무상 재해로 인정할 수 없다고 주장.

### (다) 법원에서 인정된 사실

① 망인의 경력, 업무 내용 및 근무 환경. ㅁ망인은 2002. 10. 21. 회사에 입사하여 2004. 9. 1.부터 사망 무렵까지 회사 총무팀장으로 근무하면서 회사의 자산관리와 각종 행사 주관 및 총무팀 총괄 등의 업무를 담당함. ㅁ망인을 비롯한 회사 직원들은 09:30~18:30 주 5일 근무하고 토요일 및 공휴일은 휴무. ㅁ망인은 평소 09:00경에 출근하여 19:30경에 퇴근하였으나, 2005. 말부터 사망 무렵까지는 시사회 준비, 정기 주주총회 준비, 자산 양도신고서 작성, 사업보고서 작성 및 제출, 자산보유현황 파악 등의 업무를 처리하느라 거의 매일 21:00~23:00

경에 퇴근하였을 뿐 아니라 휴무일에도 월 2, 3차례 출근하여 근무함. ㅁ망인은 경영총괄사장의 지시와 회사 팀장회의의 결정에 따라 2006. 4. 5.부터 사망 당시까지 이 사건 장례식의 장례절차를 총괄 진행함. ㅁ망인은 이 사건 장례식을 진행하다 2006. 4. 6. 03:00경에 퇴근하였으며, 같은 날 08:00경 이 사건 장례식장으로 다시 출근하여 사망 당시까지 장례식 관련 업무를 수행함. ㅁ이 사건 장례식의 전체 조문객 1000여 명 중 소외 회사 업무와 직접적으로 관련된 조문객들만 300명 이상이었는데, 회사는 장례식 이후 이들 조문객 명단을 작성하여 직접 관리하고 있음. ㅁ회사는 이 사건 장례식 지원을 위하여 공식적 행사인 워크샵을 연기하고, 일부 임직원들로 하여금 퇴근시간 이후는 물론 근무시간에도 이 사건 장례식 행사에 참여하도록 하였을 뿐 아니라 이 사건 장례식 행사와 관련하여 직원들이 지출한 교통비와 식사비 등의 제반 비용을 회사비용으로 처리함. ㅁ망인은 2006. 4. 6. 18:00경 회사 대표이사의 지시를 받고 회사 대표이사 비서와 함께 회사 차량을 이용하여 성남시에 있는 남서울공원묘원과 성남화장터 등을 답사함.

② 망인의 건강 상태 및 사망 경위. ㅁ망인은 1992.~2006. 3. 1. 연세대학교 의과대학 세브란스병원과 포일의원 등에서 뇌전증, 당뇨병, 비만 등으로 정기적인 통원치료를 받았는데, 사망 이전 3년 5개월 동안은 뇌전증 증세의 재발이 없는 건강한 상태가 유지됨. ㅁ망인에 대한 사체검안서에는 직접사인이 미상으로 기재되어 있으며, 중간선행사인과 선행사인은 기재되어 있지 아니함. ㅁ망인은 평소 약간의 음주를 하였으며, 하루 한 갑 미만의 흡연을 함.

③ 의학적 소견(삼성서울병원 및 연세대학교 세브란스병원) ㅁ뇌전증(Epilepsy)은 뇌신경세포의 비정상적이고 과도한 방전으로 인하여 간헐적으로 발작이 반복되는 만성 질환임. 수면부족, 과로, 스트레스는 뇌전증의 원인이 될 수는 없지만, 발작을 유발시킬 수 있는 유인요소로는 작용할 수 있음. 뇌전증 발작 중에 혀나 이물질이 말려 들어가 기도를 폐쇄시켜 폐부종(pulm, edema)이 발생하거나, 발작으로 인하여 심장마비가 발생하는 경우에는 뇌전증 발작 자체로 사망할 가능성이 있음. ㅁ망인의 사인으로 추정되는 질식사는 뇌전증 발작에 의한 것으로, 망인이 이 사건 장례식 동안 거의 잠을 자지 못하고 계속하여 일을 한 것이 뇌전증 재발에 상당한 영향을 주었을 것으로 판단됨. ㅁ뇌전증 발작이 일어날 경우 의

식이 소실되기 때문에 토사물이나 음식물이 기도로 들어갈 위험이 충분히 있으며, 음식물이나 토사물이 기도에 들어가면 기도 폐쇄에 의한 질식이 일어나 사망할 수 있음. ㅁ망인은 반복적으로 재발하는 발작 증세가 있어 1992. 2. 19. 특정 원인이 없는 부분뇌전증(partial epilepsy) 진단을 받음. ㅁ망인의 뇌전증 발작은 약물 요법에 의해 잘 조절되었으며, 2002. 11. 2. 발작이 재발된 이후 사망한 당일 이전까지 3년 5개월여 동안 발작의 재발이 없는 건강한 상태가 유지되었다. ㅁ망인과 같이 뇌전증증세가 있는 사람이 2년 이상 발작의 조절상태가 지속될 경우 일반인들과 동등한 일상생활 및 직장생활이 가능한데 일상생활에서 철저한 약물복용, 과도한 스트레스나 과로의 회피, 과다한 음주의 회피, 규칙적인 생활 및 적절한 운동 등을 해야함. ㅁ장기간 뇌전증 발작이 없었던 환자라 하더라도 극심한 과로나 스트레스를 경험할 경우 뇌전증 발작이 나타날 수 있고, 건강한 성인의 경우에도 72시간 이상 수면을 박탈시켰을 경우 1~3%에서 발작이 초래되었다는 연구가 있음.

(라) 법원의 판단

① 망인이 경영총괄사장의 지시와 회사 팀장회의 결정에 따라 이 사건 장례식 진행 업무를 수행한 점, 회사가 이 사건 장례행사 지원을 위하여 공식적인 행사인 워크샵을 연기하고, 일부 임직원들로 하여금 근무시간 중에도 이 사건 장례식 행사에 참여하도록 한 점, 회사가 망인을 비롯하여 이 사건 장례식에 참여한 직원들을 결근처리 하지 않았을 뿐 아니라 직원들이 이 사건 장례식과 관련하여 지출한 교통비와 식사비 등의 제반 비용을 회사에서 부담한 점, 망인이 회사 대표이사의 지시에 따라 회사차량을 이용하여 장지 등을 답사한 점, 이 사건 장례식 전체 조문객 1000여 명 중 회사업무와 직접적으로 관련된 조문객들만 317명에 이르고, 회사에서 이들 조문객 명단을 작성하여 직접 관리하고 있는 점 등을 종합하면, 망인은 회사와 무관한 사적인 동기에 의하여 이 사건 장례식 행사를 진행한 것이 아니라 회사 총무팀장으로서 업무의 일환으로 이 사건 장례식 업무를 진행한 것으로 보임.

② 망인이 2005.말경부터 사망 직전까지 상시적이고 지속적인 초과근무 및 휴무일 근무를 계속하여 온 사정과 망인의 나이, 근무시간 등을 고려하여 볼 때, 망인

의 업무내용이나 업무량이 통상의 정도를 넘을 만큼 과중하여 망인으로 하여금 과도한 스트레스를 야기할 정도로 보이는 점, 망인의 업무 내용이 이 사건 장례식으로 인하여 급격하게 변경되어 일시적으로 과도한 업무상 부담이나 스트레스를 줄 정도였던 것으로 보이는 점, 망인이 위와 같이 연일 계속되는 초과근무 등으로 인하여 과로가 누적된 상태에서 이 사건 장례식 진행을 총괄함으로 인하여 40시간 이상 정상적인 수면을 취하지 못한 채 1000여 명에 이르는 조문객 안내와 장지 답사 등의 업무를 수행한 점, 망인이 이 사건 장례식장에서 이 사건 장례식을 진행하다 쓰러져 사망한 점, 수면부족, 과로, 정신적 스트레스가 뇌전증 발작의 주된 유발요인 중의 하나인 점, 망인이 뇌전증 발작에 따른 토사물에 의하여 질식사 한 것으로 보이는 점, 망인이 2002. 11. 2. 뇌전증 발작 이후 사망한 당일 이전까지 3년 5개월여 동안 발작의 재발이 없는 건강한 상태를 유지하였던 점, 건강한 성인이나 장기간 뇌전증 발작이 없었던 환자라 하더라도 극심한 과로나 스트레스를 경험할 경우 뇌전증 발작이 나타날 수 있는 충분한 가능성이 있는 점 등을 종합하면, 망인은 이 사건 장례식 진행에 따르는 수면부족과 과로 등으로 인하여 사망하였거나 위와 같은 과로 및 스트레스가 망인의 기존 질환인 뇌전증을 악화시켜 망인으로 하여금 사망에 이르게 한 것으로 보임.

③ 따라서 망인은 회사의 업무 과중에 따른 육체적 · 정신적 과로 및 이로 인한 스트레스에 의하여 사망하였거나, 위와 같은 과로 및 스트레스가 망인의 기존질환인 뇌전증을 자연경과 이상으로 악화시켜 망인으로 하여금 사망하게 하였다 할 것임.

## 운전면허 결격사유 해당 여부

### (1) 관련규정

2011년 개정 도로교통법 제82조 제1항 제2호에 의하면 "교통상의 위험과 장해를 일으킬 수 있는 정신질환자 또는 뇌전증병자로서 대통령령이 정하는 사람"을 운전면허의 결격사유로 규정하고, 도로교통법 시행령은 뇌전증과 관련된 운전면허 결격사유의 구체적인 내용에 대해 "뇌전증으로 인하여 해당 분야 전문의가 정상적인 운전을 할 수 없다고 인정하는 사람"을 말하는 것으로 규정하여(시행령 제42조 제1항), 전문의의 진단을 통해 운전면허를 취득할 수 있는 기회를 제공하고 있습니다.

또한 지방 자동차운전면허 사무처리요강에 따르면 최종 발작 후 2년이 경과하지 않았으나 운전에 지장이 없다는 전문의의 진단서를 제출하

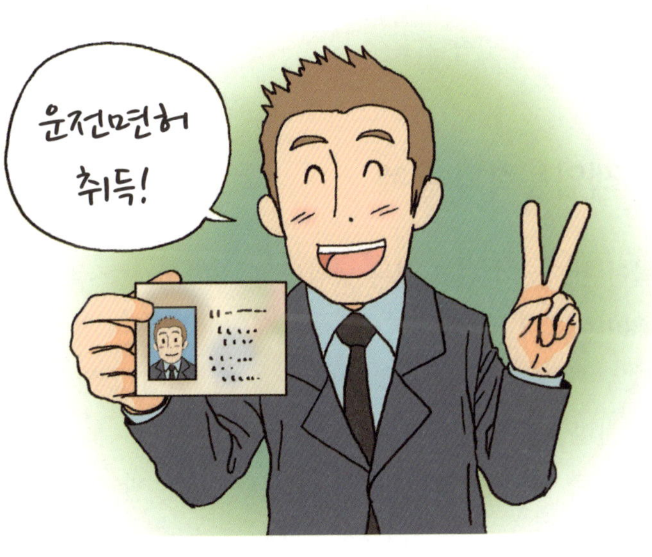

거나, 최종 발작 후 2년 이상 재발이 없고 약물복용을 포함한 지속적인 치료 시에는 운전에 지장이 없다는 전문의의 진단서를 제출하면 자동차 운전면허를 취득할 수 있다고 한 예가 있습니다(P.140 참고).

### (2) 관련규정에 대한 평가

현대인의 발이라고 할 수 있는 자동차운전면허 취득에 대해 관련 법령이 뇌전증 환자들의 경우에는 지나치게 제한적으로 인정하고 있는데 (물론 입법의 취지상 운전 중 뇌전증 발작에 의한 교통사고의 경우를 생각해 보면 이해가는 측면도 있긴 하지만), 이 점에 대해 국가인권위원회에서 "지나친 운전면허 결격 규정으로 인한 평등권 침해이며(불합리한 차별), 정신의학적으로 담배의존, 도박 등도 정신질환으로 분류되어 현재 국민의 정신질환 유병률은 40%에 달하며, 이 같은 해당 규정은 운전면허 결격 대상자를 지나치게 광범위하게 규정한 것으로 판단되고, 그 중에서도 뇌전증 환자 중에는 증상과 치료의 정도에 따라 안전운전에 장애가 없는 경증도 다수 있으며 마약이나 알코올 중독자도 정도에 따라 구별되어야 한다."는 개선 의견을 경찰청에 표명한 바 있습니다.

## 형법상 책임능력의 문제

책임능력이란 자신이 하고 있는 행위의 의미를 인식할 수 있는 사리분별력을 의미하고(예컨대, 4살짜리 꼬마가 남의 물건을 가져오면서 그것이 남의 물건을 훔치는 절도행위라고 인식할 수 있는가의 문제), 이러한 책임능력이 없는 자가 행한 범죄행위는 처벌할 수 없습니다.

결론적으로 뇌전증 환자 자신이 심하든 아니든 발작 상태의 자신의 행위를 인식하지 못하는 상태이므로 책임능력 부재로 처벌이 불가능하다고 할 것입니다(그러나 실제로 발작의 상태에서 고의적인 범죄를 저지를 수 있을지 자체가 의문스러운 측면이 있기는 합니다).

## ↗ 장애인차별금지 및 권리구제 등에 관한 법률(2011년 6월 7일 개정, 이하 '장애인차별금지법'이라 칭함)

### 장애인차별금지법에 대한 개괄

(1) 적용대상은 "신체적 · 정신적 손상 또는 기능상실이 장기간에 걸쳐 개인의 일상 또는 사회생활에 상당한 제약을 초래하는 상태"를 장애로 규정 → 뇌전증 환자의 경우에 대비해 보면 적용대상이 한정적일 수 있음.

(2) 고용, 교육, 재화와 용역의 제공 및 이용(토지 및 건물의 매매 · 임대, 금융상품 및 서비스제공, 시설물 접근 · 이용, 이동 및 교통수단, 정보접근, 정보통신, 개인정보보호, 문화 · 예술활동, 체육활동 등), 사법 · 행정절차, 참정권, 모성권, 부성권, 가족 · 가정 · 복지시설, 장애여성 및 장애아동 등에 대한 차별금지 규정.

(3) 차별행위로 피해를 입은 사람은 장애인 차별시정기구인 국가인권위원회에 진정 가능.

(4) 차별행위를 한 자는 손해배상책임을 지는 이외에 법원은 차별적 행

위의 중지, 임금 등 근로조건의 개선, 차별의 시정을 위한 적극적 조치에 대한 판결이 가능.

(5) 악의적인 차별행위를 한 자는 3년 이하의 징역 또는 3천만 원 이하의 벌금에 처하고, 기타 과태료에 대한 규정도 있음.

### 장애인차별금지법의 함의

권리구제의 실효성이라는 측면에서 진일보한 입법으로 평가할 수 있을 것이나, 앞으로 위 법을 어떻게 운용하고 해석할 것인지는 구체적인 사례들이 충분히 쌓여야 할 것입니다.

## ↗ 결론

결국 법이라는 것도 사회적 합의이고 약속이라는 의미에서 뇌전증을 바라보는 우리 사회의 기본적 인식의 변화가 있어야만 보다 발전된 형태의 법제정과 권리보호도 가능합니다. 이러한 인식의 변화를 위해 지속적인 계몽 · 교육활동도 있어야 되겠고, 그와 함께 뇌전증 환자에게 불리한 법령과 제도에 대한 모니터링이 병행되어야 할 것입니다.

# 뇌전증의 자기 관리

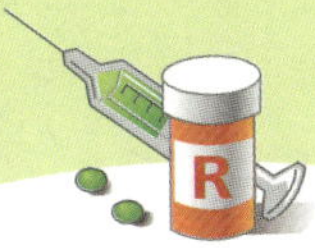

## ↗ 뇌전증 일기 쓰기

뇌전증은 평소 자기관리가 아주 중요하며 이는 곧 발작 조절과도 연결됩니다.

여러 가지 자기관리 중 '뇌전증 일기'는 환자 개인의 약물복용, 발작 증상과 개인적인 특징, 발작주기, 약물복용 후에 나타나는 부작용, 발작의 유발요인 등의 정보를 일기와 같이 매일 작성함으로써 치료기간 동안 본인의 상태를 의사에게 정확하게 알릴 수 있는 중요한 일이라고 할 수 있겠습니다. 이러한 이유로 뇌전증 일기를 통해 담당 의사는 경과를 판단하고 진단 및 치료계획을 세우는 데 큰 도움이 될 수 있기에 뇌전증 환자들이 요령 있게 기록할 수 있는 '뇌전증 일기'의 작성법을 소개하고자 합니다(그림 20-1).

① 발작이 발생한 날짜와 시간(오전, 오후), 상황(수면 중, 대화도중 등)을 기록합니다.

② 경험한 발작에 대해 기록을 하고, 발작 시 함께 있었던 사람과 같이 작성하도록 합니다.

A: 치밀어 오르는 느낌
B: 멍해지고 입맛을 다신다
C: 대발작

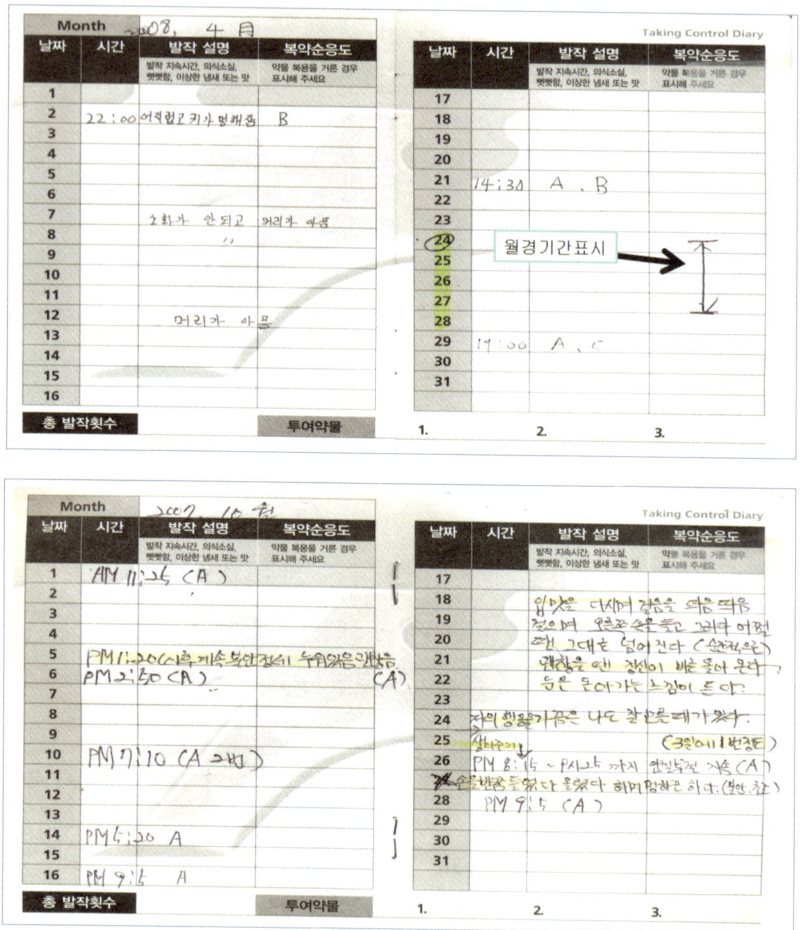


**그림 20-1** • 뇌전증 일기의 예. 자신이 가지고 있는 발작을 유형별로 A, B, C로 구분한 다음 날짜별로 발생시간과 함께 기록하였다. 또한, 발작이 기억이 나는 경우에는 자세한 양상을 기록하였고, 약물 복용이나 월경주기도 같이 표기하여, 발작의 발생 양상을 한눈에 보기 쉽다.

③ 발작을 발작 유형별로 따로 기록합니다(예: A-치밀어 오르는 느낌, B-멍해지고 입맛을 다신다, C-대발작).

④ 발작의 지속시간, 특징(전, 도중, 후의 증세 모두), 발작장소 등을 자세히 기록합니다.

⑤ 약물 복용을 거르거나 추가로 더 많이 복용한 경우가 있는지 기록합니다(예: 하루 2번 중 1회 거른 경우 1/2).

⑥ 발작의 유발요인이라고 생각되는 것들을 기록합니다.
약물 미복용, 술, 수면부족, 불규칙한 수면습관, 스트레스, 긴장, TV/PC 게임 등 강한 광자극, 약물복용(감기약, 항히스타민제 등), 음식변화, 호르몬 변화, 고열, 감기 등 기타 개인적인 이유 포함.

⑦ 여성의 경우에는 생리기간을 표시하여, 발작이 생리주기와 연관되어 나타나는지 파악할 수 있게 하는 것이 중요합니다. 만일 생리주기와 연관되어 발작이 더 잘 발생한다면 담당의사와 상의하여 그 기간에만 예방적으로 항경련제를 추가로 더 처방 받을 수 있습니다.

⑧ 진료내용, 방문일, 예약일, 처방약명, 용량, 복용시간, 부작용 등을 기록합니다.

이와 같이 꾸준히 일기를 작성하시고 병원 방문 시에 담당 선생님께 보여주시면 지난 기간 동안의 건강 상태를 말로 전달하는 것보다 정확하게 환자분의 상태가 전달되어 치료에 도움이 될 것입니다.

환자 여러분들, 꾸준히 자기관리를 하여 스스로 자신을 사랑하고 있음을 표현하시길 바랍니다.

## ↗ 온라인 의료정보 이용

많은 뇌전증 환자들은 외래에서 의사로부터 전해 듣는 뇌전증에 대한 정보제공이 매우 부족하다고 느끼고 있으며 이것은 비단 우리나라만의 문제는 아닙니다. 대부분의 경우에는 뇌전증에 대한 정보를 준다 하더라도 진단할 당시에만 알려주는 경우가 많고, 그 이후에는 지속적인 상담 및 교육이 이루어지지 않아서 의료 정보를 제공하기 위한 다른 방법이 있다면 환자들에게 도움이 많이 될 것입니다. 의료 정보를 통한 교육 및 자기관리는 뇌전증과 같이 장기적인 치료를 요하는 만성질환을 잘 관리하여 건강 상태를 증진시키고 입원 및 입원일수를 줄이는 것으로 알려져 있어서 의료 정보 및 교육은 매우 중요한 것으로 인식되고 있습니다.

2009년에 조사한 바에 따르면, 우리나라는 OECD (Organisation for Economic Co-operation and Development) 국가 중 인터넷 가입자 수의 인구가 5위 이내로 전 세계적으로 인터넷을 많이 사용하는 국가 중 하나입니다. 이에 따라, 환자들도 더 이상 의료정보를 진료실에서만 얻는 것이 아니라 인터넷에서 의료정보를 많이 얻게 되었고, 의사에게만 모든 것을 의존하기보다는 보다 적극적으로 본인의 질병에 대해서 대처를 할 수 있게 되었습니다. 따라서 인터넷은 많은 사람에게 접근이 가능하고, 이를 통해서 만성 질환 환자의 정보의 목마름은 어느 정도 해결될 것으로 보입니다.

그러나 외국 및 국내에서 시행한 조사에 따르면 이러한 사이트들의 신뢰성 등에 많은 문제가 있다는 것이 드러났습니다. 이러한 문제점들을 해결하고 온라인 사이트들의 질을 유지하기 위하여 여러 노력들이 있어 왔습니다. 우리나라에서도 뇌전증과 관련된 한국 인터넷 사이트 정보를 분석하였고, 그 결과 많은 사이트들의 신뢰성이 부족하여 제대로 된 정보를 제공하지 못하는 것으로 밝혀졌습니다. 에필리아는 뇌전증 환자들에게 최대한 올바른 정보를 제공하기 위해서 뇌전증을 전문으로 보는 신경과 및 소아청소년과 의사들이 직접 만들고 운영하는 사이트입니다.

최근 저자들은 에필리아를 이용하는 뇌전증 환자들은 어떠한 특성을 가지는지 살펴보았고, 실제 진료현장에서 접하는 환자들과는 어떤 차이점이 있는지도 살펴보았습니다. 에필리아 환자는 실제 진료 현장에서 접하는 환자들보다는 좀 더 증상이 심하고, 부작용이 많아서 여러 가지 뇌전증에 대한 정보를 좀 더 필요로 하는 환자들이 에필리아에 가입해 이를 이용하고 있었습니다. 에필리아에서는 이러한 환자군에게 필요한 정보를 제공함에 따라 에필리아에 가입한 반수 이상의 환자들에게 긍정적인 태도 변화를 주어서 뇌전증 질환의 자기관리에 많은 도움을 주고 있습니다. 또한, 에필리아에 자주 방문하고 그 내용을 많이 이용할수록 긍정적인 태도 변화는 더 많이 나타나는 것으로 알려져 에필리아가 자기관리에 효과적이라는 것을 알려 주었습니다.

이러한 연구를 바탕으로 현재 에필리아를 이용하는 사람들에게 좀 더 많은 정보를 제공하고 치료에 도움을 줄 수 있도록 하려고 합니다. 또한, 현재는 에필리아를 사용하지 않는 뇌전증 환자들에 대해서도 인터넷 등을 이용하여 쉽게 많은 정보를 얻고 치료 등에 도움을 받을 수 있도록 개발하려고 합니다.

자신의 적절한 치료를 위해서 많은 정보를 알고, 또 이를 실천하려는 환자들의 노력은 의료진의 노력에 못지않게 중요합니다. 뇌전증이라는 병은 약을 한 번 먹는 것으로 바로 치유되는 병이 아니고, 고혈압이나 당뇨처럼 오랫동안 잘 관리를 해야 하는 만성질환이므로, 적절한 자기관리를 통하여 본인들의 삶의 질을 높이고, 좀 더 나은 정상적인 삶을 영위할 수 있도록 본인이 노력해야 합니다. 뿐만 아니라, 이러한 자기관리 기법들을 개발하고 연구하는 에필리아의 의료진들을 믿고 신뢰하여 환자들의 자발적인 참여와 적극적인 피드백으로 앞으로 더 나은 프로그램을 만드는 것에 동참하는 것으로 뇌전증의 치료와 의료발전에 동참할 수 있습니다.

# 올바른 약물 복용법

## (약물 혈중농도 개념 및 검사)

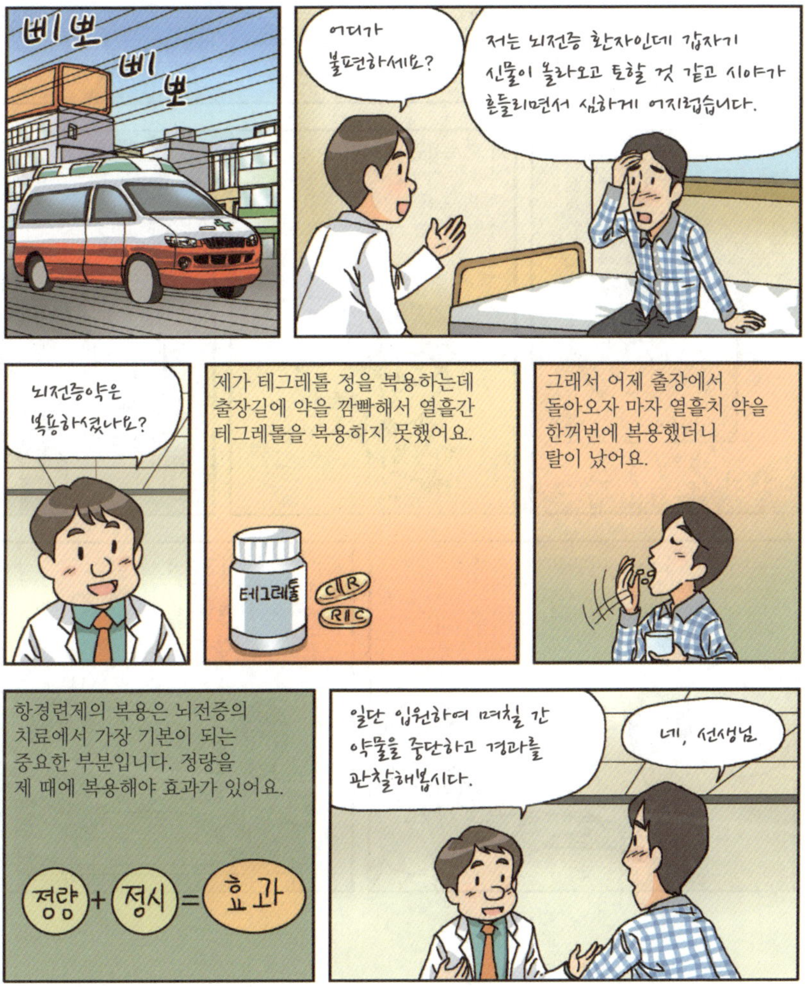
삐뽀 삐뽀
어디가 불편하세요?
저는 뇌전증 환자인데 갑자기 신물이 올라오고 토할 것 같고 시야가 흔들리면서 심하게 어지럽습니다.
뇌전증약은 복용하셨나요?
제가 테그레톨 정을 복용하는데 출장길에 약을 깜빡해서 열흘간 테그레톨을 복용하지 못했어요.
테그레톨
그래서 어제 출장에서 돌아오자 마자 열흘치 약을 한꺼번에 복용했더니 탈이 났어요.
항경련제의 복용은 뇌전증의 치료에서 가장 기본이 되는 중요한 부분입니다. 정량을 제 때에 복용해야 효과가 있어요.
정량 + 정시 = 효과
일단 입원하여 며칠 간 약물을 중단하고 경과를 관찰해봅시다.
네, 선생님

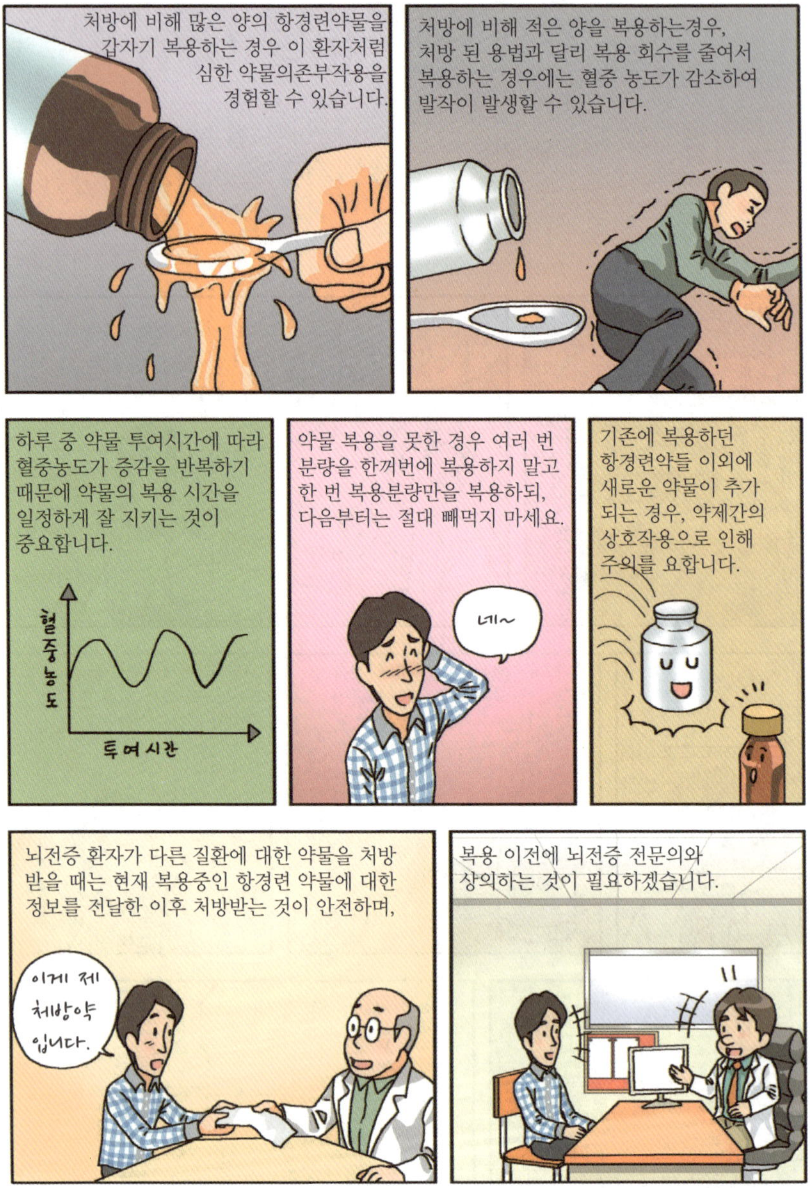
처방에 비해 많은 양의 항경련약물을 갑자기 복용하는 경우 이 환자처럼 심한 약물의존부작용을 경험할 수 있습니다.
처방에 비해 적은 양을 복용하는경우, 처방 된 용법과 달리 복용 회수를 줄여서 복용하는 경우에는 혈중 농도가 감소하여 발작이 발생할 수 있습니다.
하루 중 약물 투여시간에 따라 혈중농도가 증감을 반복하기 때문에 약물의 복용 시간을 일정하게 잘 지키는 것이 중요합니다.
혈중농도
투여시간
약물 복용을 못한 경우 여러 번 분량을 한꺼번에 복용하지 말고 한 번 복용분량만을 복용하되, 다음부터는 절대 빼먹지 마세요.
네~
기존에 복용하던 항경련약들 이외에 새로운 약물이 추가 되는 경우, 약제간의 상호작용으로 인해 주의를 요합니다.
뇌전증 환자가 다른 질환에 대한 약물을 처방 받을 때는 현재 복용중인 항경련 약물에 대한 정보를 전달한 이후 처방받는 것이 안전하며,
이게 제 처방약 입니다.
복용 이전에 뇌전증 전문의와 상의하는 것이 필요하겠습니다.

# 안전한 해외여행을 위한 정보

(출처: 세계뇌전증협회 여행자를 위한 정보 책)

http://www.ibe-epilepsy.org/downloads/trsvellevS_handbook.html

## ↗ 약 복용

규칙적인 간격으로 약 복용을 지속하는 것을 명심합니다. 여행 전에 목적지의 시차를 체크하고 그에 맞게 복용시간을 점차적으로 적응시키도록 합니다. 스스로 의심스럽거나 자신이 없다면 여행 전에 담당 의사와 상의합니다.

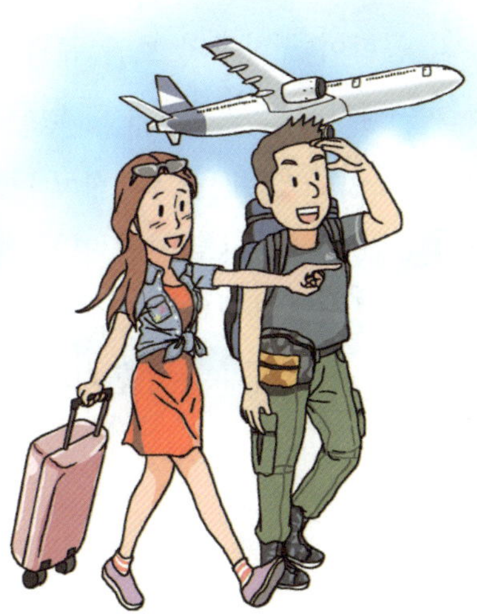

처방 약과 환자의 상태에 대한 상세한 내용이 담긴 의사의 소견서를 손가방 안에 항상 가지고 다니도록 합니다. 모든 약을 원래 포장상태로 보관하고, 여행하는 국가에 따라서 휴대할 수 있는 약의 양에 대한 제한이 있는지 확인하시기 바랍니다.

여행하는 동안 약을 교체할 수 있도록 의사의 처방전을 가지고 다니고, 특정한 나라에선 그 지역의사의 처방전이 필요할 지도 모르기 때문에 복용하는 약의 성분명을 알아 놓도록 합니다.

만일 예방접종이 필요하다면 예방접종이 복용 약이나 뇌전증에 영향을 미칠 수 있는지 여부에 대해 의사에게 문의합니다.

너무 많은 술을 마시거나 잠을 적게 자는 것은 피합니다.

## ↗ 일반적인 조언

### 여행하는 동안 팁

- 여행할 때 통과할 각 공항이나 항구의 보안 규정, 제한에 대해 확인합니다. 이러한 것들은 정기적으로 변할 수도 있습니다. 그리고 여행 기간 동안 손가방에 충분한 분량의 약을 가지고 다닙니다.
- 수면 습관이 긴 여행 동안 방해받지 않는지 여행 전에 확인합니다.
- 만일 어떤 특별한 여행 규칙이 필요하다면(음식, 이동수단) 여행사나 항공사와 함께 이런 사항에 대해 미리 준비 합니다.

## 음료

- 탈수를 피하기 위해 노력하는 반면 특별히 기온이 높은 곳이라면 너무 많은 물을 마시는 것은 발작을 유발 시킬 수 있다는 것을 기억하시기 바랍니다.
- 술은 항 경련제의 작용을 방해합니다. 지나친 술을 마시는 것을 피하고 열은 술의 효과를 증가시킬 수 있다는 것을 기억하시기 바랍니다.

## 음식섭취

- 낮은 혈당은 경련을 일으킬 수 있기 때문에 규칙적으로 음식 섭취를 하도록 노력합니다. 만일 긴 시간 동안 또는 불규칙적인 시간에 여행을 한다면 과자 등의 스낵 종류를 소지하고 다니시기 바랍니다.

## 수면

- 해외를 여행하는 것은 종종 수면 습관을 방해합니다. 평상시의 수면량을 유지하도록 노력합니다.

## 외출

- 집에서 하는 것처럼 밖에서도 같은 조치를 따릅니다.

## 싸이클

- 헬멧을 착용하고 매우 복잡한 거리는 피합니다.

## 걷기

- 도보의 가장 자리나 모서리 쪽으로 가까이 걷는 것을 피합니다. 그리고 물이 있는 곳에 가까이 가지 말고, 횡단보도에서 길을 건너거나 지하도를 이용하도록 합니다.

## 대중교통

- 역 승강장의 가장자리로부터 거리를 멀리 유지하고, 버스의 윗 층이나 문에 가까이 서는 것을 피하도록 합니다.

## 숙소

- 숙소를 예약하기 전에 개인적인 안전 요건을 충족시키는지 확인합니다. 예를 들어 1층인지/휠체어 접근이 가능한지, 또한 모든 층에 엘리베이터가 있는지/화장실에 샤워 시설이 있는지에 대한 것을 확인합니다.

## 야간활동

- 클럽이나 몇몇의 바는 위험할지도 모릅니다. 만일 광 민감성 뇌전증을 가지고 있다면 이 경우에는 피하는 것이 최선책입니다.

## 스포츠

- 수영, 낚시 같은 물과 관련된 스포츠를 할 경우 친구 또는 위급 상황에 지원해줄 지인과 함께 하여 안전하게 즐길 수 있도록 합니다.

- 싸이클이나 승마를 한다면 머리나 몸을 보호할 수 있는 보호장구(보호장비) 착용합니다.
- 위험한 스포츠에 참여하기 전에 보험 적용여부를 꼭 확인합니다.

## 건강

- 감염이나 설사를 포함한 특정 질환은 약물 치료에 영향을 미칠 것입니다.
- 만일 24시간 이상 이러한 상태를 겪는다면 적절한 치료를 받아야 합니다.

## 보험

- 여행할 때 치료 보험에 대한 상세한 사항을 지니고 다닙니다.
- 여행기간 동안 보험 청구 시 필요할 지도 모르기 때문에 약물 치료 비용에 대한 기록과 영수증을 챙기도록 합니다.

## 운전

- 만일 해외로 운전한다면 미리 뇌전증을 겪는 운전자에 대한 어떤 규제가 있는지 없는지 체크하시길 바랍니다.
- 자동차 대여 사무소나 관련 사이트에서 여행할 나라에 대한 구체적 정보를 확인해야합니다. 예를 들어, 본인의 운전자 보험이 해외에서 운전하는 것에 대해 적용되는지의 여부를 체크할 때도 역시 도움이 될 것입니다.

## ↗ 해외여행에서 알아두면 좋은 뇌전증 관련 영어 표현들

1. Where is the nearest pharmacy?

- 가장 가까운 약국이 어디 있나요?

2. Where is the nearest doctor's surgery?

- 가장 가까운 진료소가 어디 있나요?

3. Where is the nearest hospital?

- 가장 가까운 병원이 어디 있나요?

4. Please call a doctor/ambulance.

- 의사나 응급 구조에 전화 해주세요.

5. I have epilepsy.

- 나는 뇌전증을 앓고 있습니다.

6. I take my medication once/twice/three/four times daily.

- 하루에 한 번/ 두 번/ 세 번/ 네 번 약을 복용합니다.

7. I take the following drugs for my epilepsy......

- 뇌전증로 인해 다음과 같은 약을 복용합니다.

8. I am completely controlled using this medication.

- 이 약을 복용함으로 뇌전증이 완전히 조절됩니다.

9. I have 2/4/6/8/12/20/40 seizures per week/month/year,usually.

- 나는 주마다/ 달마다/ 해마다/ 보통 ( )번의 발작을 합니다.

10. I don't usually lose consciousness during a seizure.

- 나는 발작을 하는 동안 보통 의식을 잃어버리지 않습니다.

11. I always lose consciousness during a seizure.

- 나는 발작을 하는 동안 항상 의식을 잃습니다.

12. My seizures usually last several minutes.

- 나의 발작은 보통 몇 분 동안 지속됩니다.

13. After a seizure it takes me several minutes/hours to become fully aware.

- 경련이 끝난 후 의식이 회복되기까지 몇 분/몇 시간 걸립니다.

14. I don't normally injure myself during a seizure.

- 나는 경련을 하는 동안 보통 다치지는 않습니다.

15. Will you take me to my hotel?

- 나를 호텔로 데려다 주실 수 있나요?

16. Will you please call a taxi?

- 택시를 불러 주시겠어요?

17. Will you please call my friend?

- 나의 친구에게 연락을 해주시겠어요?

18. I (he/she) do (does) not need an ambulance. In a few minute. I (he/she) will be recovered.

- 나는 응급처치가 필요하지 않습니다. 몇 분 안에 회복될 것입니다.

에필리아가 들려주는 뇌전증 이야기

# 4부

# 에필리아 소개

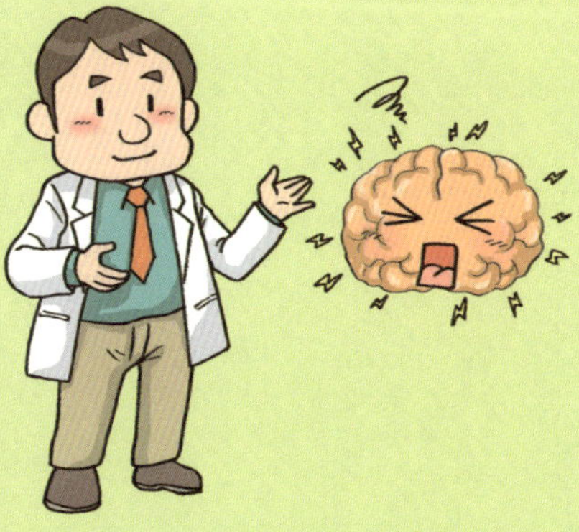

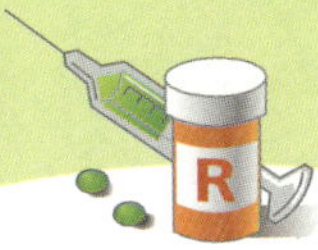

# 에필리아 소개

**에필리아**는 국내 뇌전증을 전문으로 진료하는 신경과 소아청소년과 선생님들이 주축이 되어 운영하는 인터넷 뇌전증 포털 사이트(http://www.epilia.net)입니다. 2003년 첫 오픈 이후 2017년 올해 15주년을 맞게 되며, 그 동안 뇌전증 환우들을 위해 다음과 같은 활동을 해왔습니다.

1. 뇌전증 시민강좌 13회(2017년) – 그림
2. 뇌전증 매거진 발행 – 그림. 매 분기마다 정기적으로 발행
3. 뇌전증 수첩 – 그림
4. 뇌전증 수기 공모 및 시상
5. 뇌전증 관련 서적 발간 – 사이버 병동 에필리아 24시, 에필리아가 들려주는 뇌전증 이야기

에필리아에서는 뇌전증에 대한 다양한 정보, 뇌전증과 관련된 최신 의학강좌 및 치료방법 소개는 물론 뇌전증 환자 증례 등 뇌전증과 관련된 다양한 정보와 지식을 제공하고 있습니다.

또한 환우들의 뇌전증 관련 궁금증을 풀기 위해 상호 교류할 수 있는 커뮤니티와 뇌전증일지 제공, 의료진이 직접 답변해 드리는 온라인 상담실을 운영하고 있으며, 신경심리사와 전문 변호사를 모시고 다양한 분야의 상담 및 고충을 해결해 드리고자 노력하고 있습니다.

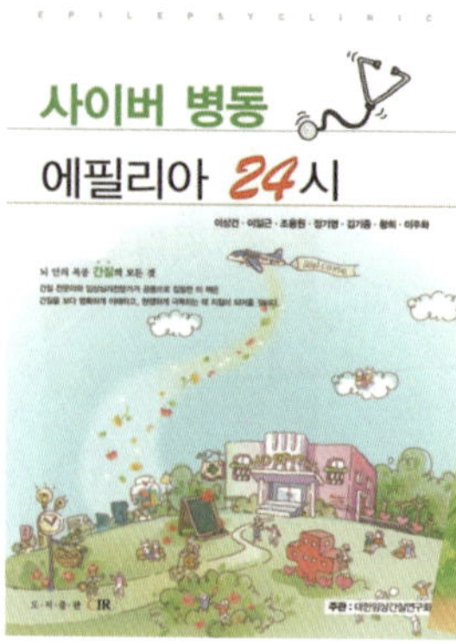


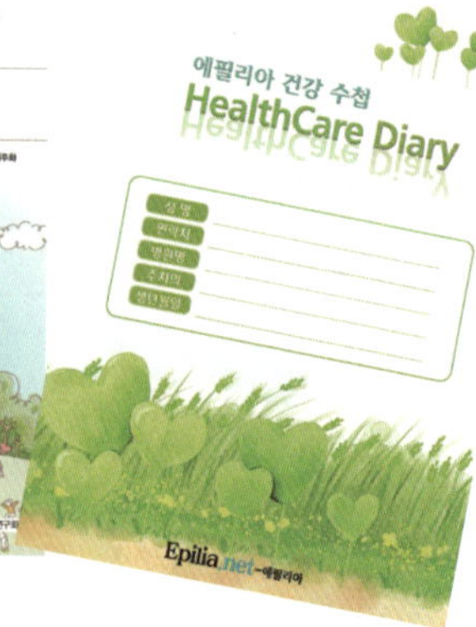


## ↗ 역대 에필리아 시민강좌 안내장

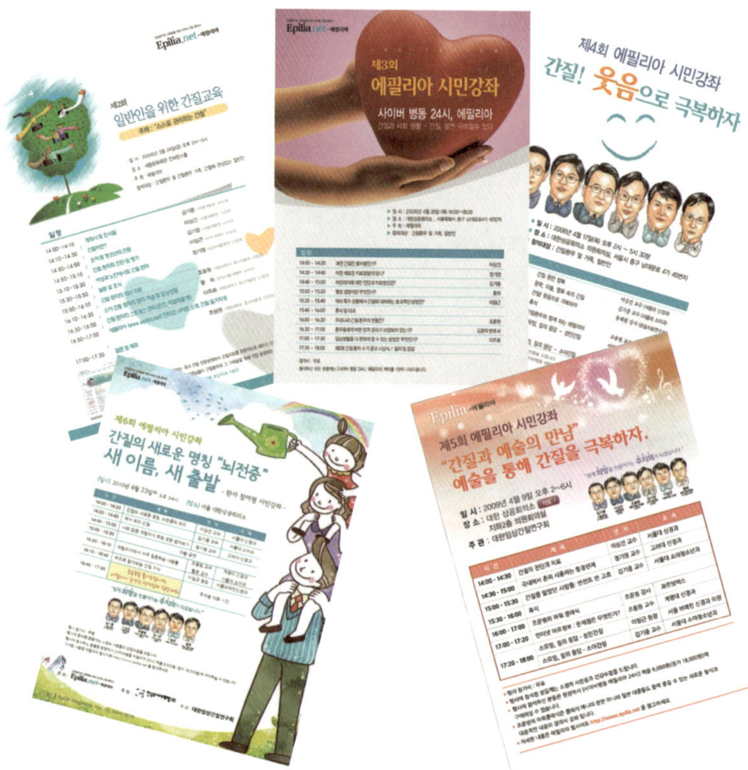

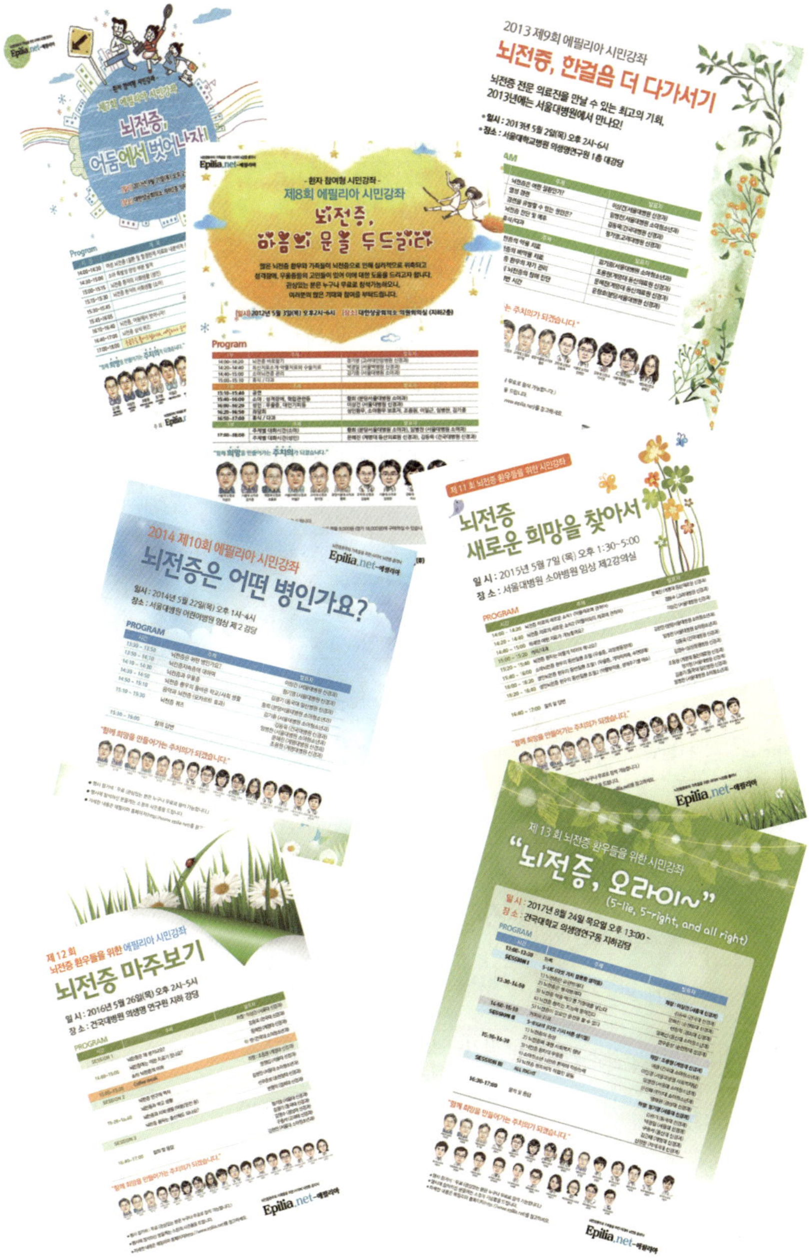
제7회 에필리아 시민강좌
뇌전증, 어둠에서 벗어나자!
- 환자 참여형 시민강좌 -
제8회 에필리아 시민강좌
뇌전증, 마음의 문을 두드리다
2013 제9회 에필리아 시민강좌
뇌전증, 한걸음 더 다가서기
뇌전증 전문 의료진을 만날 수 있는 최고의 기회,
2013년에는 서울대병원에서 만나요!
2014 제10회 에필리아 시민강좌
뇌전증은 어떤 병인가요?
제11회 뇌전증 환우들을 위한 시민강좌
뇌전증 새로운 희망을 찾아서
제12회 뇌전증 환우들을 위한 에필리아 시민강좌
뇌전증 마주보기
제13회 뇌전증 환우들을 위한 시민강좌
"뇌전증, 오라이~"
(5-lie, 5-right, and all right)
Epilia.net-에필리아

## ↗ 에필리아 운영진의 뇌전증 센터 안내

| 뇌전증 진료 기관 | 소재지 | 전문의 |
|---|---|---|
| 서울대병원 신경과 | 서울특별시 종로구 연건동<br>www.snuh.org | 이상건, 정기영, 박경일, 이순태, 문장섭 |
| 서울대병원 소아청소년과 | 서울특별시 종로구 연건동<br>www.snuh.org | 김기중, 임병찬 |
| 건국대병원 신경과 | 서울특별시 광진구 화양동<br>www.kuh.ac.kr | 김동욱 |
| 계명대 동산병원 신경과 | 대구광역시 중구 동산동<br>www.dsmc.or.kr | 조용원, 김근태 |
| 분당서울대병원 신경과 | 경기도 성남시 분당구 구미동<br>www.snubh.org | 윤창호 |
| 서울브레인신경과의원 | 서울특별시 강남구 신사동<br>www.seoulbrain.co.kr | 이일근 |
| 분당서울대병원 소아청소년과 | 경기도 성남시 분당구 구미동<br>www.snubh.org | 김헌민(해외연수) |
| 경상대병원 신경과 | 경상남도 진주시 칠암동<br>www.gnuh.co.kr | 김영수 |
| 동국대 일산병원 신경과 | 경기도 고양시 일산동구 식사동<br>www.dumc.or.kr | 김광기 |
| 강원대병원 신경과 | 강원도 춘천시 효자3동<br>www.knuh.or.kr | 이서영 |
| 순천향대 서울병원 신경과 | 서울특별시 용산구 한남동<br>www.schmc.ac.kr/seoul | 선우준상 |
| 순천향대 부천병원 신경과 | 경기도 부천시 원미구 중동<br>www.schmc.ac.kr/bucheon | 문혜진 |
| 을지대 을지병원 신경과 | 서울특별시 노원구 하계1동<br>www.eulji.or.kr | 이원주 |
| 울산대 서울아산병원 신경과 | 서울특별시 송파구 풍납2동<br>www.amc.seoul.kr | 구용서 |
| 경희대 강동경희대병원 신경과 | 서울특별시 강동구 상일동<br>www.khnmc.or.kr | 변정익 |
| 차의과학대 분당차병원 신경과 | 경기도 성남시 분당구 야탑동<br>bundang.chamc.or.kr | 신정원 |
| 인하대병원 신경과 | 인천광역시 중구 신흥동3가<br>www.inha.com | 배은기 |
| 국립중앙의료원 신경과 | 서울특별시 중구 을지로6가<br>www.nmc.or.kr | 김현경 |
| 양평병원 신경과 | 경기도 양평군 공흥리<br>www.ypghosp.co.kr | 강봉수 |

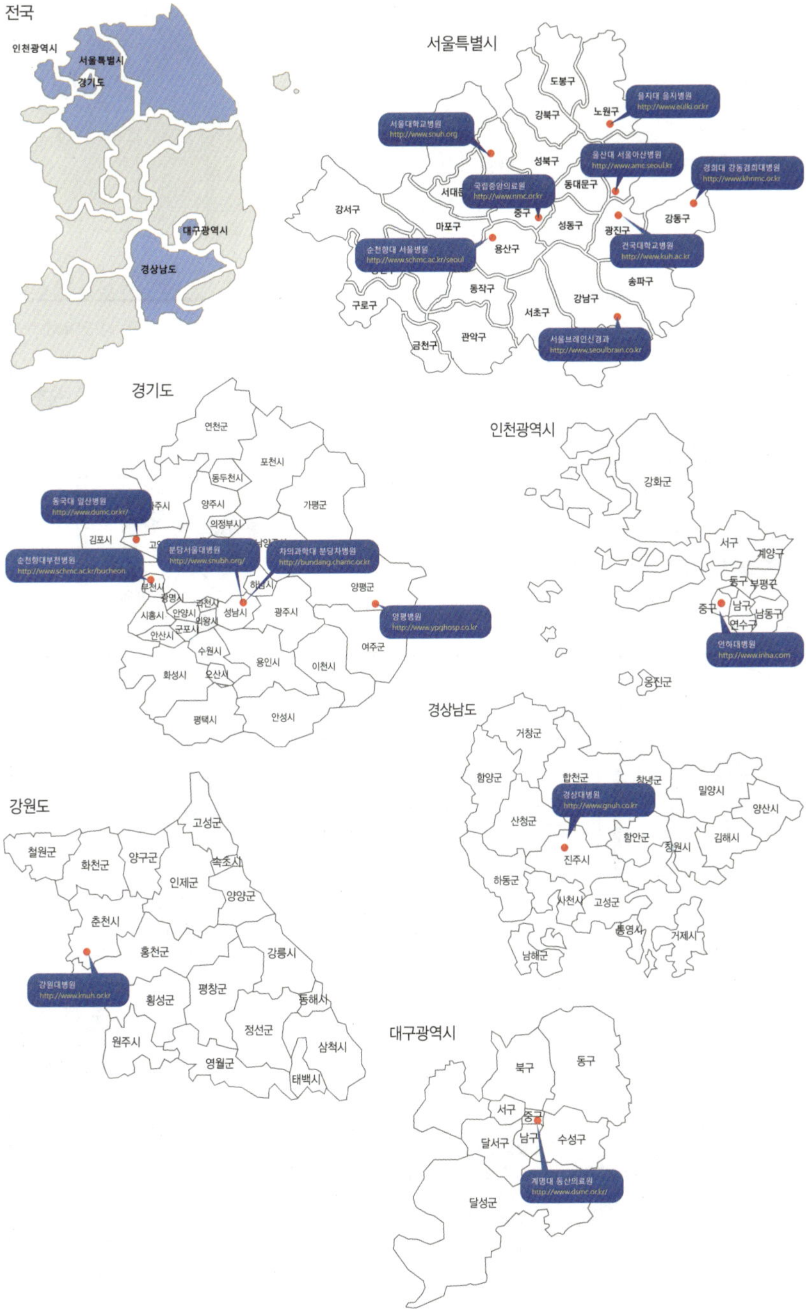

전국
인천광역시
서울특별시
경기도
대구광역시
경상남도
서울특별시
도봉구
강북구
노원구
을지대 을지병원
http://www.eulki.or.kr
서울대학교병원
http://www.snuh.org
성북구
울산대 서울아산병원
http://www.amc.seoul.kr
경희대 강동경희대병원
http://www.khnmc.or.kr
국립중앙의료원
http://www.nmc.or.kr
동대문구
강서구
중구
강동구
마포구
성동구
광진구
순천향대 서울병원
http://www.schmc.ac.kr/seoul
용산구
건국대학교병원
http://www.kuh.ac.kr
송파구
동작구
구로구
강남구
서초구
관악구
금천구
서울브레인신경과
http://www.seoulbrain.co.kr
경기도
연천군
포천시
동두천시
동국대 일산병원
http://www.dumc.or.kr/
양주시
가평군
의정부시
김포시
분당서울대병원
http://www.snubh.org/
차의과학대 분당차병원
http://bundang.chamc.or.kr
순천향대부천병원
http://www.schmc.ac.kr/bucheon
양평군
부천시
광명시
과천시
시흥시
안양시
성남시
광주시
의왕시
군포시
안산시
수원시
용인시
이천시
여주군
양평병원
http://www.ypghosp.co.kr
화성시
오산시
평택시
안성시
인천광역시
강화군
서구
계양구
동구
부평구
중구
남구
남동구
연수구
인하대병원
http://www.inha.com
옹진군
경상남도
거창군
함양군
합천군
창녕군
밀양시
경상대병원
http://www.gnuh.co.kr
양산시
산청군
함안군
창원시
김해시
진주시
하동군
사천시
고성군
통영시
거제시
남해군
강원도
고성군
철원군
화천군
양구군
속초시
인제군
양양군
춘천시
홍천군
강릉시
강원대병원
http://www.knuh.or.kr
평창군
동해시
횡성군
정선군
원주시
삼척시
영월군
태백시
대구광역시
북구
동구
서구
중구
달서구
남구
수성구
계명대 동산의료원
http://www.dsmc.or.kr/
달성군

# Q&A

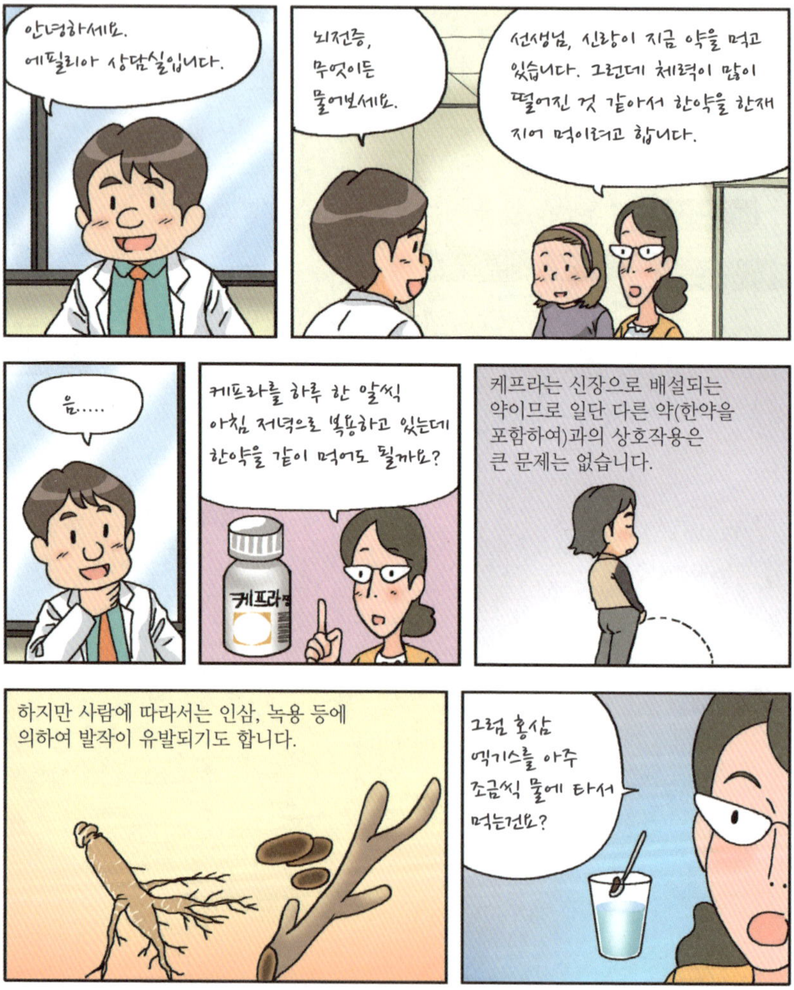
안녕하세요.
에필리아 상담실입니다.
뇌전증,
무엇이든
물어보세요.
선생님, 신랑이 지금 약을 먹고 있습니다. 그런데 체력이 많이 떨어진 것 같아서 한약을 한재 지어 먹이려고 합니다.
음.....
케프라를 하루 한 알씩 아침 저녁으로 복용하고 있는데 한약을 같이 먹어도 될까요?
케프라는 신장으로 배설되는 약이므로 일단 다른 약(한약을 포함하여)과의 상호작용은 큰 문제는 없습니다.
하지만 사람에 따라서는 인삼, 녹용 등에 의하여 발작이 유발되기도 합니다.
그럼 홍삼 엑기스를 아주 조금씩 물에 타서 먹는건요?

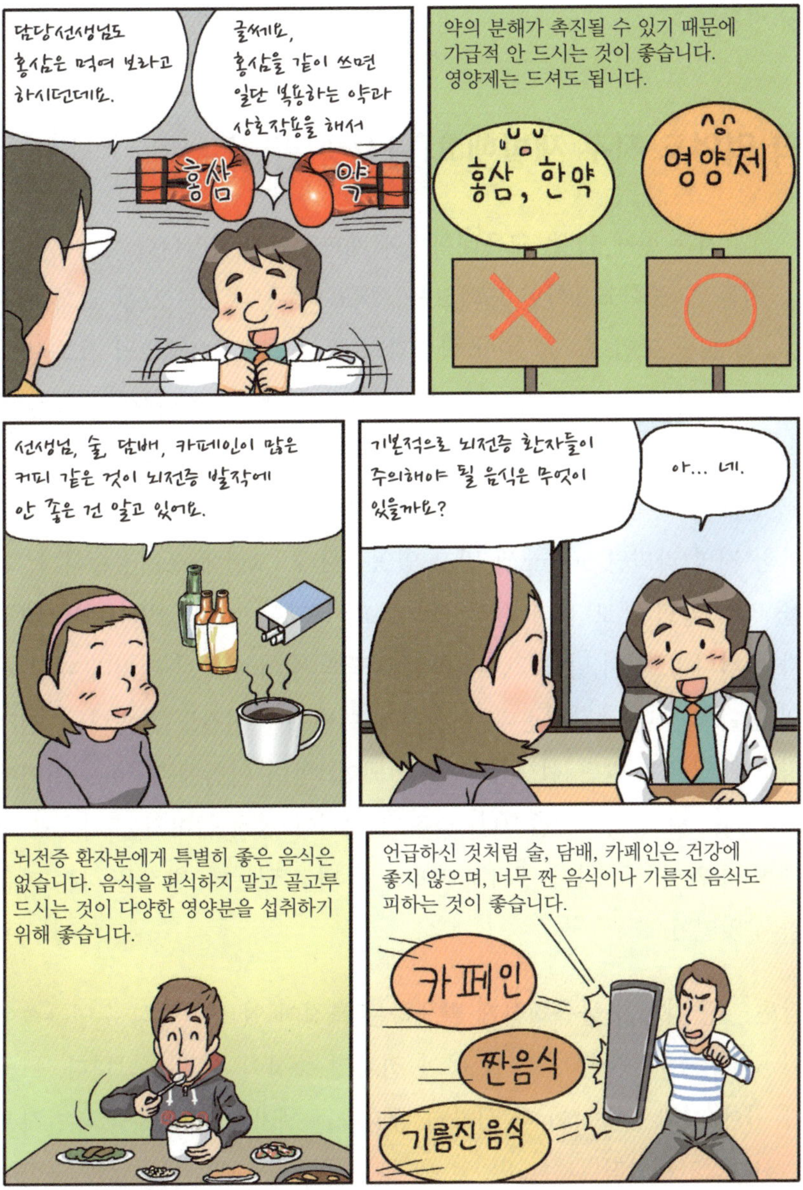
담당선생님도 홍삼은 먹여 보라고 하시던데요.
글쎄요, 홍삼을 같이 쓰면 일단 복용하는 약과 상호작용을 해서
홍삼
약
약의 분해가 촉진될 수 있기 때문에 가급적 안 드시는 것이 좋습니다. 영양제는 드셔도 됩니다.
홍삼, 한약
영양제
선생님, 술, 담배, 카페인이 많은 커피 같은 것이 뇌전증 발작에 안 좋은 건 알고 있어요.
기본적으로 뇌전증 환자들이 주의해야 될 음식은 무엇이 있을까요?
아... 네.
뇌전증 환자분에게 특별히 좋은 음식은 없습니다. 음식을 편식하지 말고 골고루 드시는 것이 다양한 영양분을 섭취하기 위해 좋습니다.
언급하신 것처럼 술, 담배, 카페인은 건강에 좋지 않으며, 너무 짠 음식이나 기름진 음식도 피하는 것이 좋습니다.
카페인
짠음식
기름진 음식

# ↗ 성인상담

## 약 먹어도 자꾸 재발해요(난치성 관련)

**1.** 저는 현재 32살, 교육대학원에 재학중인 여자입니다.

저는 ① 중학교 1학년 모의고사, ② 고3 수능 후, ③ 22살 교회 예배 중, ④ 28살 모임 중, ⑤ 30살 학원강의 중, ⑥ 32살 올해 2월 전화 받던 중, ⑦ 지난 주 목요일 학교 수업 중. 이렇게 발작을 한 경험이 있는 사람입니다. 모두 전신 발작이었습니다. 약을 계속 먹지 않다가, 요새 '학교 발표'다 '논문'이다해서 잠도 못자고 불규칙적인 생활의 연속이어서 아침 저녁 라믹탈 50 mg씩 먹고 있었습니다. 그런데 쓰러졌습니다. 약을 먹지 않던 때보다 더 빨리 쓰러졌고, 문제는 1년에 2번이나 쓰러졌다는 겁니다. 앞서 말씀드린 것처럼 발작의 텀이 길었던 편이라 내심 저의 병이 약하다 생각했는데, 이상하게 이번에는 기간도 짧습니다. 어제 평소에 진료를 받던 선생님을 찾아 뵈어, 약이 아침에 75 mg, 저녁에 100 mg으로 증량되었습니다. 발작의 시기가 점점 좁아지는 이유와 약을 먹지 않다가 그나마 챙겨서 꼬박꼬박 먹고 있는데, 발작을 하는 이유가 무엇인가요?

**답변** 병 자체가 불규칙하게 발생하는 특징이 있으며 특히 수면부족이나 감기약(항히스타민제), 또 술 등이 겹치면 증상이 잘 나타납니다. 드물게 약에 의해서 발작이 더 심하게 나타나는 예가 있으나 지금의 발작은 전신강직간대발작(전반성뇌전증)로 약에 반응이 좋고 또 라믹탈과 궁합이 잘 맞는 종류로 생각됩니다. 약의 용량이 부족했었을 가능성이 더 높습니다.

**2.** 약을 하루라도 먹지 않으면 일을 하지 못할 정도로 정신이 멍해지고 부분발작이 일어납니다. 저 같은 경우 평생 약을 먹으면서 살아야 하는 것인지 궁금합니다.

그리고 또 한 가지 다른 사람과 이야기하다 보면 눈의 초점이 맞지 않아 너무 힘듭니다. 약의 부작용으로 나타날 수 있는 증상인가요? 피곤하고 힘들 땐 더합니다. 상대방도 저도 얘기하다가 자꾸 눈을 피하게 됩니다. 혹시 뇌전증과 관련 있는 것인가요?

**답변** 처음에는 약에 대한 반응을 알 수 없기 때문에 3년 정도를 이야기합니다. 현재 상황으로는 계속 복용해야 하고, 하지만 이후에 감량 가능성이 없는 것은 아닙니다. 눈의 초점 문제는 약의 종류, 용량 관련 가능성이 높습니다.

**3.** 측두엽 뇌전증인데 매번 전신경련을 합니다. 소아기 때와 달리 자꾸 재발하는 이유가 뭘까요? 데파킨 1000 mg으로 17개월 동안 잘 지냈는데 케프라 250 mg 추가 후, 4개월 반 만에 재발한 이유가 궁금합니다. 케프라를 빼고 데파킨을 올려볼 수 있을까요? 체중 70 kg입니다.

**답변** 케프라 때문에 발작이 더 나온 것 같지는 않고 아직 소량입니다. 발작의 종류에 대하여 다시 한 번 점검을 하고 아예 그것에 맞는 새로운 약을 처방받을 수도 있겠습니다. 이 병의 증상은 불규칙하게 나타나고 또 이처럼 한동안 문제가 없다가 다시 나타나는 일도 종종 있습니다.

**4.** 원래 대발작 같은 것은 없고 전조증상만 있습니다. 약물용량을 늘려도 한 달에 1번은 꼭 증상이 있습니다. 병원에서는 조절이 매우 잘 되고 있는 편이라고 하던데 약을 먹고도 증상이 있는데 조절이 잘 되는

건가요? 그냥 약을 잘 먹어도 한 달 정도 되면 어김없이 한 번은 전조증상이 있습니다. 약물치료만 계속 해야 하는건가요?

**답변** 약 용량을 더 올려 조절하면 전조증상도 없앨 수 있습니다. 다만, 전조증상 때문에 부작용을 감수하면서까지 고용량을 처방할 필요가 없다고 판단하신 듯합니다. 일리가 있는 판단이니 전조의 불쾌감, 심한 증상으로 발전 여부 가능성 등을 고려하여 증량 여부를 결정합니다.

## 약 조절관련

**5.** 신랑이 뇌전증 발작증상이 나타난 건 고1 때부터입니다. 오른쪽 뒷머리 아랫부분에 3~4 cm 정도의 흉터가 있습니다. 고1 때부터 시험기간만 되면 쓰러졌다고 하고, 처음엔 정신을 잃고 두 다리를 비틀면서 손도 약간 비틀었다고 합니다. 그래서 ○○병원을 15년 정도 다녔었고, 약은 토파맥스와 데파킨을 먹었습니다. 한 알씩 조절도 잘 된 편이었고, 발작 기간은 2~3년에 1번 정도였습니다. 쓰러지면 의식이 없고 나중엔 토하고 머리가 많이 아프다고 했었습니다.

올 4월 급성 A형간염에 걸려 △△병원에 입원했었는데 데파킨으로 인해 간 수치가 높아졌다고 해서 토파맥스 100 mg 한 알씩 2회, 케프라 500 mg 한 알씩 2회 복용했었습니다. 병원도 옮기게 되었습니다. 그런 후 어느 정도 조절되는가 싶더니 6월1일 운전하다가 쓰러지면서 교통사고가 났었습니다. 그날 발작을 총 3번 했습니다. 케프라 250 mg 한 알씩 2회 추가되었습니다. 그렇게 약을 먹고 조절을 잘 하다가 지난주 잠을 설친 후 한 번 발작증상이 나타났습니다. 그래서 약을 케프라 250 mg 한 알씩 2회를 더 추가해서 총 토파맥스 100 mg 한 알씩 2회, 케프라 1000 mg 한 알씩 2회 복용을 하고 있었습니다. 그런데 오늘 발작을 2번 더 했습니다. 약은 계속 이렇게 복용해도 되는건가요?

**답변** 토파맥스나 케프라, 데파킨 모두 일차성 또는 이차성 전신강직간대발작에 다 쓸 수 있는 약입니다. 그런데 약을 잘 사용하고도 증상이 자꾸 나타난다면 이 두 가지를 정확히 구분해 보는 것이 좋겠습니다. 이차성의 경우 머리 한 부분에서 시작되어 뇌 전체로 퍼지는 경우이고 선택할 수 있는 약이 많습니다. 가끔씩 나타나는 느낌으로 보아 이차성일 가능성도 높습니다. 그렇다면 약을 교체하는 것을 검토해 보아야 합니다.

**6.** 케프라라는 약이 성인은 하루 최소 1000 mg에서 시작한다는데 저는 약을 먹으면 경기는 안하고 전조만 가끔씩 있고 잊을 만하면 불안증세로 옵니다. 전 이 약 1000 mg은 독해서, 지금 우겨서 아침 250 mg 저녁에 500 mg 먹고 있는데, 사실 전 하루 500 mg만 먹고 싶습니다. 먹어봐서 전조증세, 불안증세가 심하다 싶을 때, 그때 약을 올리면 안되나요? 하루 500 mg 먹으면 효과가 없나요? 14세 미만 용량이라 하지만 어차피 안 쓰러지면 되는거지 용량을 과하게 먹을 이유도 없고 의사선생님들은 자꾸 과하게 주려고만 하고 비록 전조가 온다 한들 미약한 전조들이라서 그런지 경기는 안 합니다. 이런 경우 제가 알아서 판단해서 약 용량을 결정하면 안 되나요?

**답변** 모든 약물은 적정용량이 있습니다. 케프라 경우 보통 1000 mg으로 유지하지만 환자에 따라 다를 수 있습니다. 500 mg만 복용해도 발작이 없고 잘 지낸다면 그대로 복용하면 됩니다. 하지만 발작이 있거나 전조가 생긴다면 용량을 올려야 하겠지요. 다만, 확실한 용량으로 치료하는 것이 치료 기간을 단축할 수 있습니다.

## 완치 및 예후 관련

**7.** 저는 중3(만 15세) 때 처음으로 경련을 시작하여, 작년에 의사의 판단하에 치료를 마무리하였습니다. 약은 토파맥스와 라믹탈을 먹었었습니다. 특별한 부작용도 없었고, 6년간 발작이 없었으므로 경과가 좋아 치료를 마무리 지을 수 있었습니다. 2010년 11월경에 또 다시 경련을 하였습니다. 착잡했습니다. 병원에 갔더니 경련을 한 번 더 할 경우 그때부터 치료에 들어가자고 하였습니다. 병원에 다녀온 뒤 일주일쯤 지났을까, 다시 경련을 하였습니다. 그래서 지금은 병원에서 약물치료를(라믹탈) 받고 있습니다. 현재까지 셀 수없이 많이 한 뇌파검사에도 단 두 번밖에 뇌전증파가 잡히지 않았습니다. 제가 궁금한 것은 현재 치료를 시작하면 치료 경과가 좋을 시 언제쯤이면 치료를 끝낼 수 있을지 궁금합니다. 성인들의 뇌전증 치료 경과는 어떤지, 완치까지가 얼마나 걸리는지 알고 싶습니다.

**답변** 보통 3년 정도 약을 쓰면서 증상이 없는 경우에는 약의 중단을 고려하게 됩니다. 이 경우 성공 가능성은 반 정도로 보시면 됩니다. 다시 증상이 나타나는 경우는 더 길게 약을 복용하게 되는 경우가 많습니다. 20~30%의 환자는 평상시 뇌파가 항상 정상으로 나올 수 있습니다. 따라서 뇌파소견이 절대적인 것은 아닙니다. 뇌전증 종류가 예후에 중요합니다. MRI, 뇌파소견과 증상을 참고로 하여 뇌전증 종류를 어느 정도 알 수 있습니다.

**8.** 완치 판정을 받은 후 한 번도 재발하지 않았습니다. 그러나 예방 차원이라 생각하며 매일 한 번 라믹탈정 100 mg을 복용한 것이 거의 8년이 되어 갑니다. 두 달 치 약을 세 달 치에 먹기도 하는 소홀함이 자주

있었는데, 그래도 약의 효능이 있나요? 예방차원으로 약을 평생 복용하겠다는 것이 잘못된 생각인지 궁금합니다.

**답변** 대개 이 정도면 약을 중단해도 80%는 안심해도 좋다고 봅니다. 그러나 나머지 20% 정도를 걱정하여 지속적으로 약을 쓴다고 해도 문제가 되는 것은 없습니다. 지금 복용하는 약은 소량이지만 전혀 효과가 없다고 볼 수는 없습니다.

**9.** 12년 반 동안 하루에 데파킨 1알(500 mg) 복용했구요. 복용하는 동안 단 한 번도 뇌전증 발작을 한 적은 없습니다. 뇌파검사는 1~2년에 한 번씩 했는데 약간의 뇌전증파가 잡힌다고 했습니다. 10년차 무렵부터는 뇌파도 깨끗하다고 했으나 외국에 살고 있는 관계로 불안해서 약은 못 끊었습니다. 12년 반 동안 복용 후 약 끊은 지 2년 됐습니다. 대학입학 후 아주 드물지만 약간의 음주기회도 있었는데 현재까지 이상 없으면 완치로 봐도 되나요? 아니면 무슨 검사를 해봐야 하는 건가요?

**답변** 완치로 보셔도 됩니다. 다만 일반적인 건강을 위해서라도 과음과 수면 부족 현상은 가능한 피하시기를 권합니다. 약간의 음주는 괜찮습니다.

**10.** 29살 남자입니다. 선천성 지주막하낭종으로 수술을 했습니다. 주치의 선생님께서 저 같은 경우는 그동안 지주막 낭종 때문에 뇌전증 발작을 했고, 이번에 수술로 낭종을 잘 줄여 놓았으니, 보통 이런 경우에는 수술하고 나서 일 년 정도 항경련제를 먹어서 발작을 안했으면 약을 끊어 보는 게 일반적이라면서, 이번에 약 처방을 3개월 처방이 아니라 1개월 치만 처방해 주시고 했습니다. 하지만 제가 겁이 나서 그러지 말고 다음 외래날짜까지 그냥 3개월 치 경기약을 처방해 달라고 했습니

다. 제가 알기로는 최소 3년 동안 먹어야 되는 걸로 알고 있는데, 제가 모르는 부분이 또 있는건가요? 저는 그럼 어떻게 해야 하나요?

**답변** 이런 상황에서 원래 한 가지의 정답만 있는 것은 아닙니다. 약 줄이는 속도는 사람마다, 또 수술 종류마다 다르게 적용될 수 있습니다. 보통 절제술을 시행한 경우는 수술 후 첫 1년 간 증상이 없으면 그 이후로 약을 줄여서 끊는 시도를 하는 것이 보통입니다. 이 경우는 낭종에 의한 것이므로 약간 다를 수가 있습니다만 주치의 선생님이 이를 감안하여 말씀하신 것으로 생각됩니다.

**11.** 저는 27살 여자입니다. 2010년 9월 중순인가 말경에 밥을 먹다가 쓰러졌었습니다. 기억은 나지 않습니다. 같이 있던 사람 말에 의하면 제가 거품을 물고 온몸을 발작했다고 하던데 삼 분 정도 있다가 깼다고 합니다. 깨고 나서는 힘이 좀 없기만 했고 뇌전증이라고는 상상도 못했습니다. 다음 날은 온몸에 근육통 같은 게 있었습니다. 그러고 나서 2010년 10월 중순에 두 번째 발작이 화장실에서 일어났습니다. 2년 간 약을 꾸준히 복용했는데도 발작이 멈추지 않는다면, 평생 뇌전증을 안고 살아가야 하나요? 약만 잘 복용하면 80%는 희망을 가져도 된다고 하는데 인터넷을 보니 7년째 10년째, 아직도 약을 복용 중이신 분이 많더라구요.

**답변** 항경련제를 잘 드시면서 증상이 조절되는 용량으로 맞추고 증상이 계속 나타나지 않는다면 1차 치료가 되는 것이고, 이 상태가 지속되면 약 3~5년 후 감량 가능합니다.

**12.** 결혼할 여자친구(26살)가 결신 발작이 있습니다. 11세 정도부터

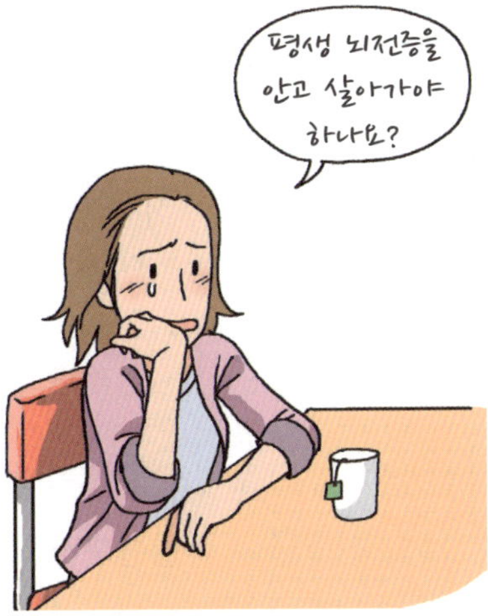


그랬다는데 2~3초 간 멍해 있는 게 증상의 전부입니다. 현재 오르필을 꾸준히 복용하고 있는데 병 치료가 가능한 건가요?

**답변** 대부분의 경우 불치병이 아니고 치료가 잘 됩니다. 이 경우 조절이 잘 되어 약물로 증상이 전혀 없이 지내게 되고 이 중 상당수는 약물을 중단할 수도 있게 됩니다. 물론 약을 계속 써야 하는 경우에도 조절은 잘 되어 약물을 중단할 수는 없으나 잘 조절되는 고혈압이라고 생각하시면 됩니다. 결신 발작의 경우 특히 치료에 반응이 좋은데 아직 간혹 증상이 있다면 약물 용량이 부족하거나 혹은 부실하게 먹는 경우, 또 증상이 있으나 생활에 불편이 없어 그냥 보는 경우 등의 가능성이 있겠습니다. 그런데 한 가지, 오르필은 기형아 확률이 있으므로 향후 임신과 출산을 위하여는 약물 교체를 검토해 볼 수 있겠습니다.

## 유발요인 관련

**13.** 제 딸은 지금 고1입니다. 키는 152 cm이고 몸무게는 56 kg입니다. 초등학교 4학년 때 잠든지 얼마 되지 않아 발작이 있었습니다. 입에서 "꺽꺽" 소리가 나고 얼굴이 경직되고 팔과 다리가 움직으며, 소변을 보았습니다. 발작이 끝나고 한참 동안 숨을 쉬지 않고 있다 일어났습니다.

발작이 있는 날 휴대폰게임을 오래하였고 발작 전 몇 달 동안 컴퓨터게임에 몰두하였고 학교선생님과 학원선생님으로부터 수업 중 자꾸 멍하거나 다른 곳을 쳐다보며 집중하지 않는다는 지적을 받았습니다. 그리고 딸아이가 집 안에서 자신이 이 방에서 갑자기 저 방으로 순간적으로 바뀌어져 있는 것 같다는 말을 하기도 했습니다. 주치의 선생님은 전두엽에서 시작되는 뇌전증인 것 같다고 하셨고 이후로 발작 후 데파코트를 3년 동안 복용을 했고 복용 중 발작은 없었습니다. 3년 정도 약을 복용 후 담당선생님과 상의하여 약을 끊었는데 1년 6개월 만에 집 앞에서 쓰러졌습니다. 쓰러지기 두어 달 전 식사 중에 갑자기 혼란스러워하며 일어나더니 제자리에서 빙빙 돌았습니다. 갑자기 여기가 어딘지 혼란스러워서 그랬다고 합니다. 학교가 파한 후 슈퍼마켓에 다녀오다가 집 앞에서 쓰러졌는데 목격자들에 의하면 거품을 물었고 손발을 휘저었다고 합니다. 일어나서 걸으려고 하다가 다시 쓰러지곤 했다는 말도 하였습니다.

새로운 주치의 선생님께서 라믹탈을 처방해 주셨습니다. 라믹탈 50 mg을 복용하던 7개월 만에, 학교에서 오던 중 다시 쓰러졌습니다. 쓰러진 다음날 찍은 뇌파에서 처음으로 뇌전증파가 보였습니다. 그 후 병원을 옮겨서 진료를 하였고 교수님은 진료기록을 보시고 라믹탈 100 mg

으로 바꿔주셨습니다. 그리고 좌내측두엽에서 시작되는 뇌전증이라고 말씀하셨습니다. 마지막 발작 후 1년 8개월 만에, 컴퓨터를 하다가 쓰러졌습니다. 지금까지 쓰러졌을 때의 공통사항들이 있습니다. 첫 번째로 그 당시 몇 달 전부터 TV와 컴퓨터를 장시간 하였습니다. 두 번째로 갑자기 생리날짜가 몹시 앞당겨진 다음 달에 쓰러졌습니다. 그리고 발작이 있던 달에는 생리를 하지 않았습니다. 세 번째 발작이 있던 전 달부터 가끔 약 복용시간을 잊어 불규칙한 적이 몇 번 있었습니다. 네 번째는 발작하기 며칠 전부터 감기약을 복용하였습니다. 발작 한두 달 전에 손발이 저리고 피가 잘 통하지 않는다고 호소하였고 잠들 때는 작은 소리도 민감하게 싫어하였습니다. 가장 큰 발작의 요인은 무엇인지 궁금합니다.

**답변** 이번에 발작이 나온 것의 가장 큰 원인은 세 번째 것으로 생각됩니다. 약을 부실하게 먹으면 절대로 안 됩니다. 물론 그 외에도 과로나 수면부족, 스트레스 등이 원인이 될 수가 있고 또 감기약 성분 중에 콧물을 마르게 하는 항히스타민제도 피하는 것이 좋습니다. 데파코트와 라믹탈의 조합도 좋은데 단지 데파코트로 인하여 살이 찔 가능성이 높습니다. 만일 이것이 문제라면 라믹탈 용량을 더 올려 한 가지로 계속 가 볼 수도 있습니다

**14.** 96년 뇌척수염으로 흉추 5번 이하 불완전 마비로 처음에는 뇌전증 증세가 없었으나 2002년경부터 뇌전증 증세가 나타나 약을 복용하기 시작했습니다. 하지 불완전 마비로 운동치료를 하면서 운동을 할 때 다리 보조기를 차고 서서 걷는 연습을 하면서 30분에서 40분 가량을 서 있습니다. 계속 휠체어에 앉아 있다, 일주일에 두 번 서 있는 것인데 일어서 있을 때 현기증이 일어납니다. 그러면 다시 앉았다 일어나기를 반

복하면 현기증이 사라집니다. 이 운동을 하는 동안에는 뇌전증 증세가 일주일에 5, 6번 많으면 10회까지도 일어났는데 요즘 날이 덥고 무기력해서 보조기를 차지 않고 스트레칭만 하니까 뇌전증 증세가 안 나타나고 있습니다. 앉았다 일어나는 것도(피의 흐름) 뇌전증과 연관이 있는 건가요?

**답변** 단순히 앉았다 일어섰다의 동작은 뇌전증 발작을 유발하지 않습니다. 그러나 심하게 피곤한 상태가 되면 발작을 유발시킬 수도 있습니다.

## 유전관련

**15.** 전 24살 때 대뇌혈관동정맥기형으로 ○○병원에서 감마나이프 수술을 했습니다. 저 같은 경우는 뇌전증이 유전이 되나요?

**답변** 유전되지 않습니다. 보통 사람과 같은 정도의 빈도만 예상하면 됩니다.

## 약물부작용

**16.** (비만) 라믹탈 100 mg을 복용하던 상태에서 기존의 약과 더불어 데파코트이알 250 mg을 하루 두 번 그리고 비타민 엘칸을 하루 한 번 복용하게 되었습니다. 현재 152 cm이고, 꾸준히 살이 쪄 57 kg 가까이 됩니다. 더 이상 살이 찌지 않을 방법은 없나요?

**답변** 데파코트와 라믹탈의 조합도 좋은데 단지 데파코트로 인하여 살이 찔 가능성이 높습니다. 만일 이것이 문제라면 라믹탈 용량을 더 올려 라믹탈 한 가지로 계속 가 볼 수도 있습니다.

**17.** (체중저하) 저는 예전부터 밥을 많이 먹는데도 살이 잘 찌지 않았습니다. 중학교 때 아픈 뒤 한약을 먹고 20 kg이 찐 뒤로 조금씩 빠지고 있습니다. 그런데 요즘엔 이상하게 살이 빠집니다. 제가 알아본 걸로 뇌전증 약 중에 다이어트 성분이 있다고 들었습니다. 밥은 정말 많이 먹는데 밥 먹고 나면 배가 고픕니다. 운동도 하지 않습니다. 약 4달 전부터 약을 바꿔서 리리카캡슐을 먹고 있습니다. 이 약의 성분과도 관련이 있는 것인가요? 살이 빠지면 좋지만 혹시 몸이 아픈 건 아닌지, 약의 부작용인지, 제 병의 부작용인지 걱정이 되어 문의 드립니다.

**답변** 몇몇 뇌전증약은 식욕 및 체중 변화를 초래하는 경우가 있습니다. 리리카는 체중을 증가시키는 경향이 있고 토피라메이트(토파맥스), 조니사마이드(엑세그란)는 식욕 저하 및 체중을 감소시키는 효과가 있습니다. 문의하신 내용을 보니 기존에 토파맥스를 복용하고 있어 체중 감소는 아마도 토파맥스의 작용이 아닌가 생각이 됩니다. 체중이 감량 된다고 해서 몸에 특별히 해로울 것은 없으며, 다만 일부 환자에서는 식욕이 너무 심하게 저하되어 힘든 경우가 있는데 이 경우에는 용량을 줄이거나 중단하면 이런 부작용은 사라집니다.

**18.** (두통) 지금 횟수로 10년째 약을 먹고 있습니다. 지금은 약을 하루라도 안 먹으면 바로 다음 날 부분발작이 생겨 일을 못할 만큼 경련이 생깁니다. 약을 먹고 나서 전신발작은 한 번도 안 했지만, 약을 하루라도 먹지 않으면 일을 하지 못할 정도로 정신이 멍해지고 부분발작이

일어납니다. 그리고 생리통이 심해서 생리 때마다 진통제를 최소한 6알씩은 먹어야 하는데 이때 뇌전증약과 함께 먹어서인지는 몰라도 머리가 많이 아프고, 정신이 멍할 때가 많습니다. 뇌전증약과 함께 먹어도 부작용이 나타나지 않는 진통제가 있으면 추천해 주십시오.

**답변** 일종의 혈관성 두통이 동반되어 있다고 판단합니다. 항경련제 중에서도 이 현상을 줄일 수 있는 약이 있으니 담당 선생님과 상의하여 선택하시는 것이 효과적입니다.

**19.** (불면증) 저는 이번년도 5월쯤에 대발작을 해서 검사를 했지만, 결과에 아무것도 나오지 않아 퇴원했다가 두 번 더 대발작을 해서 ○○병원에서 뇌전증 의심 판정을 받고 현재 뇌전증약을 복용 중인 환자입니다. 제가 현재 복용하는 약은 케프라정 1000 mg, 토파맥스 25 mg, 파자임 95 이중정, 이렇게 먹고있습니다. 케프라정 1000 mg 처방받고 약을 먹으면서 불면증에 시달리고 있습니다. 가족들은 12시에 잠자리에 드는데 저는 새벽 내내 잠을 못자고 가족들이 일어나는 새벽 6시나 되야 잠이 좀 와서 잠이 듭니다. 약에 문제가 있는 건가요? 의사선생님께서는 케프라정을 아침에 먹으라고 하셨는데 저는 주로 새벽녘에 부분발작을 거의 매일 하기 때문에 불안해서 밤에 잠들기 전에 먹고 자고 있습니다.

혹시 이 점에 문제가 있나요? 그리고 불면증도 그렇지만 제가 요즘 식욕이 없어서 하루에 한 끼도 겨우 먹습니다. 그런데 그 한 끼조차 먹고나면 소화를 못시켜서 매일 탄산음료를 달고 삽니다. 몸무게도 많이 줄고, 피부도 각질이 막 일어나고 감기도 잘 걸리고, 아무튼 몸 상태가 말이 아닙니다. 저처럼 약을 먹고 나서 불면증에 시달리는 환자들은 어떤 방법을 취해야 잠이 들 수 있을까요?

**답변** 항경련제 투약 후 수면 주기의 변화를 경험하며 수면 시간이 바뀌는 경우가 종종 있습니다. 일정 수준 이상 약을 복용하면 일중 변화는 조금 있으나 지속적으로 치료 농도 안에서 혈중농도가 조절되니 선생님 말씀에 따라 복용 시간을 변화시키시는 것이 좋겠습니다.

## 기억력 관련

**20.** 2007년 오른쪽 해마절제술을 받은 환자입니다. 지금은 케프라를 끊었고 카마제핀 2알을 하루에 두 번 먹고 있는데 요즘 들어 기억력이 떨어진다는 걸 느낍니다. 단어가 기억이 나질 않거나 말이 어눌한것 같습니다. 어눌한 정도는 심한 건 아니지만 머릿속에서 말 하려고 하는 단어랑 입으로 나오는 단어가 다르게 나오는 경향이 있습니다. 그리고 해마를 절제하면 치매에 더 걸릴 확률이 높나요? 더 나빠지기 전에 개선할 방법은 없을까요? 재작년에 한 신경심리검사나 다른 검사로 수술 전이랑 지금과 비교할 수 있는 검사는 없나요? 아니면 일시적인 것인지 불안합니다.

**답변** 해마절제술을 했다고 하여 치매가 발생하는 것은 아닙니다. 또 시간이 경과하면서 기억이 더 떨어지는 일도 없습니다. 아마도 집중력 문제가 아닐까 생각하는데 신경심리 검사를 다시 한 번 해보는 것은 도움이 되겠습니다.

**21.** 기억을 너무 못합니다. 2009년 12월에 수술까지 했는데, 수술하고 테스트해 본 결과는 그 전보다 좋아졌다고는 하지만 3일 전에 마트에 가서 무엇을 샀는지 기억을 잘 못합니다. 그래서 사람들과 대화하기

가 너무 어렵습니다. 단어를 구사하는 것도 깜빡깜빡해서 단어가 잘 기억나지 않습니다. 혹시 치매와 연관이 있는 것 아닌가요? 아니면 해마경화증과 연관이 있는 것인지 알고 싶습니다. 만약 뇌전증이라면 치료방법을 알고 싶습니다.

**답변** 그 원인으로는 너무 급하게 혹은 초조하게 일하는 경우, 뇌전증 조절이 덜되어 그러는 경우, 환경 스트레스가 많은 경우 등을 생각할 수 있습니다.

**22.** 저는 29살 남자입니다. 제가 10월 7일날 외래진료를 갔다 왔는데 선천성 뇌지주막낭종으로 작년에 받은 뇌내시경 천공수술 이후로 현재 계속해서 호소하고 있는 기억력 장애증세에 대해서는 주치의 선생님께서도 뚜렷한 원인이 없다고 말씀을 하십니다. 당시 수술자료 등을 몇 번을 검토해 봐도 수술상에는 아무 하자가 없다는데 일 년이 다 되도록 기억력 회복이 안 되고 있어서 정상 사회생활도 못하고 있는 처지입니다. 그러나 어쨌건 사진상으로는 분명히 낭종이 줄어들었고 뇌척수액이 잘 소통되고 있는 상태라고 합니다. 기억력이 회복 될 수 있을지... 그것이 정말 지금으로서는 가장 큰 걱정입니다. 수술 이후 건망증이 심각합니다. 옛날의 기억은 지금도 제법 기억을 잘 하고 제 머릿속에 어느 정도 그대로 남아 있는데, 문제는 수술 이후 새로운 기억을 형성하는 것이 전혀 안 된다는 것입니다.

**답변** 지금 복용한 토파맥스가 사람에 따라 기억력 감소를 초래할 수 있습니다.

**23.** 수술한 지 이제 7개월째 접어들었습니다. 그전에도 기억력은 안 좋았지만 수술 이후 더욱 기억력이 안 좋습니다. 수술한 부위가 제가 알

기로는 기억, 감성, 행동, 언어, 감정 부분입니다. 교수님께서 기억력은 차차 좋아질꺼라고 말씀하시긴 했습니다. 그런데 지금 제가 1달 전에 있었던 일을 약 50% 정도밖에 기억을 못 하고 있습니다. 메모를 생활화 하고 있기는 한데, 기억력 좋아지는 재활치료나 약은 없나요?

**답변** 기억 과정에 사용되던 신경 조직의 일부가 제거되어 발생하는 현상입니다. 우선 조직이 아물면서, 그리고 새로운 기억 회로가 형성되면서 기억이 조금씩 개선될 수 있습니다. 이러한 변화는 매우 천천히 나타나기 때문에 조급하게 생각하지 말고 관찰하십시오.

## 뇌전증 진단관련

**24.** 저는 5살 때부터 뇌전증이 시작되어 지금은 35살입니다. 어려서부터 겪는 발작 중에 하나인데 이건 왜 그런지 알 수 있을까요? 어려서부터 심하게 크게 들리는 소리들(사람들이 많아서 시끄러운 큰소리와 함께 또 다른 크게 들리는 소리들)을 들으면 정신적인 혼란을 겪고 그 큰소리들을 참을 수 없어서 처음엔 귀를 막다가 그 소리가 더 이상 참을 수 없을 때는 바닥에 쓰러져서 숨을 가쁘게 쉬다가 심장이 평상시보다 더 빠르게 뛰고 제 자신을 제가 제어할 수 없는 상태까지 갑니다. 그래서 사람이 많은 곳에는 꼭 보호자가 있어야 했습니다.

9월 6일엔 교회가 가까워서 걸어서 예배보러 갔는데 2시 예배시간 마지막에 들리는 기도소리와 함께 들리는 찬송가 음악소리가 너무 커서 정신적인 혼란을 겪고 위에 적은 내용처럼 큰 발작이 있었습니다. 마지막에 큰 소리로 기도하고 큰 교회음악을 들은 것이 제가 발작을 하게 만든 것입니다. 9월 6일에는 예전보다 더 심하게 저도 모르게 참을 수 없이 목에 힘이 들어가고, 숨을 참지 못할 만한 힘이 들어가는 발작도 함께했는데 이런 발작의 경우 어디가 좋지 않기에 그러는 것인지 알 수 있나요?

**답변** 발작의 증상으로 발작의 시작 부위를 정확히 알기는 어려운 경우가 많습니다. 그래서 발작의 정확한 진단과 발작 시작 부위를 확인하는 방법 중 하나로 비디오 뇌파 모니터링 검사가 있습니다. 뇌 중 어디가 좋지 않은지 알기 원하신다면 이러한 검사를 권해 봅니다.

**25.** 한참 커가는 아이를 둔 엄마가, 환자가 된 입장이 얼마나 큰 고통인지 새삼스럽게 깨달아가는 요즘입니다. 저는 결신발작의 경우 인 것 같은데 그 증세가 하루 종일 갑니다. 보통 수초 간 그러다 멈춘다는데 제 경우는 거의 하루 종일 중추신경 자체가 마비되서 이성을 잃을 정도가 되어버립니다. 음식을 태워 버린다던가, 남들이 말을 시켜도 아예 대답 자체를 못 한다던가, 밥 한 숟가락, 물 한 모금도 하루 종일 못 먹는 등등, 이런 경우의 환자도 있나요?

**답변** 증상이 길게 지속된다면 정의상 결신발작이라기보다는 길게 지속되는 복합부분발작 가능성이 높다고 생각됩니다. 그리고 약물은 현재도 용량을 맞추어 나가는 과정이라고 보입니다. 인내심을 갖고 잘 맞는 약물 종류와 용량을 찾아가야 합니다.

**26.** 저는 2006년 7월 20일 뇌전증 증세 이후 트리렙탈 600 mg를 3년 6개월 복용 후 약을 끊었습니다. 2010년 5월 6일 이후 복용을 하지 않고 있습니다. 약 5개월 지났는데요. 요즈음 굉장히 피곤하고 오후만 되면 눈이 침침하고, 오른쪽 눈 혈관이 자주 터지는데 뇌전증으로 인한 후유증인지 궁금합니다. 특히 눈이 침침한데 시력은 정상이고 단지 사

물이 흐릿하게 보이면서 침침한 것이 전조증세는 아닌지 궁금합니다.

**답변** 평소 약물을 복용하기 전 뇌전증 증세와 눈이 침침한 증상이 유사하면 관련이 있을 수 있지만 그렇지 않으면 관련이 없을 것 같습니다.

**27.** 요즘에 왜 그런지 잠에서 깨고 누워 있으면 정신이 몽롱한 상태에서 저도 모르게 팔, 목과 혀와 엉덩이 부분에 힘이 들어가면서 움직이는 상태가 자주 되고 있었습니다. 저는 그동안 이것이 잠을 깬 상태에서는 기억이 다 나고, 일어나면 그런 움직임이 없기에 그냥 저도 모르게 잠이 덜 깨서 움직인 것으로 생각하고 발작은 아닐 것이라고 생각했습니다. 그래서 요즘에 그런 일이 있어도 건강일지 발작에는 체크를 하지 않았습니다. 그런데 오늘은 이상하게도 그런 일이 또 있은 후에도 일어나서 세수를 하려는데 생각지도 못하게 혀에 힘이 들어가면서 10분 정도 제어할 수 없을 정도로 자기 마음대로 움직였습니다. 이런 증상도 발작이라고 할 수 있는 것인가요?

**답변** 뇌전증 발작의 증상은 대개 한 환자에서는 거의 비슷한 양상으로만 나타납니다. 따라서 현재의 증상이 이전의 증상과 다르다면 발작 증상이 아닐 가능성이 더 높겠습니다. 또한, 호소하시는 증상은 일반적인 발작의 증상과는 매우 다른 양상이므로, 증상만을 기준으로 보았을 때 발작이 아닐 가능성이 더 높겠습니다. 하지만 증상이 지속된다면 담당선생님과 상의를 하시고, 필요시 뇌파검사 등을 해보는 것이 좋겠습니다.

**28.** 저희 아버지께서 뇌전증중첩증으로 응급실에 가면 아티반 주사(2 mg)를 맞습니다. 그런데 계속 하시던 발작은 하지 않으시고 잠이 드시는데, 왼쪽 다리를 계속 들썩거리십니다. 이때 아티반을 한 차례 더 투

여하면 그 높낮이만 낮아질 뿐 여전히 다리를 들썩거리시는데, 이것도 발작의 일종으로 봐야 하는지요. 저희 아버지의 아티반 투여 후 다리를 들썩거리시는 현상은 발작이 여전히 진행 중인 것인지 아니면 어떤 증상인지 알고 싶습니다.

**답변** 다리를 들썩거리는 현상은 아티반에 의하여 발작이 어느 정도 제압이 되면서 부분적인 발작만 남은 상태로 보시면 됩니다. 기타 정확한 뇌기능 상태는 뇌파 검사로 확인하게 됩니다.

**29.** 지난 해 상반기에 다소 제가 이상하다고 느꼈다가, 여름에 방에서 배가 고파 슈퍼에 가서 뭘 사올까 생각 중이었는데 어떤 아저씨가 나타났습니다. 저를 막 흔들길래 처음엔 꿈인가 했는데 119라고, 아가씨가 슈퍼에서 이상해서 119가 출동했다고 하는 겁니다. 손을 막 불안하게 떨면서 아무 말도 못했다고 합니다. 학교에서 강의를 듣는데 넷북이 갑자기 이곳저곳이 열렸는데 나중에 확인해 보니까 제가 이 파일 저 파일을 막 열었던 것이었습니다. 그리고 사람들이 인위적이다, 뭔가 사이보그들 같다라는 생각이 들어서 그 사람들이 정말 자연인이 맞는지 뛰쳐나가 확인도 했습니다. 그리고 아침에 일어나면 일단 그날이 며칠인지 무슨 요일인지 핸드폰으로 확인했습니다. 그렇지 않으면 무슨 날인지 모르겠습니다. 지난 달 하반기에는 학교에서 정신이 들었는데 제가 굉장히 오랜시간 정신이 없었다가 여기가 어딘지도 모르겠고, 내가 누구인지도 모르겠고 사람들이 이상해 보였습니다. 한참을 그렇게 서 있다가 생각나는 전화번호를 누르고 전화해서 나 지금 이상하다고 했습니다. 친한 친구였습니다. 한번은 고시원에 있다가 꿈을 꿨는데 꿈속에서 누구랑 싸우고 옷 벗고 그러다 구급대원도 나왔습니다. 저는 꿈에서 병원에 갔다고 생각했는데 알고 보니 제가 소리를 지르고 난리가 나서 고

시원장이 와서 보니까 제가 막 소리지르고 옷을 벗더랍니다. 입원해서 검사를 했는데 뇌파도 MRI도 다 깨끗하다고 합니다. 그런데 증상은 자꾸 나타나니까 뇌경기, 뇌경련이라고 하셨고 지난 달 수면다원검사하러 갔는데 머리감으러 갔다가 제가 발작을 했다고 합니다. 화장실에서 이상한 소리를 질렀다고 하나 저는 기억이 없습니다. 휴학하려고 진단서를 떼는데 선생님은 뇌전증이라고 해야 한다고 하셨는데 뇌전증파는 없다고 하셨습니다. 정말 막막하고 힘듭니다.

**답변** 이런 증상을 가진 분들도 계십니다. 진단에 중요한 것은 뇌파, 뇌촬영 등이 있지만, 증상으로 판단하여 적절한 약물 복용으로 증상이 조절되다면 진단이 맞다고 보아야 합니다. 뇌 촬영을 반복하는 것은 많은 도움이 안 되지만 뇌파를 6~12개월 간격으로, 특히 증상이 있는 직후에 반복 검사하다보면 검사에서 추후에 확인되는 경우도 많습니다.

**30.** 제가 며칠 전에 밥을 먹다말고 쓰러졌습니다. 제 남자친구가 얘기하기를 갑자기 밥 먹다 말고 쓰러지더니 몸을 떨고 구토를 했다고 합니다. 그런데 이번 일이 두 달 전에도 생겼습니다. 생각은 안 나는데 일어나보니 머리가 깨질 듯 아프고 정신이 혼미했습니다. 이런 증상들도 뇌전증에 포함이 되나요? 만약에 뇌전증이 맞다면 어떻게 해야 하나요? 제가 술을 즐기는 편인데 술은 마시지 말아야 하는건가요?

**답변** 증상 자체는 뇌전증 발작일 가능성이 높으나 아직 뇌전증인지는 불확실합니다. 뇌전증이라고 하면 특별한 유발 요인 없이 두 번 이상의 발작이 있는 경우인데 술이나 수면부족은 발작을 유발하므로 이러한 유발 요인이 어느 정도나 영향을 끼쳤는지 검토해 보아야 합니다. 어찌되었건 병원을 방문하여 검사는 시행하는 것이 맞습니다.

## 동반증상(가슴통증, 두통)

**31.** 부인이 6월 13일 05~06시경 경련을 하여 집에서 가까운 병원에 입원하여 MRI/CT/뇌파검사 순으로 검사하였는데 우측 전두엽쪽에 기생충으로 보이는 하얀색 물질이 찍혔습니다. 그 물질이 의사선생님이 말하시길 기생충으로 척수검사를 하여 염증수치를 보니 기생충이 죽어서 석회화된 것 같다고 말씀하셨으며, 초기 경련은 언제 하였는지 질문하니 부인이 13살 때 경련(당시에 풍이라고 함)이 몇 차례 있어서 한약으로 치료한 이후 단 한 번도 발생하지 않았다고 하였습니다. 그리고 2010년 6월 13일 05~06시경 발작을 하게 되었습니다. 발작을 하기 전까지 상황을 서로 이야기해 보았는데 제가(남편) 느낀 점은 아파트 감사를 맡고 있었으며 집안일, 감사일, 아이들 학교일 등의 스트레스를 받아 우울증의 초기 증상처럼 가슴이 답답함이 있었나봅니다. 그 후 발작을 하게 되었고 현재까지 치료를 받고 있는 중입니다. 지금 머리 윗쪽이 멍든 것처럼 아픈 느낌이 가끔씩 있다고 합니다. 또한 이런 느낌 때문인지 가끔씩 가슴이 답답하다고 합니다. 우울증 초기증상인가요?

**답변** 뇌전증과 우울증은 완전히 다른 질환입니다. 만성 뇌전증 환자에서 일반인에 비해 우울증이 많을 수는 있으나, 뇌전증 증상과 우울증 증상은 별개로 판단하여야 합니다. 가슴답답증은 우울증 증상일 수도 있지만, 발작증상에 대한 자각으로 일시적인 경우일 가능성 더 높겠으며, 부인을 안심시켜 주시고 발작이 더 이상 재발하지 않는다면 호전될 가능성이 높아 보입니다.

**32.** 작년 12월쯤부터 약 복용하기 시작한 20살 여학생입니다. 현재 오르필 300 mg과 케프라 750 mg을 복용하고 있는데요. 최근 3개월 동

안에 유난히 몸의 어딘가가 바늘로 콕콕 찌르는 것처럼 아픕니다. 다르게 뭔가를 먹었다던지 그런건 아닌데 오른쪽 가슴 밑부분과 명치, 특히 심장 한가운데가 아픕니다. 심폐소생술하는 부분이 상당히 자주 찌르는 느낌이 있어 수업 듣는데도 가끔 지장이 있습니다. 워낙에 어릴 때부터 혈행이 좋지 않긴 했지만 이렇게 바늘로 찌르는 듯한 느낌은 올해가 처음이라서 한번 여쭤봅니다. 손발이 따뜻하거나 정상체온이었던 적이 없습니다. 손이 유난히 차갑고 전에 편두통약도 복용했었습니다(그것도 오르필입니다).

**답변** 이러한 느낌은 대개 큰 문제가 있는 경우는 드물고 신경을 많이 쓰거나 스트레스를 받으면 잘 나타나는 증상입니다. 그러나 증상이 계속되고 특히 운동을 할 때 아프거나 하면 검사를 받는 것도 좋겠습니다.

## 임신관련

**33.** 제 여자친구는 21살이고, 현재 임신 5주째입니다. 사실 뇌전증을 앓고 있던걸 교제 시부터 알고 있어서 여자친구의 몸을 생각해서라도 주의했어야 했는데, 그게 잘 안되서 아이를 가지게 되었습니다. 저희는 낳을 생각입니다. 인터넷으로 이것저것 알아본 결과, 임신초기 때 엽산을 복용해야 아기 태어날 때 도움이 된다고 하던데 중요한 것은 병원에서 지금 엽산을 못준다는 겁니다. 또한 지금 먹는 약도 그대로 먹어야 된다고 합니다. 그래도 문제가 없는건가요?

**답변** 일단 크게 위험한 약은 우선 없습니다. 조금씩의 위험은 있으나 그 확률이 그렇게 높지는 않으며 미리 계획을 세웠다면 두 가지 정도로 줄이는 것도 가능했을 듯도 합니다. 아마 위험이 높은 약이 없어서 엽산

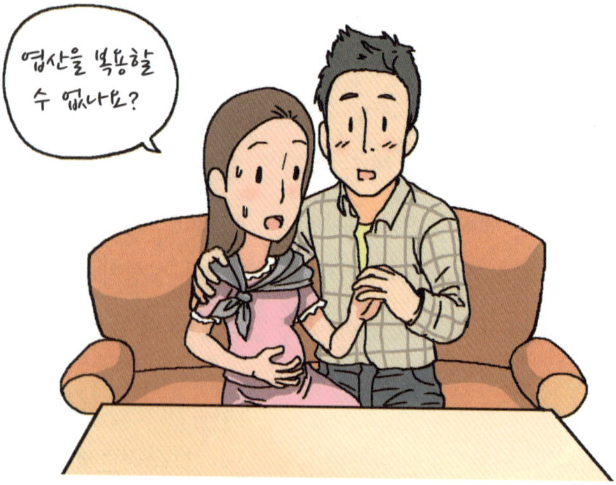


을 안 쓰신 것으로 보이는데 그래도 엽산은 특히 임신 12주까지 도움이 될 것으로 생각되며 하루 4 mg의 높은 용량으로 먹는 것이 좋겠습니다 (약국에서도 구할 수 있습니다). 산부인과 진료도 잘 받도록 하십시오.

## ↗ 소아상담

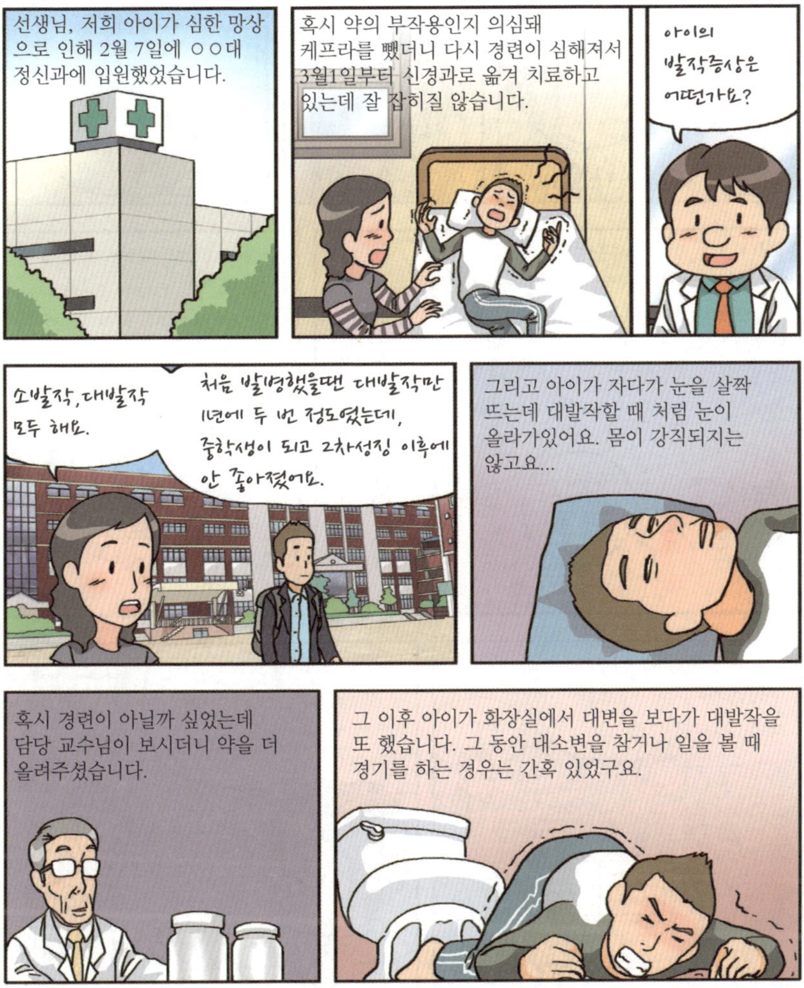

선생님, 저희 아이가 심한 망상으로 인해 2월 7일에 ㅇㅇ대 정신과에 입원했었습니다.
혹시 약의 부작용인지 의심돼 케프라를 뺐더니 다시 경련이 심해져서 3월1일부터 신경과로 옮겨 치료하고 있는데 잘 잡히질 않습니다.
아이의 발작증상은 어떤가요?
소발작, 대발작 모두 해요.
처음 발병했을땐 대발작만 1년에 두 번 정도였는데, 중학생이 되고 2차성징 이후에 안 좋아졌어요.
그리고 아이가 자다가 눈을 살짝 뜨는데 대발작할 때 처럼 눈이 올라가있어요. 몸이 강직되지는 않고요…
혹시 경련이 아닐까 싶었는데 담당 교수님이 보시더니 약을 더 올려주셨습니다.
그 이후 아이가 화장실에서 대변을 보다가 대발작을 또 했습니다. 그 동안 대소변을 참거나 일을 볼 때 경기를 하는 경우는 간혹 있었구요.

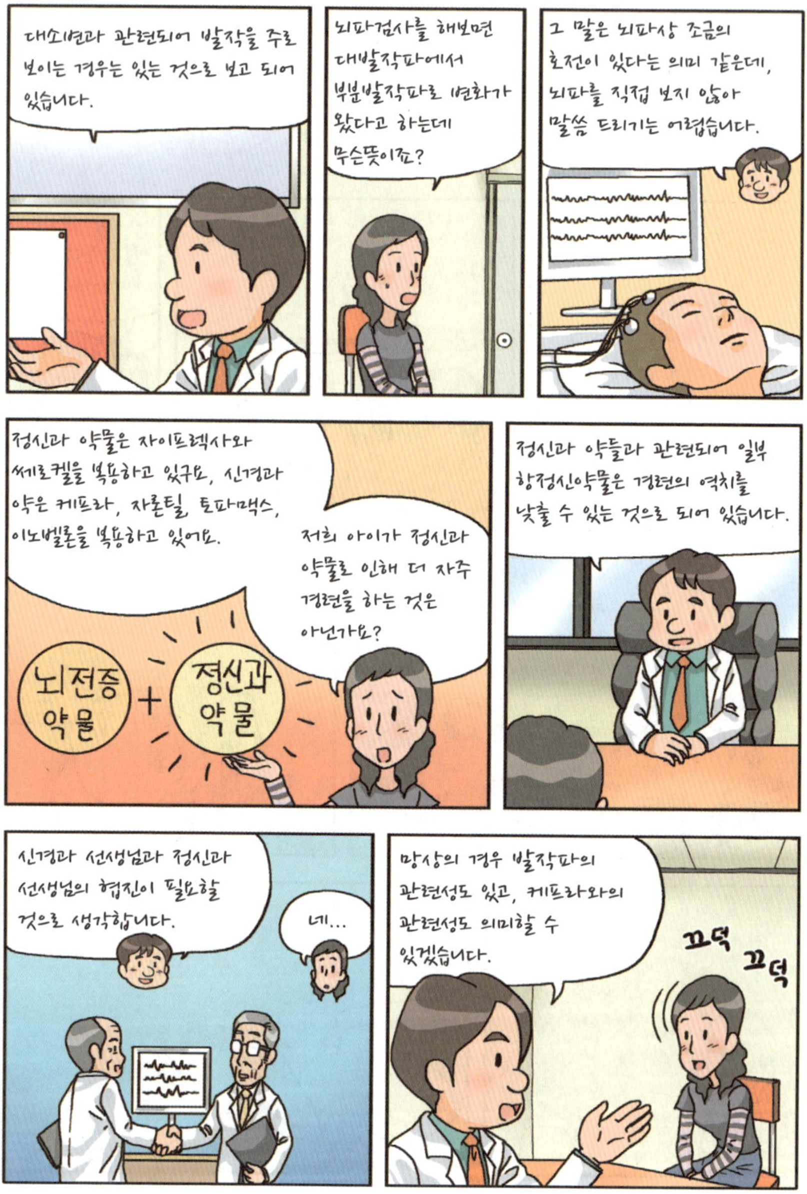
대소변과 관련되어 발작을 주로 보이는 경우는 있는 것으로 보고 되어 있습니다.
뇌파검사를 해보면 대발작파에서 부분발작파로 변화가 왔다고 하는데 무슨뜻이죠?
그 말은 뇌파상 조금의 호전이 있다는 의미 같은데, 뇌파를 직접 보지 않아 말씀 드리기는 어렵습니다.
정신과 약물은 자이프렉사와 쎄로켈을 복용하고 있구요, 신경과 약은 케프라, 자론틴, 토파맥스, 이노벨론을 복용하고 있어요.
저희 아이가 정신과 약물로 인해 더 자주 경련을 하는 것은 아닌가요?
뇌전증 약물
정신과 약물
정신과 약들과 관련되어 일부 항정신약물은 경련의 역치를 낮출 수 있는 것으로 되어 있습니다.
신경과 선생님과 정신과 선생님의 협진이 필요할 것으로 생각합니다.
네…
망상의 경우 발작파의 관련성도 있고, 케프라와의 관련성도 의미할 수 있겠습니다.
끄덕 끄덕

## 유발요인

**1.** 지금 현재 초등하교 2학년이고, 데파코트 750 mg(2회), 리보트릴 1 mg(1회)복용중입니다. 두 달 전부터 일주일에 한 번씩 가볍게 경기를 한 것이 좀 호전된 것입니다. 12일 방광염에 걸려서 물 많이 먹고 소변을 많이 보더니 3번 경기를 했고, 26일 새벽에 수영을 신나게 했더니 쉬다가 한 번, 오늘 29일은 하기 싫은 공부를 하다가 두 번 했습니다. 신나지만 피곤했을 때, 하기 싫은 일을 했을 때, 뜸 했던 경기를 했습니다. 이런 경우 새벽에 수영을 안 하거나 공부를 안 하면 경기를 안할 수 있나요?

**답변** 환자마다 경련을 유발시키는 환경이 모두 다를 수 있으므로 일률적으로 원칙을 이야기하기는 곤란합니다. 잘 알려진 경련의 유발인자는 발열, 수면부족, 동반질환 상태 등이 있으며, 환자에 따라 평소보다 지나친 운동을 해서 몸이 피곤하거나, 극도의 스트레스를 받을 때 경련을 보일수는 있습니다. 환자가 같은 상태에서 반복적으로 경련을 보인다면 우선은 그 상황을 피할 수 있도록 하는 것이 최선이겠습니다.

## 교우관계

**2.** 제 동생은 16살이고 15살 때 처음 증상이 나타났습니다. 제 동생이 잦은 발작을 일으키면서 저희 가족들은 동생이 외출하는 것도 최대한 삼가시키고, 컴퓨터도 하지 못하게 하고 있습니다. 한창 친구들과 어울릴 나이라는 것을 알지만 추운 날씨에 친구들과 밖에서 어울리다가 발작을 일으킬까봐 걱정이 되기 때문입니다. 그리고 간혹 밖에서 발작

을 일으킬 경우 주위에 도와줄 사람이 없을테고요. 이로 인해 제 동생이 무척 스트레스를 받는 것 같습니다. 동생은 친구들과 자주 어울리지 못하게 되면서 친구들과 이야기거리가 없어지는 것을 무척 걱정하고 있습니다. 며칠 전에는 하교 후 친구들과 어울리고 싶다는 것을 억지로 집에 오게 하였더니 오랜 시간 울다가 저녁에는 전신발작을 일으켰습니다. 자신이 하고 싶은 것을 못하게 할 때 스트레스를 보통 때보다 심하게 받는 듯합니다. 저희 가족들은 동생이 걱정되기 때문에 못하게 하는 것인데... 막연히 동생이 나가서 친구들과 놀고 싶다고 할 때마다 허락을 할 수 없는 노릇입니다. 계속 이런 상황일 때는 어떻게 해야 하나요?

**답변** 약을 투여하면서 발작이 잘 조절되는 경우, 일상적인 사회생활을 너무 지나치게 제한하는 것은 오히려 바람직하지 못합니다. 난치성 뇌전증이 아닌 이상 이전까지의 교우관계도 유지하게 하시고, 학습이나 생활에서도 적절한 정도의 노력을 하게끔 하는 것이 바람직합니다.

## 약물 부작용

**3.** 제 여동생은 16살입니다. 15살 여름부터 증상이 처음 나타나기 시작했습니다. 병원에서 검사를 받고 약물치료를 시작하고 지금은 케프라를 1일 2회 복용 중입니다. 의사 선생님은 처방을 내리면서 약물 복용 중에도 전신발작은 나타날 것이라고 했지만 약물 복용 후 발작을 더 자주 일으킵니다. 그리고 케프라 복용 후 제 동생은 하루 지난 일을 자주 잊게 된다고 합니다. 이는 약물 부작용으로 의심됩니다. 맞나요?

**답변** 우선 부작용이 전혀 없는 약은 없다는 말씀부터 드려야겠습니다. 뇌전증약뿐만 아니라 어떤 약물도 모두 원하지 않는 부작용은 있으며 정도의 차이가 있는 것입니다. 최근의 뇌전증약(케프라 포함)은 이전의 약물에 비해 이러한 부작용의 정도나 빈도가 현저하게 개선되었다고 하나, 여전히 소수의 환자에서는 부작용을 나타내게 됩니다. 그러나 말씀하신 증상이 케프라와 연관된 것인지 아니면 발작 자체의 장기적 현상과 연관된 것인지는 명확하지 않습니다.

## 대처방법

**4.** 제 아이는 6살입니다. 뇌전증 유형이 대체로 잠들기 직전에 하는데 눈이 초기에 오른쪽으로 눈이 돌아갔다가 2~3분 후 심해지면서 왼쪽으로 돌아갑니다. 뇌전증이 시작하면서 구토를 하기 시작합니다. 이후 정신을 잃고 구토를 하려고 하면서 숨 쉬기 힘들어 하다가 구토를 완전히 마치면서 정상으로 돌아 옵니다. 이런 과정을 불규칙 주기로 매월 반복 합니다. 제가 궁금한 점은 위와 같이 하는 기간이 어떤 때는 5분, 어떤 때는 20분도 합니다. 보통 정보를 보면 2~3분 정도 짧게 한다고 하던데 우리 아이처럼 긴 것도 일반적인가요? 그리고 시간이 길어지면 길어질수록 구급차를 불러야 하나 말아야 하나 상당히 고민을 합니다. 경련까지는 안 가기 때문에 그냥 두고는 보는데 혹시 여기서 경련을 시작하면 바로 병원에 가야 하는 것인지 아닌지도 모르겠습니다.

어느 정도 이상이 되면 병원에 가야 하는 건가요? 우리 아이처럼 시간은 길어도 경련이 없으면 안 가도 되는 건가요?

**답변** 환자의 경우 뇌파와 같이 고려를 해야 하겠지만 임상적으로는 소아기 후두부 뇌전증과 상당히 유사한 증상을 보이는 것 같습니다. 5

분 이상 지속되는 발작의 경우 원칙적으로는 응급실에 방문하여야 합니다. 환자의 경우 구토나 숨쉬기 곤란해 하는 것 자체가 경련의 한 증상일 가능성이 대단히 높습니다.

## 난치성 및 약조절

**5.** 돌무렵 뇌에 혈액부족으로 양쪽 측두엽과 두정엽에 손상이 있었는데 소량의 오르필로 조절되어 잘 자라왔습니다. 그런데 9살된 봄부터 다시 시작한 경기가 아직 안 멈춥니다. 오르필 → 오르필, 트리렙탈 → 오르필, 라믹탈 → 오르필, 토파맥스 → 오르필, 케프라 → 오르필, 케프라, 센틸 → 데파코트, 케프라, 리보트릴... 부작용 때문에 성급히 바꾸기도 했지만, 멈추지도 않는 경기와 약 증량, 약 바꿈으로 이어지는 것이 이젠 지칩니다. 선생님 뵈도 별다른 말씀 없고 처방해주는 약 가지고 희망에 부풀어 먹이면 며칠 있다가 또 경기하고, 흔한 질병도 아니라 누구한테 맘 편히 얘기도 할 수도 없습니다.

절망의 나날입니다. 요즘은 약 때문에 그런지 밤에 자다깨다 하여 상태가 또 안 좋습니다. 살아가는 게 너무 힘듭니다. 어떻게 하죠?

**답변** 환자는 현재 여러 가지 약을 시도하며 가장 적절한 약을 찾아나가는 과정에 있는 것 같습니다. 환자의 영상소견이나 현재 뇌파 소견을 보지 않아 정확한 상담은 어렵지만, 우선은 담당 선생님과 좀 자세한 상담을 하시는 것이 좋겠습니다. 앞으로의 치료과정에 대한 설명도 들으시고, 만일 환자가 약으로 조절되지 않는 난치성 뇌전증일 경우 투약 이외의 다른 치료 방법들에 대한 고려는 어떠한지 등에 대해 설명을 듣고 나시면 좀 더 긴 안목으로 환자를 바라보실 수 있지 않을까 합니다.

**6.** 초등학교 2학년 남아입니다. 올봄 4월에 한 번. 한 달 후부터는 2주 만에 한 번하더니 약(오르필, 트리렙탈) 증량하는데도 발작횟수가 늘고, 발작은 눈, 머리, 손이 우측으로 돌아가며 30~40초 정도 지속됩니다.

트리렙탈을 최대용량(1500 mg/1일)으로 올려도 부작용(구토, 식욕저하, 어지러움, 두통, 가라 앉음, 잠)만 있지 경기는 계속되어 오르필은 9 mL 계속 복용하면서 '라믹탈, 토파맥스, 케프라, 센틸'로 바꿔도 경기의 양상은 그대로입니다. 횟수가 줄기는 했습니다. 이젠 데파코트가 주가 되면서(750 mg/1회 × 2) 저녁에 리보트릴(0.5 mg 2개)을 추가로 먹습니다. 경기는 7~8일 간격으로 하루에 3~4번 합니다. 그런데 경기양상이 소발작으로 바뀌었고 10초 안으로 끝나는데 의식은 있다 없다 합니다.

궁금한 것은 약을 조절하면서 경기모양이 대발작(30~40초, 3~4일 간격)에서 소발작(10초, 7~8일 간격)으로 바뀌었는데 좋은 현상인가요? 참고로 저희 아이는 2세 때 뇌손상이 있었는데 소량의 오르필로 잘 조절되다가 약 끊은지 몇 개월 만에 다시 경기를 시작했습니다. 하지만 이번에는 9개월째 약 조절 중입니다. 좋은 말씀 부탁드립니다.

**답변** 대발작보다 소발작이 더 양호한 발작이지는 않습니다. 단순히 하는 모양으로 붙인 이름일 뿐이며, 뇌파상의 기시점이나, 전파 양상에 따른 차이일 뿐입니다. 아직도 계속 한다면 질환의 근본적인 예후는 바뀌지 않습니다. 다만 대발작일 때 사고가 날 위험이 더 크기 때문에 그런 측면에서는 좋은 방향으로 생각할 수도 있겠습니다.

**7.** 현재 7살 남아입니다. 2007년 5살 때 2월 25일 목욕탕서 넘어지고 정수리 부분을 1바늘 꿰맨 후 3월 1일부터 경련을 시작 했는데, 처음에는 살짝 눈이 풀어지고 3~5초 정도 가만히 있어서 병원에 입원해서 뇌파검사를 했는데 발작파가 없었습니다. 점점 횟수와 몸떨림 호흡정지

가 30~40초 정도 하루에 100번 이상도 더해서(주로 자기 전, 잠들고, 잠 올 때 해서) MRI, PET-CT, SPECT를 했는데 구조나 이상소견이 없다고 합니다. 25일 정도 입원해서 겨우 경기는 멈추고 퇴원해서 약 복용했는데, 2007년 8월15일 똑같이 살짝 경련을 시작해서 첫 번째 입원 때와 같은 모습으로 심해졌습니다. 20일 정도 이 약 저 약 써서 겨우 멈추고 퇴원해서 지금까지 토파맥스 100 mg + 오르필 6 mL를 하루 2번씩 먹어 조절했는데, 2010년 1월 8일부터 똑같은 모습으로 경련을 하고 있습니다. 병원에서 오르필 시럽 4 cc 증량하고, 토파맥스 500 mg을 증량했는데 아직도 경련을 합니다. 주로 잠자면서, 잠이 오면 많이 하는데 의사 선생님은 해볼 검사 다 해봐서 입원하지 말고, 약으로 조정해보자고 하는데, 아이하고 제가 죽을 것 같습니다. 아이는 경련하는걸 알고 있고 경련할 때 말을 하려고 하고, 끝난 후 숨기기 위해 안한 척하고, 경기할 때 하던 말을 이어 합니다. 어쩌면 좋은가요?

**답변** 초반기에 경련을 자주 하는 경우 부모님의 심정이 얼마나 애가 타신지는 저희도 잘 알고 있습니다. 경구약으로 조절을 하는 경우에 약을 지나치게 많이, 빠르게 증량할 경우, 환자가 약에 적응하는 시간을 갖지 못해 많이 힘들어하며, 무엇보다 용량과 관련된 약의 부작용이 나타날 수 있어 경련을 하는데에도 불구하고 시간을 두고 투약을 조절하는 것입니다. 만일 대발작이 자주 일어나거나, 부분발작이라 할지라도 하루에도 여러 번 나타나서 경구약 외의 다른 방법을 찾아야겠다고 생각될 경우 일시적으로 주사제를 사용, 입원 치료하는 경우도 있습니다.

**8.** 트리렙탈을 증량복용하다가 두통, 어지러움, 가라앉음이 심해져 라믹탈로 바꿨으나 복용한 지 하루부터 잠을 못자고 경기횟수와 시간 증가하여 토파맥스로 바꿨습니다. 궁금한 것은 맞는 경기약을 찾았더라

도 금새 멈추는 게 아니고 횟수와 시간이 점점 줄어들다가 서서히 멈추는 경우도 있나요? 제가 알기론 맞는 약 먹으면 바로 멈추는 걸로 알고 있는데, 제 아이가 네 번째로 약을 바꿨는데도 경기를 계속합니다. 현재 오르필도 함께 복용하고 있습니다.

**답변** 보통 경련이 심한 경우 투약을 시작하거나 변경하고 나서 효과가 나타나려면 최소한 일주일 정도는 기다려야 하며, 약을 처음 시작해서 증량하는 경우 한 달에서 수개월까지 시간이 필요하기도 합니다. 선생님 말씀에 따라 잘 복용하면서 시간을 갖고 조금 더 기다려 보도록 하시길 바랍니다.

**9.** 발병 초기 때는 잠을 잘 때 발작을 시작 했는데, 2년 넘게 라믹탈과 데파킨을 같이 먹었으며 발작을 하지 않는다고 하여 조절해서 데파킨을 600 mg만 하루 2알씩 아침 저녁으로 먹었습니다. 석달 정도 되었습니다. 뇌파검사는 2월경에 했는데 아무 이상 없었습니다. 혈액검사도 정상이었는데 갑자기 오늘 아침에 머리를 감다가 쓰러지면서 발작을 다시 시작하였습니다. 2~3분 정도 의식을 없었으며 혈액순환이 되지 않는지 입술이 하얗게 변했습니다. 팔과 다리, 얼굴, 눈 쪽에서 마비가 왔습니다. 눈에 초점 또한 없고, 의식은 전혀 없었습니다. 중3이다 보니 수면시간과 시험기간이라 스트레스도 받은 것 같습니다. 오전에는 시간을 맞춰서 복용을 하는데 저녁에는 복용시간이 좀 불규칙하지만 복용은 꾸준히 했습니다. 답답한 맘에 무엇이 문제인지 원인이 무엇인지 어렴풋이라도 알고 싶습니다. 지금 다니고 있는 병원에 담당의도 벌써 4번이나 바뀌었으며 바뀔 때마다 서로 다른 처방을 내려서 신뢰도 가지 않아 심적으로 너무 힘들고 고통스럽습니다. 선생님의 정성어린 조언 부탁드립니다.

**답변** 우선 약을 줄이는 과정에서 저녁 약의 복용을 불규칙적으로 했다면 병원에서 약물 농도를 측정해 보시는 것이 좋겠습니다. 만일 약물 농도가 지나치게 낮거나 들쑥날쑥할 경우 약물을 규칙적으로 복용하며 시간을 두면서 지켜볼 수 있겠고, 경우에 따라서는 증량이나 다시 라믹탈 처방을 고려할 수도 있는데, 이를 판단하기 위해 뇌파검사의 재검이 필요할 것으로 보입니다.

**10.** 아침 7시 30분에서 8시에 증상이 나타나고 곧 또 나타납니다. 평균 서너 번 합니다. 약하게 저녁에도 두 번 이상 일어납니다. 트리렙탈 필름코팅정 300 mg이 약해서 그런지 아니면 약이 안 맞는건지, 어떻게 해야 할지 답변 부탁드립니다.

**답변** 뇌전증이라는 큰 질환의 틀 안에서도 수십 가지의 진단으로 나뉘게 되며, 이는 환자의 나이, 양상, 뇌파소견, 영상소견에 따라 진단을 하게 됩니다. 각각의 세부 진단에 따라 예후에 차이가 있을 수 있어 말씀하신 것만으로는 정확한 답을 드릴 수 없으나, 현재도 자꾸 발작이 있다면 담당 선생님과 상의 후 투약을 더 조정하셔야 합니다.

**11.** 저희 아들은 약을 먹어도 계속 경련을 합니다. 지금 약 먹은 지 3달이 다되어가는데 10개월밖에 안된 아기라 약 먹기를 너무 힘들어 합니다. 약을 먹여도 하고 약을 안 먹여도 하는 거 약을 안 먹이면 안되나요? 약으로 인해 발달이 많이 늦어진다하니 혹시 저능아가 되는 건 아닌지 걱정이 됩니다. 우리 아들보다 더 많이 아픈 환아들에게는 정말 미안 한 말이지만, 부모로써 고민 안 할 수가 없는 문제입니다.

**답변** 우선 치료과정에서 적절한 약과 그 용량을 찾는데 다른 아이들보다 고생을 하는 아이들이 있습니다. 이럴 경우 부모님들이 상심하시는 것은 당연합니다. 그러나 약을 먹이지 않고 경련을 계속할 경우 초래되는 더욱 심각한 문제들(여기에는 발달 지체 및 인지기능 저하도 포함됩니다)을 고려했을 때 약을 포기하는 것보다는 담당 선생님과 자주 상담하시고, 가능한 빠른 시간 내에 약으로 조절하도록 노력하는 것이 바람직한 방법이라고 생각합니다. 특히 요즘은 기존의 약들이 가지고 있었던 부작용이 개선된 약들이 많이 나와 있으므로 환자의 상태 및 부모님이 걱정하는 바를 담당 선생님과 잘 상의하시면서 치료에 최선을 다하시길 바랍니다.

**12.** 올해 초등학교 2학년된 제 아들 이야기입니다. 돌 직후에 자다가 전신발작을 해서 인근 대학병원에서 검사하니 뇌혈관기형이라고, 혈관이 막혀 뇌경색이 온 상태라 큰 병원으로 가야 한다고 했습니다. 반신마비상태로 있다가 ○○대학병원에서 혈관문합술(EDAS)수술 받고(생후 15개월 때) 오르필을 먹으면서 잘 자라왔습니다. 그런데 오르필을 끊은 지 몇 달 만에 올 4월경 약하게 경기를 했고, 5월부터는 일주일에 한 번씩 우측으로 눈과 몸이 돌아가는 두 팔을 구부린 채로 5~6초 하다가 이름을 부르면 긴 숨을 토해내며 정상으로 되돌아왔습니다. △△병원 다니면서 MRI, MRA, 관류검사, 뇌파검사, 혈액검사 등을 했습니다. 결과는 돌 무렵에 측두엽 쪽으로 손상된 곳에서 경기파가 많이 나온다고 합니다. 항경련제(오르필 10 mL/하루, 트리렙탈 600 mg/하루)량을 조절해도 이틀에 한 번씩 위와 같은 경기를 자꾸 해서 △△대학병원 응급실에 갔습니다. 2주 동안 입원해 있으면서 소발작을 이틀에 한두 번씩 하니까 뇌파 검사하면서 항경련제를 올렸고, 4일 동안 경기를 안하고 항경련제(오르필 14 mL/하루, 트리렙탈 1200 mg/하루)를 처방 받아 퇴원했습니다. 그런데 집에 와서 이틀에 한두 번씩 소발작을 합니다. 머리가 어지럽고 아프다고 가끔 말하고, 잘 때는 입맛을 다시면서 하품을 하기도 합니다. 약에 대한 부작용

인지, 적응하는 단계인지 궁금합니다. 병원에서는 외래로 오라는데 엄마인 저로서는 하루하루가 초조합니다. 어떻게 해야 할까요?

**답변** 아직은 투약으로 조절하는 초기 단계이므로 약 조정에 시간이 더 걸릴 수 있습니다. 우선 외래로 전환하셔서 날짜는 당겨달라고 하시고 선생님과 상담하도록 하시되, 만일 경련이 점차 늘어나는 추세이면 응급실에 방문하도록 하십시오.

**13.** 1월 초에 증상이 시작되었습니다. MRI 검사를 해본 결과, 대뇌피질이형성증이고, 뇌전증이라고 하네요. 처음에는 2~3번 증상이 있었는데, 약을 복용하는데도 하루에 8번 정도 증상이 나타납니다.

이건 약이 효과가 없다는 생각이 듭니다. 지금은 아침, 저녁으로 라믹탈 25 mg, 토파맥스 25 mg 복용 중인데, 증상이 호전되지 않습니다. 약을 한 달 치 처방받았는데 효과가 없을 때 바로 약을 바꾸지 않는 건 왜 인가요? 대뇌피질이형성증으로 인한 뇌전증이면, 나중에 더 심한 발작으로 변할 가능성은 어느 정도인가요?

**답변** 아직은 투약을 많이 하고 있지 않은 상태이므로 점차 투약을 증량하면서 약의 효과를 기다려야 할 것으로 생각합니다. 대뇌피질이형성증의 경우 많은 수의 난치성 뇌전증 수술 환자의 원인질환으로 알려져 있습니다. 우선은 약물로 치료를 하고 만일 투약에 반응이 좋지 않을 경우 수술적 치료의 가능성이 있으므로 선생님과 상의하도록 하십시오.

## 뇌전증 진단관련

**14.** 항경련제 복용 후에 경련은 안하는데 뇌전증파가 잡힙니다. 뇌

전증파가 없어지기도 하나요? 그리고 가끔 멍하니 있으면 어지럽다고 하는데 이것도 뇌전증과 연관이 있나요?

**답변** 꾸준히 치료를 잘 하는 경우 많은 수의 환자에서 뇌전증파가 없어지기도 합니다. 멍하니 있으면서 의식이 잘 보존되고 있다면 경련은 아닐 가능성이 많겠습니다.

## 약물부작용 관련

**15.** (간손상) 현재 6살된 남아의 엄마입니다. 2살 때 열성경련으로 시작해서 재작년(2008년, 4세) 12월에 의사선생님께서 뇌전증파가 나온다고 하셔서 현재 약을 복용 중입니다. 오르필 4.5 cc와 라믹탈 50 mg을 아침 저녁으로 두번 복용 중입니다. 현재 먹고 있는 약들이 오랜시간 복용을 하다보면 간이 많이 손상되지 않을까 걱정입니다.

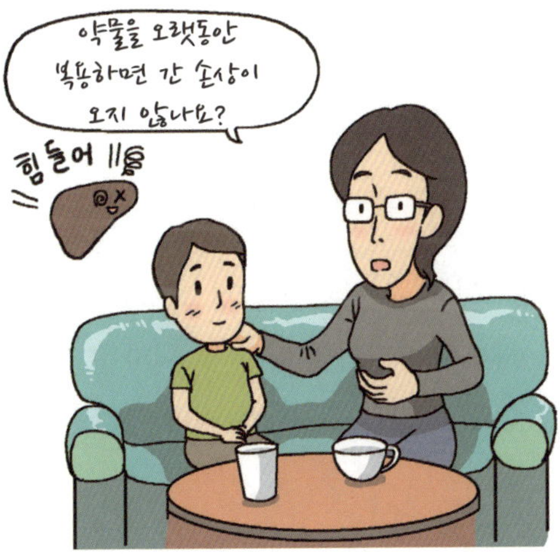
약물을 오랫동안
복용하면 간 손상이
오지 않나요?
힘들어

**답변** 우선 현재의 약 용량으로 큰 부작용을 걱정하지는 않으셔도 되겠으며, 간혹 용량과 상관없이 발생하는 부작용에 관해서는 담당 선생님께서 적절히 모니터링하고 계실 것이므로 걱정하지 않으셔도 되겠습니다. 다른 약물을 같이 장기간 사용하거나(한약 포함) 하지 않는다면 간 손상의 경우도 극히 드문 경우에서 발생하므로 걱정하지 않으셔도 됩니다.

## 약물상호작용과 커피

**16.** 어릴 때 갑자기 쓰러졌던 기억 빼고는 서른살이 되어서 뇌전증(전신발작 + 대발작) 재발이 시작된 것이 엊그제, 2달 만에 갑자기 쓰러졌다면서 엄마가 많이 걱정을 하셨습니다. 갑자기 왜 이렇게 쓰러지는지 이유가 뭔지 잘 모르겠습니다. 제가 커피를 즐겨 마시는데 많이는 안 마시고 2잔까지만 마시고 있습니다. 지금 먹고 있는 약이 케프라정 500 mg인데요. 아침에 2알, 저녁에 2알 총 2000 mg 먹고 있습니다. 약을 먹고 있는데도 갑자기 재발하는 것이 약물충돌이 있어서 그런 건지, 아니면 커피 때문에 재발 위험성이 큰 건지, 지금 약 먹고 있는 신경정신과 약물 때문에 충돌이 일어난 것은 아닌지 염려가 됩니다. 약은 거르지 않고 잘 복용하고 있는데 갑자기 쓰러지는 이유가 뭔지 뇌파검사를 다시 해봐야 되는 건지 여쭈어 보고 싶습니다.

**답변** 재발과 커피와는 큰 상관없을 것으로 생각합니다. 또 현재 비디오 뇌파 검사를 시행하여 발작의 양상 및 뇌파를 보면 좀 더 적절한 치료 방법을 찾을 수 있지 않을까 기대해 봐야 할 것 같습니다.

## 뇌전증 진단관련

**17.** 올해 3월 처음으로 수면 중, 10분 뒤 한 번, 11월에 이틀 연달아 2번, 총 3번인데 눈과 입이 돌아가고 혀가 나오고 숨이 헥헥 거리거나 침이 꿀꺽꿀꺽 넘어가면서 몸이 꼿꼿이 뻗어 있었습니다. 옆으로 누운 상태에서 5~10초 정도 했습니다. 그런 경험으로 밤새 지켜본 결과 일주일 뒤에는 수면 중 입을 쩝쩝 다시거나 씹는 등의 모양과 손으로 입술을 살살 긁거나 한쪽 다리를 올려 양쪽으로 2~3번 흔들거나 손을 잡고 있으면 깜짝 깜짝 놀라듯이 움찔움찔합니다. 입을 다문 채 코로 숨을 깊이 들이마시고 내뱉는 등의 행위는 잠깐 하다가 다시 몸을 뒤척이며 숨소리가 편안해지는 것 같습니다. 입을 다실 때 살짝 눈을 1~2초간 뜬 적이 있습니다. 현재 MRI와 뇌파검사 해놓은 상태고, 다음 주에 심리검사도 한다고 합니다. 오늘 뇌파검사는 잠이 오지 않은 상태에서 검사된 것 같은데 그래도 진단이 되는 건가요? 제 딸의 경우는 행동의 양상만으로 분류하자면 어떤 종류에 속하는 건지요? 또 낮에 활동 중에도 다른 증상들이 나타날 수 있는지 궁금합니다. 여느 아이보다 밝고 명랑한 건강한 딸이었는데 갑자기 이런 현실에 부딪혀 막막합니다.

**답변** 자동증과 자율신경 증상을 동반하는 부분 뇌전증 발작으로 생각됩니다. 우선 각성 뇌파를 보고 필요하면 수면뇌파를 다시 할 수 있습니다. 기본적으로 주로 밤에 하는 환자라도 수면이 부족하거나 컨디션이 좋지 않을 경우 낮에 할 확률은 항상 존재합니다.

**18.** 초등학교 4학년 여아입니다. 어렸을 때 경기를 한번도 안하고 열감기도 거의 없는 아이였는데, 17일 오전에 학교에서 교우관계 문제로 여자아이들 7명이 선생님께 불려나가 혼나던 중, 갑자기 그대로 쓰러져

머리를 바닥에 쿵 하고는 선생님이 달려가보니 갑자기 눈 흰자가 보이며, 눈을 감고, 몸에 힘이 들어 가더니, 정신을 잃고, 15~20초 가량 있다가 선생님이 흔들어 깨우니까 일어났다고 합니다. 동네 대학병원에 가서 입원검사를 했는데, MRI는 이상이 없고 뇌파검사를 2번 했는데 경기파가 잡혔다고 약을 먹으라고 하셨습니다. 머리중앙에서 약간 오른쪽이라고 정상인도 잡힐 수 있는데 우리 아이는 쓰러진 것 때문에 그럴 가능성이 많으니 약 먹으라고 하셨습니다. 다른 병원에 가서 다시 검사해도 마찬가진가요? 아니면 뇌전증전문의한테 가서 다시 검사를 받아야 하는지 문의 드립니다.

**답변** 우선 현재 뇌파에 이상이 있다고 해도 증상과의 관련성은 확실하지 않습니다. 이럴 경우 바로 투약을 하지 않고 한 번 정도 더 기다려 볼 수도 있겠습니다. 원하시면 다른 병원에 방문하셔서 이차적 의견을 구하시길 바랍니다.

**19.** 우리 아이는 초등학교 3학년 여아입니다. 자라는 동안 경련 등 증세를 보인 적은 없었습니다. 다만 이모가 오랫동안 뇌전증으로 고생하다가 수술을 받고 거의 완치되었습니다. 딸아이가 2010년 10월 30일 낮잠 자다 오후 3시경 처음 경련이 있었습니다. 의식이 거의 없는 상태로 오른쪽 얼굴에 경련이 있고 입을 씰룩거리고 눈도 위쪽으로 돌아가고 몸도 좀 뻣뻣해지고 입에 거품도 보였습니다(2~3분 정도). 그래서 지방에 있는 대학병원에 가 MRI와 깨어 있는 상태에서 뇌파검사 3회(일주에 1번씩)를 실시하였습니다. 의사선생님 말씀이 모두 정상이라며 경련이 한 번 더 있으면 다시 오라고 해서 돌아왔습니다. 그 후 12월 14일에 저녁 11시경 잠든 지 얼마되지 않아 숨을 쉬기 어렵다며 자기가 방에서 거실로 걸어 나왔는데 증세가 첫 번째와 비슷했습니다. 그 뒤 ○○병원

에서 수면뇌파 검사를 다시 받았습니다. 좌측 측두엽에 뇌전증뇌파가 조금 있다고 하시며 부모가 원하면 약을 주겠지만 조금 더 지켜보고 결정하자고 하셨습니다. 그런데 올 1월 16일에 또다시 저녁 11시경 잠들고 얼마 되지 않아 첫 번째와 같은 증상을 보였습니다(2~3분 정도).

우리 아이는 어떤 증상의 뇌전증에 해당되는지 궁금합니다. 다른 증상으로 변할 수는 있는지, 3번 다 수면 중에 증상이 있었는데 깨어 있을 때도 증상이 일어날 수 있는지, 궁금합니다. 그리고 경련이 어느 정도 반복되면 약을 복용해야 하는지 혹 치료시기를 늦추다 증상이 더 악화될 수도 있는지 답답하고 궁금합니다.

**답변** 말씀하신 글로 미루어보아 전신화를 동반하는 복잡부분발작으로 생각됩니다. 대학병원을 다시 방문하셔서 상담을 받도록 하는 것이 좋겠으며, 원칙적으로 지금 상태는 치료를 시작해야 하는 단계로 보입니다. 수면 중에 발작으로 시작한 환자도 추후 각성 시 발작을 보일 가능성은 있습니다. 말씀하신 대로 지나치게 치료시기를 늦추는 것은 뇌전증의 임상 경과를 악화시킬 가능성이 있습니다.

**20.** 12살 남아입니다. 2년 전쯤 새벽에 이상한 숨소리에 잠을 깨보니 아이가 눈은 뜨고 있는데 동공이 풀리고 숨을 안 쉬는 듯 보이며 온몸이 축 늘어져 의식이 없었습니다(그 당시 전학관계로 스트레스도 있었음). 병원에선 경과를 두고 보자 하여 1년 8개월간 아무 증상이 없었습니다. 그런데 올 7월 14일 1박 2일 가족여행을 갔다 오는 차 안에서 전날 잠을 못 자서 그런지 앉아서 졸다가 번쩍 깨는 겁니다. 2, 3분 간 불러도 대답이 없이 멍한 상태로 앉아 있다 정신이 돌아왔습니다. 침을 좀 흘렸습니다. 그리곤 8월 5일, 수면 직후 눈을 45도 각도로 올려보면서 팔다리에 경련이 있는 거예요. 본인은 의식이 없으니까 기억을 못합니다. 뇌파

와 CT 촬영상 특이소견은 발견이 안 됐습니다. 그리고 9월 15일 또 한 번 비슷한 경련이 있었습니다. 제가 궁금한 것은 뇌전증 중에도 여러 종류가 있던데 어떤 병인건가요?

**답변** 우선 뇌파의 경우 발작 환자 중에 일부는 뇌파 상에 이상소견은 없는 경우도 있습니다. 따라서 발작이 반복되는 경우 뇌파가 정상이라 하더라도 투약을 해야 하는 경우도 있습니다. 아마도 아이의 경우 비슷한 경우로 판단됩니다. 우선 검사 및 예약이 가능한 병원을 다시 찾으셔서 다시 진단을 받으시는 것이 좋겠습니다.

**21.** 6살 아이가 자는 중에만 늘 증상이 있습니다. 자는 중에도 있고, 특히 깰 때, 잠을 방해 받았을 때 더 심해집니다. 소음이나 침대의 움직임, 기침하다 깨는 경우처럼요. 자다가 깰 때 또는 의식이 돌아왔을 때, 말하는 건 돌아왔는데 눈동자가 따로 놀거나 몇 박자 늦는 듯 보입니다. 양쪽 또는 한쪽으로 쏠린듯 보일 때도 있고 위로 향해 있거나 초점이 없습니다. 선잠이 깨서 그런것같이 보이기도 하고, 이상이 있는 것같이 보이기도 하구요. 자면서 움찔거리는 건 셀 수 없을 만큼 많습니다.

손을 부르르 부르르 몇 초간 떨기도 하고, 입가를 삐죽거리며 실룩이기도 하고 코도 찡긋 거릴 때도 있습니다. 끙끙 앓는 소리를 내기도 합니다. 고개를 끄덕이며 쩝쩝 입맛을 다시기도 하고 눈 감고 엄마를 부르거나 의미 없는 잠꼬대를 하기도 합니다. 자는 내내 기지개를 여러 번 켜며 뒤척임이 많고 하품도 많이 합니다. 눈을 세게 문지르기도 하고, 잘 때 늘 만지작거는 이불이 있는데 자다깨다 할 때 이불을 찾으며 만지작거리는 행동을 이불이 없을 때도 합니다. 빈 손가락만 만지작 만지작... 또 한 손의 엄지와 검지만 서로 딱 붙여 힘을 주고 있을 때도 있습니다. 증상이 있을 땐 배에서 꼬르륵 소리가 더 심해지는 것 같고 심장

박동이 갑자기 빠르고 세질 경우도 있습니다.

수면을 방해 받았을 경우 다시 잠들 때 잠시 눈을 뜬 채 잠을 자는 것 같기도 합니다.

작년에 처음 넘어졌을 때 찍었던 CT, MRI, 비디오뇌파 검사가 정상이었고 움찔거리며 잘 못자는 이유로 해본 수면다원검사에서 모두 정상으로 나왔습니다. 아이는 여전히 자는데 불편을 겪으며 수면 중에 이상해 보이는 증상을 보입니다. 18일 전 열성경련 의증 증상 —비디오뇌파 검사 시엔 열성경련 의증 같은 증상이 나타나지 않았고 따라서 결과 역시 정상이라고 했지만— 이후에 더 심해진 것 같은데 위에 나열한 증상들로 보면 혹시 재검사를 해야 하는 건 아닌지요. 힘겨운 여러 번의 검사가 모두 정상으로 나오니 또 검사를 해도 그 순간을 잡아내지 못한다면 무슨 의미가 있을까 싶기도 합니다. 제가 너무 예민해서 모든 것을 다 경련과 연관 짓나 싶기도 합니다.

만약 아이의 증상이 경련이라면, 그래서 약을 복용 해야하는 경우인데 경기파를 못잡아 투약이 늦어지는 거라면 어떤 위험이 있을 수 있나요? 증상이 심해진건 검사 후 일주일 정도인데 다시 검사받기에 적절한 시점은 언제일까요. 그리고 뇌파검사는 아이의 뇌에 전혀 영향을 미치지 않는게 확실한가요?

**답변** 말씀하신 대부분의 증상이 수면 중에만 있는 것이라면 대개의 경우 정상적인 수면 현상일 것으로 생각합니다. 부모님이 너무 예민하게 반응하시는 것일 가능성이 높을 것 같습니다. 뇌파검사는 환자에게 어떠한 영향도 미치지 않습니다.

## 성장 및 발달장애

**22.** 만 3살 8개월 된 여아입니다. 생후 5개월에 영아연축을 앓고서 지금까지 약을 먹고 있습니다.

선생님께서는 아직 약한 경기파가 남아 있지만 계속 좋아질 것이고, 뇌기능에 영향을 미치지는 않아서 아이의 발달과 생활에 문제 없으니, 유치원에서 다른 아이들을 따라 잡을 것이라고 말씀하셨습니다. 약도 다음 뇌파검사에서 더 좋아지면 서서히 끊을 것이라고 하셨습니다.

재활의학과 진료를 받을 때 특별히 작업치료나 다른 치료가 필요 없고, 유아체육교실 같은 곳에서 활동을 많이 할 수 있도록 하라는 말씀만 들었습니다.

키와 몸무게가 성장발달곡선 3% 이하에 들 정도로 또래보다 키도 작고 몸무게도 적습니다.

어린이집 선생님께서 눈을 잘 마주치지 않고, 표현되지 않는 감정을 울음으로 묘사하고, 또래와 어울리지 않고, 활동에 스스로 참여하지도 않는다고 말씀하셨습니다. 그리고 감정기복이 너무 심하다고 말씀하십니다.

유치원 준비프로그램에서 혼자 들어가는 곳에 들여 보냈는데 선생님을 뚫어지게 쳐다보며 웃으며 듣는데 선생님이 율동을 하라고 할 때는 따라 하지 않습니다. 친구들을 쳐다보기는 해도 말을 걸지 않고 함께 안고 뛰는 것도 가만히 서 있습니다.

걷기는 16개월에 몇 걸음 뗐다가 안 걷더니 18개월에 걸었습니다. 두 발로 제자리 뛰기는 40개월에 했고, 멀리뛰기, 높이뛰기는 하지 못합니다. 두 단어는 24개월, 문장언어는 35개월 정도에 했습니다. 일상생활에 필요한 간단한 말과 혼잣말은 잘 하지만, 질문에 답을 할 때 자신의 생각과 느낌을 말할 때 더듬거리며 이해력도 표현력도 또래보다 부족합니다.

늦었다고 생각도 들지만 지금이라도 빨리 아이에게 맞는 치료, 교육 프로그램이 들어가야 하지 않을까 조급한 생각이 들어서 먼저 상담실에 문의드립니다.

**답변** 키와 성장발달이 늦은 것은 향후 따라잡을 수 있을 것으로 생각하며, 집에서 식이에 문제가 있다고 생각하시면, 다음에 외래 오실 때 말씀 하시면 영양 상담을 받을 수 있도록 해드리겠습니다. 영아연축의 병력이 있는 환자의 경우 다른 아이보다 사회적 적응이 떨어지거나 할 수 있지만 아이처럼 빠른 시기에 잘 조절된 경우 여러 가지 보조적인 방법으로 향상을 기대할 수 있습니다. 정신지체라기보다는 적응장애의 일종으로 생각하며, 재활의학과 및 소아정신과 진찰을 받으시고 적절한 보조적 교육프로그램을 찾아보시는 것이 도움이 될 것 같습니다. 만일 오른손의 증상이 지속될 경우 뇌파를 다시 한 번 시행할 수 있겠습니다만 일단은 경과를 지켜보셔도 될 것 같습니다.

## 인지기능

**23.** 작년 6월 발작으로 진단받고 토파맥스(25 mg) 아침 저녁으로 한 알씩 먹고 있습니다. 현재는 9살입니다. 6월 이후로는 1년 3개월째 한 번도 경련이 없었습니다. 아이가 사고력이 많이 떨어진 것 같습니다. 혹시 약 때문에 그럴 수도 있나요? 그리고 계속 약을 먹어야 하나요? 우리 아이가 먹고 있는 약 용량이 다른 아이와 비교해서 어떤가요?

**답변** 우선 약은 나이에 비해 아주 소량을 쓰고 있는 편으로 학습에 지장을 받을 정도는 아닌 것으로 생각됩니다. 현재 1년 넘게 발작이 없다고 하더라도 앞으로 1년 반에서 2년 정도는 꾸준히 약을 복용해야 합니다.

## 예후관련

**24.** 3년 정도 약을 복용하고 며칠 전부터 약을 중단했습니다. 약을 먹지 않으니 좋기도 하지만 불안하기도 합니다. 생활하면서 특별히 조심해야 하거나 주의해야 할 것들이 있나요? 어떤 말씀이든지 도움되는 말씀 부탁드립니다.

**답변** 담당 선생님과 상의 후 검사 결과를 보고 약을 끊은 경우라면 크게 걱정하시지 않아도 됩니다. 정상적인 생활을 하도록 하시면 됩니다. 약을 끊고 재발하는 경우가 간혹 있기는 합니다만, 대개 1~2년 이상 증상 없이 지내면 괜찮다고 생각할 수 있겠습니다. 규칙적인 생활을 하시면서 경과를 지켜보도록 하시길 바랍니다.

## 유전

**25.** 저는 뇌파검사 때 경미한 뇌전증파가 잡힌다고 했습니다. 저도 특발성에 속하는지... 발병 때 특별한 병은 없었고 많이 놀라기만 했습니다. 저는 가족력이 없고 유전병이 아니라는 말만 믿고 아이까지 낳았는데 아이한테까지 이런 일이 생기다니 너무 어이없고 어찌할 바를 모르겠습니다. 피검사를 통해 유전자 이상 검사도 할 수 있다고 하는 것

같던데 사실인가요? 만약 그렇다면 어떤 이상이 있는지 찾아내 치료할 수도 있나요? 너무 막막합니다. 그리고 유전이 원인으로 의심되면 어떠한 검사를 더 받아야 하나요? 저희 아이는 깨어 있는 상태로 뇌파검사만 받았습니다. 아무 이상은 없습니다.

**답변** 특발성이란 의미는 현재의 진단기술로는 원인을 찾을 수 없다는 의미로도 쓰이지만 대개 이러한 병들의 경우 유전적 소인을 가진다는 의미로도 쓰입니다. 보호자께서 말씀하신 유전자 검사는 수많은 뇌전증의 원인 중 아주 일부인 전기적 채널 조절 기전의 이상을 밝히는 것으로 전체 환자 중 이 검사를 통해 이상이 발견되는 경우는 그리 많지 않습니다. 그러나 특정 뇌전증 증후군에서 특별히 검사 이상이 많이 나오는 것으로 알려져 있으므로 환자의 뇌전증 증후군이 이런 범주에 속한다면 검사가 의미 있을 수 있습니다. 담당 선생님과 상의해 보도록 하십시오.

**26.** 돌, 두 돌, 두 돌 반 정도에 열성경련을 했습니다. 그리고 괜찮았는데 12월에 유치원에서 점심 때 밥먹다가 갑자기 토하더니 멍하게 몇 초 서있다가 대답이 없으니 이상해서 선생님이 안고 1층으로 내려왔는데 고개를 오른쪽으로 돌리고 눈도 한쪽을 고정해서 보고 왼팔을 움찔거리며 조금 떨었답니다. 반응이 없자 차에 태우고 응급실로 갔고 제가 연락을 받고 응급실로 갔을 때 잠드는 약을 4번 정도 주셨는데 한 20분 정도 후에 경련이 끝나면서 잠이 들었습니다.

그리고 몇 시간 잠든 후에 일어나서 집으로 갔고 집에 가서도 토하고 배아프다고 해서 ㅇㅇ병원으로 가서 CT, 뇌파, MRI 검사를 했는데 뇌파에서 수면도 아닌데 뇌전증파가 보인다고 바로 데파코트 스프링클 아침, 저녁 한 알씩 처방받아서 먹고 있습니다. 퇴원해서 집에 와서 알았는데 남편 쪽으로 병력이 있었습니다. 시아버님과 시동생이요. 가족력이 있으면 낫기 힘든가요? 또 밑에 남동생이 하나 있는데 괜찮을까요? 검사를 받아 봐야 하나요? 경련은 아직 한 번도 안했는데 가족력을 알고 나니 걱정이 됩니다. 그리고 경련을 할 때 4번 모두 오후나 점심 전후로 한 것 같은데 시간대도 항상 비슷하게 나타나나요? 자면서 하면 제가 모르고 위험한 순간이 올까봐 걱정이 됩니다.

**답변** 우선 가족력이 있다고 해서 더 난치성으로 발전하거나 하지는 않습니다. 동생도 특별한 증상이 없으면 굳이 검사를 받을 필요는 없습니다. 경련의 패턴은 환자마다 일정한 경우도 있습니다. 투약을 잘 하면서 경과를 관찰하도록 하십시오.

## 신종플루 예방주사

**27.** 신종플루 예방주사를 11월 11일 이후 실시한다 하는데 주사를 맞혀도 되는지 걱정됩니다 부모 마음에 급해서 두서 없이 질문드립니다. 도와주세요.

**답변** 플루의 예방접종은 우선 현재 발작이 심하게 있는 것이 아니라면 받으시는 것이 좋겠다는 판단이나, 이것은 담당 선생님과 상의하셔야 하겠습니다.

## 약물중단

**28.** 제 아이가 올해로 5살이 되었는데 돌무렵 발작으로 3년이라는 세월 동안, 오르필 약을 꾸준히 먹고 지내 왔습니다. 선생님께서 차츰차

츰 2 cc에서 1 cc로 줄인 다음 중단하자고 하십니다. 지금은 1 cc 먹이고 있습니다. 3년 전 7월 경부터 약을 먹기 시작했으니까 지금은 이제 끊어도 상관이 없나요? 약을 끊으면 재발할까봐 두려워 약을 1 cc 계속 먹이고 있는데 어떻게 해야 하나요? 약을 중단해야 하나요? 아니면 다시 병원을 찾아 뇌파검사를 해서 약을 중단해야 하나요? 그전에 뇌파검사와 피검사를 했는데 선생님께서는 정상이라고 말씀을 하셨습니다. 지금 계속 약을 먹이는 게 아이에게 더 안 좋은 결과를 주고 있는지 답답합니다.

**답변** 뇌파 호전이 있고 충분히 투약을 했다면 일단 투약을 중단하고 경과를 관찰하는 것이 좋겠습니다.

## 기타 약물 중복복용

**29.** 현재 케프라를 아침 저녁 400 mg 복용시키고 있는데 요즈음은 많게는 4번 부분발작을 합니다. 지난주 말, 이번 주는 하루에 0~2회(금주 중 총 4회) 부분발작을 하고 있습니다. 발작 시간이 짧기는 한데 걱정이 됩니다. 2일 병원을 방문하기로 했으니 지켜보고 있지만 걱정이 됩니다. 오늘 저녁 아이가 발작 이후 복용 여부를 기억 못해 두 배, 즉 800 mg을 먹었습니다. 걱정이 되는데 어찌해야 하나요?

**답변** 약을 두 번 먹은 것은 아직은 용량이 많지는 않으므로 너무 걱정하지 않으셔도 됩니다.

## ↗ 법률상담

### 운전면허관련

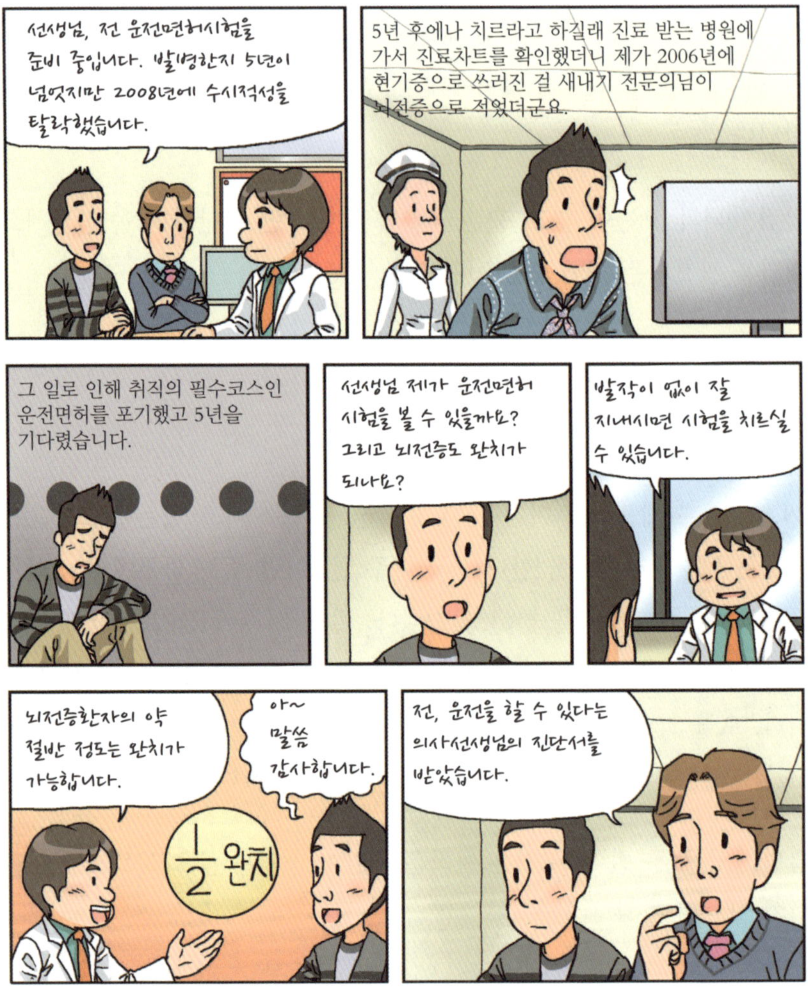
선생님, 전 운전면허시험을 준비 중입니다. 발병한지 5년이 넘었지만 2008년에 수시적성을 탈락했습니다.
5년 후에나 치르라고 하길래 진료 받는 병원에 가서 진료차트를 확인했더니 제가 2006년에 현기증으로 쓰러진 걸 새내기 전문의님이 뇌전증으로 적었더군요.
그 일로 인해 취직의 필수코스인 운전면허를 포기했고 5년을 기다렸습니다.
선생님 제가 운전면허 시험을 볼 수 있을까요? 그리고 뇌전증도 완치가 되나요?
발작이 없이 잘 지내시면 시험을 치르실 수 있습니다.
뇌전증환자의 약 절반 정도는 완치가 가능합니다.
1/2 완치
아~ 말씀 감사합니다.
전, 운전을 할 수 있다는 의사선생님의 진단서를 받았습니다.

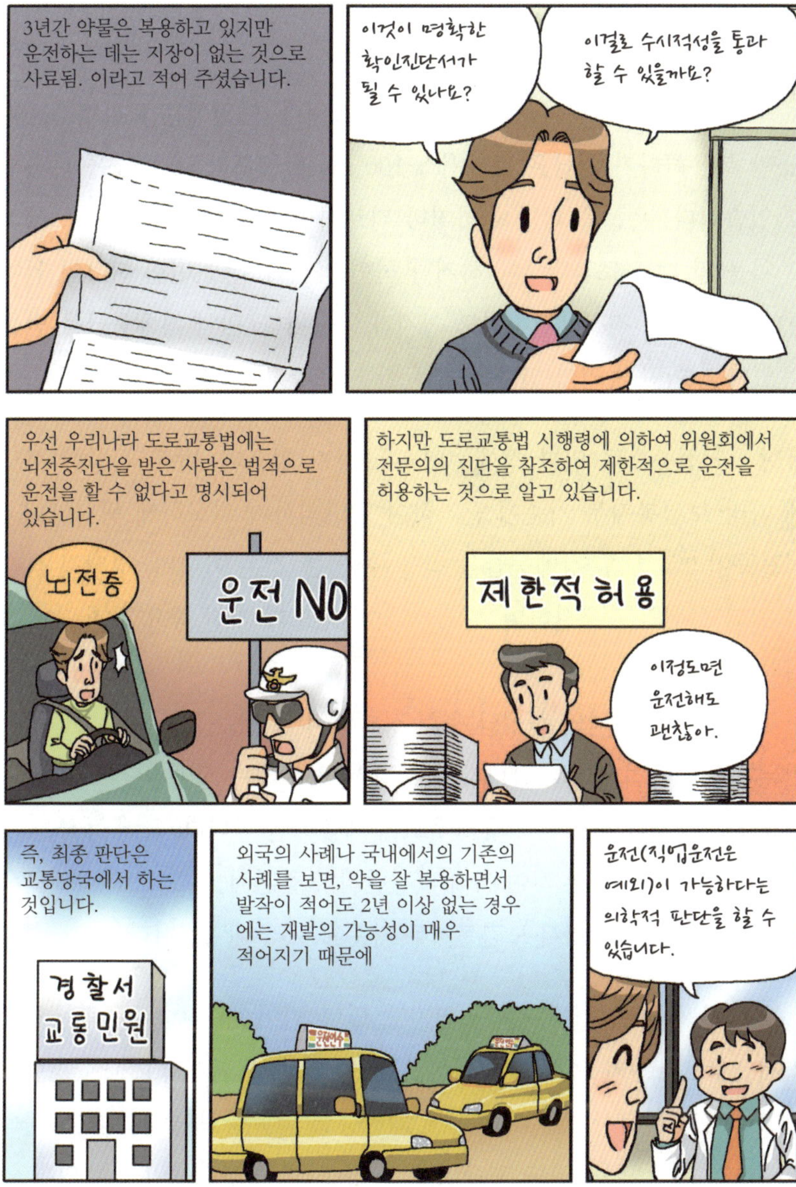

3년간 약물은 복용하고 있지만 운전하는 데는 지장이 없는 것으로 사료됨. 이라고 적어 주셨습니다.
이것이 명확한 확인진단서가 될 수 있나요?
이걸로 수시적성을 통과 할 수 있을까요?
우선 우리나라 도로교통법에는 뇌전증진단을 받은 사람은 법적으로 운전을 할 수 없다고 명시되어 있습니다.
뇌전증
운전 NO
하지만 도로교통법 시행령에 의하여 위원회에서 전문의의 진단을 참조하여 제한적으로 운전을 허용하는 것으로 알고 있습니다.
제한적 허용
이정도면 운전해도 괜찮아.
즉, 최종 판단은 교통당국에서 하는 것입니다.
경찰서 교통민원
외국의 사례나 국내에서의 기존의 사례를 보면, 약을 잘 복용하면서 발작이 적어도 2년 이상 없는 경우에는 재발의 가능성이 매우 적어지기 때문에
운전(직업운전은 예외)이 가능하다는 의학적 판단을 할 수 있습니다.

## 장애등급 관련

**1.** 저는 6살부터 뇌전증이 시작되었습니다. 예전에는 토파맥스 100 mg만 복용하다가 지금은 토파맥스 100 mg과 케프라 500 mg을 복용하고 있습니다. 운동을 힘들게 하거나 과로하면 증상이 나타납니다. 그리고 일을 할 때도 조금만 무리하거나 하면 몸이나 팔에 떨림 현상이 일어납니다. 그래서 직장생활하기도 쉽지가 않습니다. 만약 장애등급을 받을 수 있다면 어떤 방법이 있나요? 필요한 자료나 방법 좀 알려주세요.

**답변** 뇌전증으로 인한 장애는 2~4급까지 있으며, 발작의 심한 정도에 따라 보건복지부 기준에 근거하여 담당의사가 발급하게 됩니다. 단, 뇌전증이라고 모두 장애등급을 받을 수 있는 것은 아니며, 경제적 상태나 취업 상태와는 무관하며, 발작의 심한 정도가 가장 중요한 기준이 됩니다.

먼저, 담당 주치의 선생님께 현 상태에서 장애등급을 받을 가능성이 있는지를 상의하시기 바랍니다. 해당되는 경우에는 장애진단서 및 뇌전증장애 소견서를 발부받아 동사무소에 제출하면 됩니다. 장애 등급은 주치의 선생님이 정하는 것이 아니라 진단서와 소견서, 그리고 의무기록을 바탕으로 해당 관청에서 보건복지부 기준에 따라 매겨집니다.

**2.** 전 작년 11월에 3번 쓰러지고 벌떡 일어섰습니다. 동네 내과에 가서 진료 보는데 의식소실 의심 같아서 의뢰서 써가지고 대학병원에 가서 CT, 뇌파검사 했는데 뜻밖에 뇌전증 진단판정 받았습니다. 약물치료 한 지 11개월 반 정도 됐습니다. 어렸을 때 청각장애인 등록되어 있는데 뇌전증장애인 등록하려면 치료기간에 따라서 장애등급 판정을 받나요? 뇌전증장애로 등록하면 취직이 어려운가요?

**답변** 뇌전증장애로 진단받기 위해서는 일단 뇌전증의 정확한 진단이 선행되어야 하고, 이후 지속적으로 약물조절을 통한 발작재발을 위해 의사와 환자가 노력한 후에도, 기준 이상의 난치성 발작이 지속되는 경우 환자의 상태에 맞추어서 뇌전증장애로 판정되게 됩니다. 뇌전증장애인이 된다고 해서 그 자체가 취직이 제한되지는 않겠으나, 뇌전증장애의 진단기준에 따르면 사회생활 및 대인관계의 협조가 상당히 제한된 경우 장애 진단이 가능하게 되어 있으므로, 정확한 기준에 부합되는 환자는 직장 및 사회생활의 어려움이 동반되리라 봅니다.

**3.** 아버지가 뇌전증을 삼십 년 가까이 앓고 계십니다. 초창기에 한 달에 한 번 정도 발작을 했구요. 최근에 들어서는 정확하게 2년 전에 발작했습니다. 그 이후로는 발작을 하지 않았습니다. 지금 MRI 검사 받으면 결과가 나올 수 있는지 궁금합니다. 그동안 진료받은 기록이 없다고 해서요. 검사하면 되는지 궁금합니다. 만약에 검사해서 결과가 나오면 장애진단이 가능한가요?

**답변** 현재는 발작이 없는 상태이기 때문에 장애진단의 대상은 되지 않습니다. 현재 약물을 복용하고 계신가요? 약물을 복용하고 계신다면, 검사 후에 약물 중단 가능성에 대해 상담할 시기인 듯합니다.

약물을 복용하고 계시지 않고 2년 전부터 현재까지 발작이 없다면, 정밀검사(MRI, 뇌파 등)를 받으실 필요는 없습니다.

## 보험가입 관련

**4.** 저는 어릴 적부터 경미한 경기로 인해 지금까지 약을 복용하고

있습니다. 지금은 약을 꾸준히 복용하여 1년에 한 번도 안되는 횟수입니다. 다름이 아니라 이제 곧 졸업을 하고 취업을 앞두고 있습니다. 취업을 하자니, 군면제로 인해 이런저런 어려움이 많습니다.

취업 시, 이력서 군면제 사유에 어떻게 적어야 할지 막막합니다. 안 밝히는 것도 괜찮다고들 하는데, 하지만 저는 군면제 사유를 어떻게 속여본다 해도 회사 측에서 저의 군면제 사유를 알 수가 있지 않나 생각됩니다. 직장을 다니시는 분들은 지금 어떻게 해서 다니시는지도 궁금합니다.

그리고 만약 회사에 입사를 하게 되면, 4대 보험을 가입하는데, 이는 일반 생명보험과는 다른가요?

전에 보험을 가입할려고 했는데 저의 이런 질환 때문에 보험 가입이 되지 않았습니다.

그럼 4대 보험 역시 그렇지 않을까요? 정말 궁금합니다.

**답변** 근래에는 개인정보보호법이 강화됨에 따라, 군면제 사유나 질병 자료가 본인 동의 없이 알려지지는 않습니다. 입사 신체검사 시 질환 유무를 물을 수 있습니다. 이는 본인이 밝히는 것이지, 질병 자료가 자동으로 직장으로 넘어오지는 않습니다. 다만, 뇌전증 증상이 있을 때 위험해질 수 있는 직업(일부는 법적으로 또는 직장 규칙으로 정해져 있을 수 있습니다)은 스스로 피하시는 것이 좋겠고, 혹시나 증상으로 인해 사고가 생겼을 경우 본인에게 책임이 전가될 수는 있겠습니다.

## 취업관련

**5.** (공무원임용) 공익근무 중인데 몹시 불안하여 면제신청을 하려고

합니다. 행정고시나 공무원임용 시 병역면제 사유가 걸림돌이 되진 않을까요?

**답변** 면제 사유를 물을 때 문제가 될 수도 있겠습니다.

**6.** (경찰취업) 저는 현재 뇌전증을 앓고 있습니다. 스무 살입니다. 6살부터 초등학교 6학년까지 뇌파검사를 받으러 다녔구요. 중3 때부터는 약을 끊었습니다. 그리고 고3 때 다시 재발하여 뇌파검사하고 약을 복용했고, 데파코트를 현재도 복용 중에 있습니다. 그런데 제 꿈이 경찰입니다. 병원에서 소변, 혈액검사를 한다고 하는데 뇌전증약 복용 중, 뇌전증인 것이 나올까요? 병원에서 검사할 때 쯤에 제가 약을 끊으면 안 나올 수도 있을까요?

**답변** 경찰 신체검사에서 어떤 혈액검사를 시행하는지 잘 모르겠습니다만, 피검자의 의무기록에 대한 정보가 없는 상태라면, 일반적으로 하는 검사에는 뇌전증 약물에 대한 검사는 없을 것 같기는 합니다. 확실한 정보를 위해서는 확인이 필요합니다 경찰채용의 신체검사 결격사유를 공식적으로 알아보시는 것이 좋을 것 같습니다.

## 군대관련

**7.** 저는 이번 연도 5월쯤에 대발작을 해서 검사를 했지만, 결과에 아무것도 나오지 않아 퇴원했다가 두 번 더 대발작을 해서 ㅇㅇ병원에서 뇌전증의심 판정을 받고 현재 뇌전증약을 복용 중인 환자입니다.

제가 나이가 차서 군대에 갈 시기가 되었습니다. 부분발작은 말씀드렸다시피 매일 새벽에 하고 있습니다. 검사를 두 번이나 받았지만 뇌전증 확정 판정은 받지 못했습니다. 뇌전증의심으로 판정받았는데 그러면 면제는 안 된다고 합니다. 그럼 매일 새벽마다 부분발작을 하는데도 현역으로 가도 되는건가요? 안 그래도 불면증, 소화불량에 시달리고 있는데 군생활 하면서 무리가 와서 대발작 같은 걸 일으키게 될까봐 걱정입니다.

**답변** 군대 문제는 신검을 받으시기 전에 담당 선생님과 상의하시는 것이 좋겠습니다. 발작이 확실히 있다면 부분발작이라 하더라도 입대는 어려울 것으로 생각합니다.

# 항경련제 소개

1857년에 첫 번째 항경련제가 개발된 이후, 현재까지 수십여 가지의 항경련제가 개발되어 처방되고 있습니다. 특히 최근 20여 년 사이에는 기존의 항경련제가 가지고 있던 부작용을 대폭 줄이거나 새로운 기전을 이용한 다양한 항경련제가 소개되어 활발히 사용되고 있습니다. 여기에서는 현재 국내에서 흔히 사용하는 항경련제를 소개하고 약물을 사용할 때의 주의사항 및 부작용에 대해 알아보겠습니다.

우선, 다른 모든 약제와 마찬가지로 각각의 항경련제의 명칭은 두 가지가 있습니다. 약제의 성문을 지칭하는 '성분명'과 각 제약회사별로 서로 다른 이름을 붙인 '제품명'입니다. 같은 성분의 약제라고 하더라도 제조한 제약회사가 다르면 제품명이 서로 다를 수 있고, 약제의 모양이나 색깔이 다를 수 있습니다. 따라서 처방받은 약제의 제품명과 성분명을 기억해두면 도움이 되는 경우가 있습니다. 여기에서는 성분명을 중심으로 항경련제를 분류하여 소개하겠습니다.

일단, 항경련제의 사용에서 기본적으로 주의할 사항을 먼저 알려드리겠습니다.

1. 약물의 복용량과 복용시간을 준수하십시오. 만일 실수로 복용을 한 번 빠뜨렸다면, 가능한 빨리(식사 여부와 상관 없이) 복용하시면 됩니다.

그러나 이미 시간이 많이 지나서 다음 약 먹을 시간이 되었다면, 두 배의 약물을 복용하지 말고 그대로 한 번 먹을 분량만 복용하시면 됩니다. 이후로는 약물 복용을 더 철저하게 확인하셔야 합니다.

2. 주치의와 상의 없이 약물의 제품명이나 복용량 및 시간을 변경하시면 안 됩니다. 항경련제의 갑작스런 중단은 뇌전증지속증 등의 위험한 상황을 초래할 수 있습니다.
3. 대다수의 항경련제는 약물 사용 초기나 증량한 이후에 졸리거나 어지러운 부작용이 발생할 수 있습니다. 이런 경우에는 운전이나 위험한 기구를 사용하는 작업을 하면 안 됩니다. 술은 졸림이나 어지럼을 악화시킬 수 있으므로 반드시 피해야 합니다.
4. 다른 약을 함께 복용하는 경우에는 반드시 주치의에게 알려주셔야 합니다. 일부 약물은 발작 빈도에 영향을 미칠 수 있고, 항경련제의 흡수나 효과에 영향을 주기도 합니다. 만약 평소 진료를 받던 의사가 아닌 다른 의사를 만나거나, 다른 병원에 방문했을 때에는 진료를 받을 때에 반드시 뇌전증을 앓고 있음을 알리도록 합니다.
5. 피임약을 복용하고 있는 여성의 경우(주사 피임약 포함), 반드시 주치의와 상의하여 현재 사용하는 피임약의 용량이 적절한지를 확인받으시기 바랍니다. 어떤 항경련제는 피임약의 효능을 떨어뜨려서 원하지 않는 임신을 초래할 수 있으므로, 다른 피임 방법을 함께 사용하는 것이 안전합니다.
6. 임신을 계획 중이거나 현재 임신 중인 여성, 모유 수유를 하고 있는 여성은 반드시 약물 처방 및 복용 이전에 주치의와 상의하여야 합니다.

7. 수술이나 시술을 받을 경우에는 주치의에게 미리 알리고 수술 전후의 계획과 약물 복용에 대해서 상담을 받도록 합니다.
8. 알약을 복용하기 어려운 경우에는 주치의에게 미리 알려주시기 바랍니다.

그럼, 여러 가지 항경련제에 대해서 간략히 살펴보겠습니다.

### 1. 카바마제핀(Carbamazepine)

| 제품명 | 테그레톨, 카마제핀, 에필렙톨, 티모닐 등 |
|---|---|
| 제형 | 정제, 서방정제(씨알정), 시럽 |
| 복용 전 주의사항: 해당사항이 있는 경우 주치의에게 알려야 합니다. | 1) 부정맥<br>2) 이 약제의 과민반응<br>3) 이전에 다른 약제(센시발, 에트라빌, 페니토인, 아티반 등)을 복용하고 발생한 피부 발진<br>4) 현재 MAO 억제제를 복용<br>5) 현재 호르몬피임제(경구, 주사)로 피임 중<br>6) 포르피리아의 병력 |
| 복용 시 주의사항 | 1) 위장증세를 완화시키기 위해서는 식사와 함께 복용하거나, 다량의 물과 함께 복용<br>2) 약제를 복용하는 중에는 피부가 예민할 수 있으므로 자외선 노출에 주의<br>3) 서방정은 자르거나 씹어서 복용하지 말 것 |
| 부작용: 다음과 같은 증상이 발생하면 반드시 주치의에게 알려야 합니다. | 1) 시야가 흐려 보이거나 물체가 두 개로 갈라져 보임<br>2) 피로, 졸음, 어지럼, 구역, 구토, 구갈<br>3) 가슴이 갑갑하거나 갑자기 가슴이 뜀<br>4) 피부가 붉어짐, 두드러기, 발진, 가려움, 물집이 잡히거나 벗겨짐 → 범위가 넓어지거나 심해지는 경우 **약물 복용을 중단하고 가능한 빨리 주치의에게 알려야** 함<br>5) 간수치의 상승, 백혈구 감소 등 혈액 수치의 이상<br>6) 발작 횟수의 증가 |

## 2. 발프로산(Valproate) 혹은 디발프로엑스 나트륨(Divalproex Sodium)

| 제품명 | 데파코트, 데파킨, 오르필, 프로막, 발폰, 울트릴, 에필람 등 |
|---|---|
| 제형 | 정제, 주사제, 시럽 |
| 복용 전 주의사항: 해당사항이 있는 경우 주치의에게 알려야 합니다. | 1) 간염, 간경화 등 간의 이상 질환<br>2) 이 약제의 과민반응<br>3) 췌장염, 포피리아, 요소회로장애, 혈액질환, 루푸스<br>4) 메플로퀸이나 카바페넴계 항생제를 투여 중<br>5) 임신 계획이 있는 경우 |
| 복용 시 주의사항 | 1) 물과 함께 복용하는 것이 가장 적절하지만, 위장관 증세가 있는 경우에는 식사와 함께 복용하거나 우유와 복용해도 무방함<br>2) 탄산음료와 함께 복용하는 경우 불쾌한 맛이 나거나 입안에 자극이 될 수 있음 |
| 부작용: 다음과 같은 증상이 발생하면 반드시 주치의에게 알려야 합니다. | 1) 불안, 짜증, 기분의 변화<br>2) 탈모<br>3) 입안이 헐거나 피부 발진<br>4) 황달, 손떨림<br>5) 과도한 출혈이나 멍<br>6) 팔이나 다리의 부종<br>7) 발작 횟수의 증가 |

## 3. 에토숙시마이드(Ethosuximide)

| 제품명 | 자론티, 자론틸 등 |
|---|---|
| 제형 | 정제 |
| 복용 전 주의사항: 해당사항이 있는 경우 주치의에게 알려야 합니다. | 1) 포피리아, 혈액질환, 신장질환, 간질환의 병력<br>2) 이 약제의 과민반응 |
| 복용 시 주의사항 | 1) 위장관 증세가 있는 경우에는 식사와 함께 복용하거나 식후에 복용해도 무방함 |

(계속)

| | |
|---|---|
| **부작용: 다음과 같은 증상이 발생하면 반드시 주치의에게 알려야 합니다.** | 1) 흉통, 가슴 갑갑함<br>2) 거친 숨소리, 천명<br>3) 열, 목통증, 구강궤양<br>4) 기분의 변화, 예민함<br>5) 근육통, 심한 피로<br>6) 피부발진, 수포, 피부 벗겨짐, 광과민증<br>7) 과도한 출혈, 멍<br>8) 백혈구 감소, 빈혈 등의 혈액 수치 이상 |

## 4. 가바펜틴(Gabapentin)

| | |
|---|---|
| **제품명** | 뉴론틴, 가바페닌, 가바틴, 뉴로펜, 뉴렙톨, 가바렌, 가바론 등 |
| **제형** | 정제 |
| **복용 전 주의사항: 해당사항이 있는 경우 주치의에게 알려야 합니다.** | 1) 이 약제의 과민반응<br>2) 신장질환 |
| **복용 시 주의사항** | 1) 정제는 식사와 상관없이 규칙적인 시간에 복용하여도 무방함<br>2) 위장관 증세가 있는 경우에는 식사와 함께 복용하거나 식후에 복용해도 무방함 |
| **부작용: 다음과 같은 증상이 발생하면 반드시 주치의에게 알려야 합니다.** | 1) 입술이나 혀의 부종<br>2) 피부 발진<br>3) 발열<br>4) 과다행동, 공격적, 폭력적인 성격, 기분의 변화<br>5) 집중력 저하, 졸음, 어지럼 |

## 5. 라모트리진(Lamotrigine)

| | |
|---|---|
| **제품명** | 라믹탈, 라비시틴, 라모티진, 라멥틸, 라트리진, 라미아트, 라모스탈 등 |
| **제형** | 정제 |

(계속)

| | |
|---|---|
| **복용 전 주의사항: 해당사항이 있는 경우 주치의에게 알려야 합니다.** | 1) 다른 항경련제에 대한 과민반응<br>2) 이 약제의 과민반응<br>3) 자살 충동<br>4) 다른 약물을 같이 복용할 경우<br>5) 현재 호르몬피임제(경구, 주사)로 피임 중 |
| **복용 시 주의사항** | 1) 물과 함께 복용하는 것이 가장 적절<br>2) 위장관 불편감이 있는 경우에는 식사와 함께 복용하거나 우유와 복용해도 무방함<br>3) 임신한 경우 주치의와 용량에 대해 상의 |
| **부작용: 다음과 같은 증상이 발생하면 반드시 주치의에게 알려야 합니다.** | 1) 발열, 구강, 안구, 코점막의 통증<br>2) 피부발진, 수포, 벗겨짐, 가려움<br>3) 안면부종, 입술이나 혀의 부종<br>4) 임파절 부종 → 위의 증상들이 범위가 넓어지거나 심해지는 경우 **약물 복용을 중단하고 가능한 빨리 주치의에게 알려야** 함<br>5) 복시<br>6) 손떨림<br>7) 졸림, 집중력 저하, 기억력 저하<br>8) 발작의 양상이나 빈도의 변화<br>9) 기분의 변화, 우울감, 심한 피로 |

## 6. 레베티라세탐(Levetiracetam)

| | |
|---|---|
| **제품명** | 케프라, 케피람, 레비로틴, 레비티람, 레비티퀄, 에필라탐, 큐팜, 에필프라, 티나세탐 등 |
| **제형** | 정제, 주사제, 시럽 |
| **복용 전 주의사항: 해당사항이 있는 경우 주치의에게 알려야 합니다.** | 1) 우울증, 정신병<br>2) 이 약제의 과민반응<br>3) 신장질환 |
| **복용 시 주의사항** | 1) 정제는 식사와 상관없이 규칙적인 시간에 복용하여도 무방함 |
| **부작용: 다음과 같은 증상이 발생하면 반드시 주치의에게 알려야 합니다.** | 1) 호흡곤란, 목 통증<br>2) 피부 발진, 입술이나 혀의 부종<br>3) 공격적, 폭력적 성격, 우울 등의 기분변화<br>4) 발작의 양상이나 빈도의 변화<br>5) 졸림, 어지럼, 보행장애 |

## 7. 옥스카바제핀(Oxcarbazepine)

| 제품명 | 트리렙탈, 옥사제핀, 유니렙시 등 |
|---|---|
| 제형 | 정제, 시럽제 |
| 복용 전 주의사항: 해당사항이 있는 경우 주치의에게 알려야 합니다. | 1) 카바마제핀에 대한 과민반응<br>2) 이 약제의 과민반응<br>3) 저나트륨혈증, 부정맥<br>4) 현재 호르몬피임제(경구, 주사)로 피임 중 |
| 복용 시 주의사항 | 1) 정제는 식사와 상관없이 규칙적인 시간에 복용하여도 무방함 |
| 부작용: 다음과 같은 증상이 발생하면 반드시 주치의에게 알려야 합니다. | 1) 열, 피부발진, 두드러기, 호흡곤란: 이러한 증상들이 나타날 경우 약물 복용을 중단하고 가능한 빨리 주치의에게 알려야 함<br>2) 저나트륨혈증<br>3) 부정맥<br>4) 어지럼, 복시, 시야장애<br>5) 과도한 출혈, 멍<br>6) 오심, 구토, 피로,<br>7) 졸음, 의식장애, 혼동 |

## 8. 페노바비탈(Phenobarbital)

| 제품명 | 페노바르비탈 |
|---|---|
| 제형 | 정제, 주사제 |
| 복용 전 주의사항: 해당사항이 있는 경우 주치의에게 알려야 합니다. | 1) 혈액질환, 간 질환<br>2) 바비튜레이트 계열 약물에 과민반응이 있는 경우<br>3) 포르피리아<br>4) 현재 포르몬피임제(경구, 주사)로 피임 중 |
| 복용 시 주의사항 | 1) 정제는 식사와 상관없이 규칙적인 시간에 복용하여도 무방함 |

(계속)

| 부작용: 다음과 같은 증상이 발생하면 반드시 주치의에게 알려야 합니다. | 1) 발작의 양상이나 빈도의 변화<br>2) 혼동, 기분 변화, 우울, 환청, 환시<br>3) 저혈압, 부정맥<br>4) 호흡곤란, 열, 목 통증, 어지럼, 실신<br>5) 간장애, 신장애, 백혈구 감소<br>6) 피부발진, 수포, 피부 벗겨짐, 두드러기<br>7) 과도한 출혈, 멍<br>8) 황달, 피로<br>9) 약물의존성 및 금단현상<br>10) 구루병, 골연화증, 치아형성부전 |
|---|---|

## 9. 페니토인(Phenytoin)

| 제품명 | 페니토인, 히단토인, 쎄레빅스 등 |
|---|---|
| 제형 | 정제, 주사제 |
| 복용 전 주의사항: 해당사항이 있는 경우 주치의에게 알려야 합니다. | 1) 간질환, 혈액질환<br>2) 부정맥 등의 심장질환<br>3) 이 약제의 과민반응<br>4) 현재 포르몬피임제(경구, 주사)로 피임 중 |
| 복용 시 주의사항 | 1) 자의로 약물을 추가로 복용하는 것은 매우 위험<br>2) 잇몸 조직이 과도하게 자라나서 치과 진료가 필요할 수 있음<br>3) 제산제나 지사제를 함께 복용하면 안 됨 |
| 부작용: 다음과 같은 증상이 발생하면 반드시 주치의에게 알려야 합니다. | 1) 흉통, 가슴 답답함<br>2) 실신, 어지럼, 두통, 혼동, 복시, 시야장애<br>3) 손발저림<br>4) 발작의 양상이나 빈도의 변화<br>5) 소변색의 변화, 황달<br>6) 발열, 발진, 수포, 피부 벗겨짐<br>7) 과도한 출혈, 멍 |

## 10. 프레가발린(Pregabalin)

| 제품명 | 리리카, 가바뉴로, 뉴리카, 리카발, 프레갈 등 |
|---|---|
| 제형 | 정제 |
| 복용 전 주의사항: 해당사항이 있는 경우 주치의에게 알려야 합니다. | 1) 신장질환<br>2) 녹내장<br>3) 심부전<br>4) 이 약제의 과민반응 |
| 복용 시 주의사항 | 1) 정제는 식사와 상관없이 규칙적인 시간에 복용하여도 무방함<br>2) 위장관 증세가 있는 경우에는 식사와 함께 복용하거나 식후에 복용해도 무방함 |
| 부작용: 다음과 같은 증상이 발생하면 반드시 주치의에게 알려야 합니다. | 1) 부정맥<br>2) 어지럼, 졸림, 피로, 두통<br>3) 피부발진, 가려움, 부종<br>4) 소변량의 변화, 기분 변화, 식욕 증가<br>5) 떨림, 움찔거림<br>6) 발작의 양상이나 빈도의 변화 |

## 11. 토피라메이트(Topiramate)

| 제품명 | 토파맥스, 토피론, 토피라트, 토파메드, 토팜, 폰다미스, 토핀 등 |
|---|---|
| 제형 | 정제 |
| 복용 전 주의사항: 해당사항이 있는 경우 주치의에게 알려야 합니다. | 1) 간질환, 신장질환<br>2) 대사성산증<br>3) 녹내장<br>4) 우울감, 자살충동<br>5) 이 약제의 과민반응<br>6) 요로결석<br>7) 현재 포르몬피임제(경구, 주사)로 피임 중 |
| 복용 시 주의사항 | 1) 정제는 식사와 상관없이 규칙적인 시간에 복용하여도 무방함<br>2) 물을 많이 마시는 것이 요로결석 예방에 도움이 됨 |

(계속)

| | |
|---|---|
| **부작용: 다음과 같은 증상이 발생하면 반드시 주치의에게 알려야 합니다.** | 1) 언어장애, 기억력 장애<br>2) 손발저림, 통증, 땀 분비 감소, 체온 증가<br>3) 우울감, 안절부절 못함, 기분변화<br>4) 보행장애, 시야장애, 안구통<br>5) 체중감소<br>6) 발작의 양상이나 빈도의 변화<br>7) 요로결석<br>8) 피부발진, 수포, 피부 벗겨짐<br>9) 오심, 구토, 복통, 황달, 심한 피로<br>10) 얼굴, 입술, 혀의 부종 |

## 12. 비가바트린(Vigabatrin)

| | |
|---|---|
| **제품명** | 사브릴 |
| **제형** | 정제 |
| **복용 전 주의사항: 해당사항이 있는 경우 주치의에게 알려야 합니다.** | 1) 신장질환<br>2) 이 약제의 과민반응<br>3) 정신병, 우울증<br>4) 시력이나 시야의 장애 |
| **복용 시 주의사항** | 1) 정제는 식사와 상관없이 규칙적인 시간에 복용하여도 무방함<br>2) 장기 복용 시에는 시야 및 시력을 규칙적으로 검사 |
| **부작용: 다음과 같은 증상이 발생하면 반드시 주치의에게 알려야 합니다.** | 1) 시야장애, 시력저하, 색각이상<br>2) 기억력 감소<br>3) 안구통증<br>4) 발작 양상의 변화나 빈도의 증가<br>5) 보행실조, 어지럼 |

## 13. 조니사마이드(Zonisamide)

| | |
|---|---|
| **제품명** | 엑세그란 |
| **제형** | 정제 |

(계속)

| 복용 전 주의사항: 해당사항이 있는 경우 주치의에게 알려야 합니다. | 1) 설포나마이드 과민반응<br>2) 이 약제의 과민반응<br>3) 요로결석<br>4) 간질환, 신장질환<br>5) 우울감, 자살충동 |
|---|---|
| 복용 시 주의사항 | 1) 정제는 식사와 상관없이 규칙적인 시간에 복용하여도 무방함<br>2) 물을 많이 마시는 것이 요로결석 예방에 도움이 됨 |
| 부작용: 다음과 같은 증상이 발생하면 반드시 주치의에게 알려야 합니다. | 1) 언어장애, 기억력 장애, 집중력 저하<br>2) 땀 분비 감소, 체온 증가<br>3) 우울감, 안절부절 못함, 기분변화<br>4) 환청, 환시<br>5) 발작의 양상이나 빈도의 변화<br>6) 피부발진, 수포, 피부 벗겨짐<br>7) 요로결석<br>8) 오심, 구토, 심한 피로 |

## 14. 클로바잠(Clobazam)

| 제품명 | 센틸 |
|---|---|
| 제형 | 정제 |
| 복용 전 주의사항: 해당사항이 있는 경우 주치의에게 알려야 합니다. | 1) 벤조다이아제핀 계열 약물에 과민반응<br>2) 이 약제의 과민반응<br>3) 약물남용, 과용<br>4) 우울증, 조울증, 조현병 등 정신과적 병력 |
| 복용 시 주의사항 | 1) 정제는 식사와 상관없이 규칙적인 시간에 복용하여도 무방함<br>2) 약에 대한 의존성이 생길 수 있음<br>3) 약을 갑자기 중단하는 경우 발작 빈도의 증가 및 금단 증상을 일으킬 수 있음 |
| 부작용: 다음과 같은 증상이 발생하면 반드시 주치의에게 알려야 합니다. | 1) 의식저하, 혼동, 어지럼, 실신<br>2) 기분변화, 우울, 자해행동, 공격성, 흥분감<br>3) 복시, 안구진탕, 환청, 환시<br>4) 근육통, 손떨림<br>5) 심한 피로 |

## 15. 클로나제팜(Clonazepam)

| 제품명 | 리보트릴 |
| --- | --- |
| 제형 | 정제 |
| 복용 전 주의사항: 해당사항이 있는 경우 주치의에게 알려야 합니다. | 1) 벤조다이아제핀 계열 약물에 과민반응<br>2) 이 약제의 과민반응<br>3) 약물남용, 과용<br>4) 우울증, 조울증, 조현병 등 정신과적 병력 |
| 복용 시 주의사항 | 1) 정제는 식사와 상관없이 규칙적인 시간에 복용하여도 무방함<br>2) 약에 대한 의존성이 생길 수 있음<br>3) 약을 갑자기 중단하는 경우 발작 빈도의 증가 및 금단 증상을 일으킬 수 있음 |
| 부작용: 다음과 같은 증상이 발생하면 반드시 주치의에게 알려야 합니다. | 1) 의식저하, 혼동, 어지럼, 실신<br>2) 기분변화, 우울, 자해행동, 공격성, 흥분감<br>3) 복시, 안구진탕, 환청, 환시<br>4) 근육통, 손떨림<br>5) 심한 피로 |

## 16. 디아제팜(Diazepam)

| 제품명 | 바리움, 디아제팜, 메로드 등 |
| --- | --- |
| 제형 | 정제, 주사제 |
| 복용 전 주의사항: 해당사항이 있는 경우 주치의에게 알려야 합니다. | 1) 벤조다이아제핀 계열 약물에 과민반응<br>2) 이 약제의 과민반응<br>3) 약물남용, 과용<br>4) 우울증, 조울증, 조현병 등 정신과적 병력 |
| 복용 시 주의사항 | 1) 정제는 식사와 상관없이 규칙적인 시간에 복용하여도 무방함<br>2) 약에 대한 의존성이 생길 수 있음<br>3) 약을 갑자기 중단하는 경우 발작 빈도의 증가 및 금단 증상을 일으킬 수 있음 |

(계속)

| 부작용: 다음과 같은 증상이 발생하면 반드시 주치의에게 알려야 합니다. | 1) 의식저하, 혼동, 어지럼, 실신<br>2) 기분변화, 우울, 자해행동, 공격성, 흥분감<br>3) 복시, 안구진탕, 환청, 환시<br>4) 근육통, 손떨림<br>5) 심한 피로<br>6) 호흡저하, 저혈압(특히 주사제) |
|---|---|

## 17. 로라제팜(Lorazepam)

| 제품명 | 로라반, 스리반, 아티반 |
|---|---|
| 제형 | 정제, 주사제 |
| 복용 전 주의사항: 해당사항이 있는 경우 주치의에게 알려야 합니다. | 1) 벤조다이아제핀 계열 약물에 과민반응<br>2) 이 약제의 과민반응<br>3) 약물남용, 과용<br>4) 우울증, 조울증, 조현병 등 정신과적 병력 |
| 복용 시 주의사항 | 1) 정제는 식사와 상관없이 규칙적인 시간에 복용하여도 무방함<br>2) 약에 대한 의존성이 생길 수 있음<br>3) 약을 갑자기 중단하는 경우 발작 빈도의 증가 및 금단 증상을 일으킬 수 있음 |
| 부작용: 다음과 같은 증상이 발생하면 반드시 주치의에게 알려야 합니다. | 1) 의식저하, 혼동, 어지럼, 실신<br>2) 기분변화, 우울, 자해행동, 공격성, 흥분감<br>3) 복시, 안구진탕, 환청, 환시<br>4) 근육통, 손떨림<br>5) 심한 피로<br>6) 호흡저하, 저혈압(특히 주사제) |

## 18. 프리미돈(Primidone)

| 제품명 | 프리미돈 |
|---|---|
| 제형 | 정제 |

(계속)

| 복용 전 주의사항: 해당사항이 있는 경우 주치의에게 알려야 합니다. | 1) 혈액질환, 간질환<br>2) 포르피리아<br>3) 바비튜레이트 계열 약물에 과민반응이 있는 경우<br>4) 이 약제의 과민반응<br>5) 현재 포르몬피임제(경구, 주사)로 피임 중 |
|---|---|
| 복용 시 주의사항 | 1) 정제는 식사와 상관없이 규칙적인 시간에 복용하여도 무방함 |
| 부작용: 다음과 같은 증상이 발생하면 반드시 주치의에게 알려야 합니다. | 1) 발작의 양상이나 빈도의 변화<br>2) 혼동, 기분 변화, 우울, 환청, 환시<br>3) 황달, 피로<br>4) 호흡곤란, 열, 목 통증, 어지럼, 실신, 복시<br>5) 간장애, 신장애, 백혈구 감소<br>6) 피부발진, 수포, 피부 벗겨짐, 두드러기<br>7) 과도한 출혈, 멍 |

## 19. 루피나마이드(Rufinamide)

| 제품명 | 이노베론 |
|---|---|
| 제형 | 정제 |
| 복용 전 주의사항: 해당사항이 있는 경우 주치의에게 알려야 합니다. | 1) 간기능 저하<br>2) 자살충동, 자살행동<br>3) 임신 중, 혹은 임신 계획<br>4) 부정맥<br>5) 다른 약물을 같이 복용할 경우 |
| 복용 시 주의사항 | 1) 정제는 식사와 상관없이 규칙적인 시간에 복용하여도 무방함 |
| 부작용: 다음과 같은 증상이 발생하면 반드시 주치의에게 알려야 합니다. | 1) 과도한 피로감, 졸림, 어지럼<br>2) 식욕부진, 체중감소<br>3) 불면, 불안<br>4) 피부 발진, 벗겨짐, 수포, 가려움<br>5) 발작의 양상이나 빈도의 변화 |

## 20. 라코사마이드(Lacosamide)

| 제품명 | 빔팻, 라코, 네오팻, 빔스크, 빔코사 |
|---|---|
| 제형 | 정제, 시럽제 |
| 복용 전 주의사항: 해당사항이 있는 경우 주치의에게 알려야 합니다. | 1) 간기능 저하<br>2) 부정맥<br>3) 자살사고, 자살행동<br>4) 이 약제의 과민반응 |
| 복용 시 주의사항 | 1) 정제는 식사와 상관없이 규칙적인 시간에 복용하여도 무방함 |
| 부작용: 다음과 같은 증상이 발생하면 반드시 주치의에게 알려야 합니다. | 1) 우울감, 불면증, 기분변화<br>2) 어지럼, 복시, 보행실조, 두통<br>3) 졸림, 시야장애<br>4) 구역, 구토, 변비<br>5) 가려움, 발진, 수포, 피부 벗겨짐<br>6) 부정맥<br>7) 백혈구 수치 감소 등 혈액 수치의 이상 |

## 21. 페람파넬(Perampanel)

| 제품명 | 파이콤파 |
|---|---|
| 제형 | 정제 |
| 복용 전 주의사항: 해당사항이 있는 경우 주치의에게 알려야 합니다. | 1) 간 질환, 신장 질환<br>2) 이 약제의 과민반응<br>3) 우울증, 조울증, 조현병 등 정신과적 병력<br>4) 자살사고, 자살행동<br>5) 다른 약물을 같이 복용할 경우 |
| 복용 시 주의사항 | 1) 잠자리에 들기 직전에 복용 |
| 부작용: 다음과 같은 증상이 발생하면 반드시 주치의에게 알려야 합니다. | 1) 어지럼, 졸음, 보행실조, 복시, 시야장애<br>2) 체중 증가<br>3) 공격성, 기분 변화, 자살충동, 자살사고<br>4) 피로, 오심, 두통 |

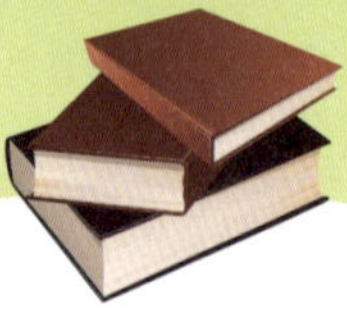

# 찾아보기

## ㄱ



## ㄴ



## ㄷ

## ㅈ



## ㅊ



## ㅋ



## ㅌ



## ㅍ

## ㅎ



## 기타

# 집필진 소개

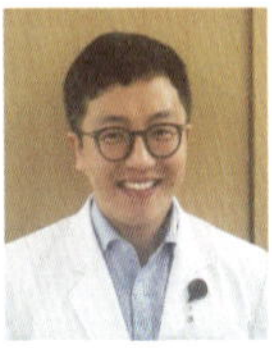

이름: 김근태

소속: 계명대학교 동산병원 신경과

주요 경력:

- 계명대학교 동산병원 신경과 조교수
- 계명대학교 의과대학 졸업
- 계명대학교 동산병원 신경과 전공의
- 서울대학교병원 신경과 전임의
- 대한뇌전증학회 정회원

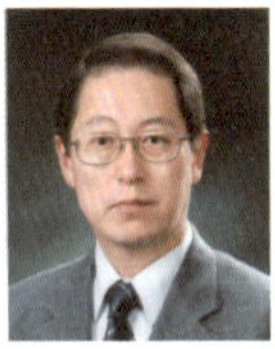

이름: 김기중

소속: 서울대학교병원 소아청소년과

주요 경력:

- 서울대학교병원 소아청소년과 교수
- 대한뇌전증학회 유전위원장
- 대한소아신경학회 국제학회대표

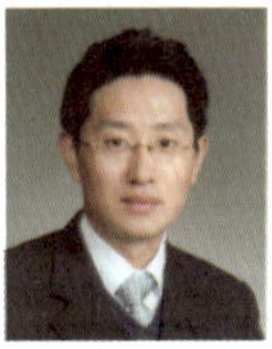

이름: 김동욱

소속: 건국대학교병원 신경과

주요 경력:

- 건국대학교병원 신경과 부교수
- 서울대학교 의과대학 졸업
- 서울대학교병원 신경과 전공의
- 서울대학교병원 신경과 전임의

- 2013 건국대학교병원 젊은 연구자상
- 대한뇌전증학회 정도관리위원장
- Journal of Epilepsy Research 편집위원
- 대한임상신경생리학회 정회원

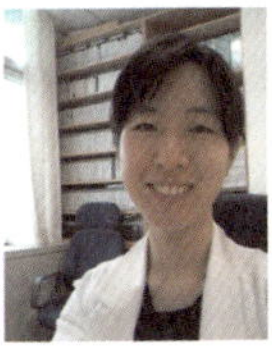

이름: 김세희

소속: 연세대학교 세브란스 어린이병원 소아신경과

주요 경력:

- 연세대학교 세브란스 어린이병원 소아신경과 조교수
- 서울대학교 의과대학 졸업
- 서울대학교 어린이병원 소아청소년과 전공의
- 서울대학교 어린이병원 소아신경과 임상강사
- 미국 시카고 Northwestern 의과대학 어린이병원 뇌전증센터 연수
- 대한뇌전증학회 정회원
- 대한소아신경학회 정회원
- 미국 임상신경생리학회 정회원
- 미국 뇌전증학회 정회원

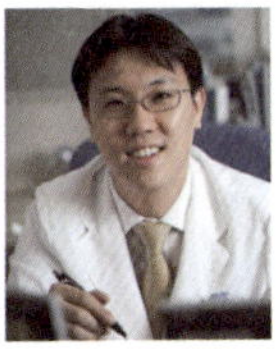

이름: 김헌민

소속: 분당서울대학교병원 소아청소년과

주요 경력:

- 분당서울대학교병원 소아청소년과 뇌신경센터 조교수
- 필라델피아 어린이병원 뇌전증센터 연수
- 대한소아신경학회 학술위원회 간사

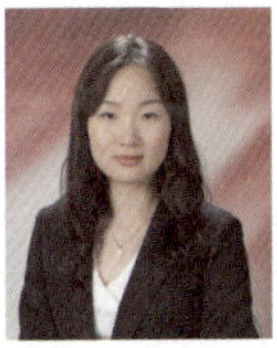

이름: 문혜진

소속: 순천향대학교 부천병원 신경과

주요 경력:

- 서울대학교 의과대학 졸업
- 서울대학교병원 신경과 전공의
- 서울대학교병원 신경과 전임의
- 계명대학교 동산병원 신경과 조교수
- 순천향대학교 부천병원 신경과 조교수

- 대한뇌전증학회 사회위원회 위원, 수련교육위원

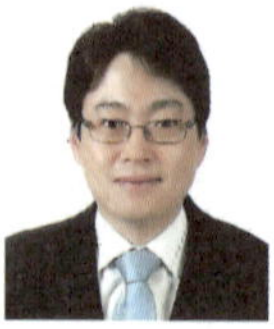

이름: 박경일

소속: 서울대학교병원 신경과

주요 경력:

- 서울대학교병원 신경과 교수
- 서울대학교 의과대학 졸업
- 서울대학교 의과대학 의학박사
- 서울대학교병원 신경과 레지던트
- 서울대학교병원 신경과 임상강사
- 2011 향설 젊은연구자상
- Massachusetts General Hospital, Harvard medical school 연수
- 인제대학교 서울백병원 신경과 전임강사, 조교수, 부교수
- 대한뇌전증학회 종신회원

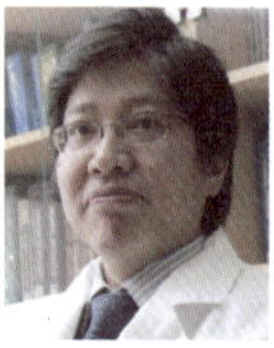

이름: 이상건

소속: 서울대학교병원 신경과

주요 경력:

- 서울대학교병원 신경과 교수
- 서울대학교 의과대학 신경과학교실 주임교수
- 서울대학교병원 신경과장
- 서울대학교병원 성인뇌전증집중치료센터장
- 대한뇌전증학회 간행위원장
- 대한뇌전증학회 학술이사
- 대한뇌전증학회 종신회원
- 미국 학술지 Journal of Epilepsy Research Consulting Editor
- 미국 뇌전증학회 정회원

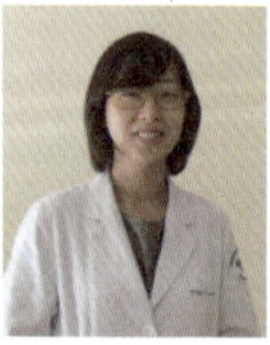

이름: 이서영

소속: 강원대학교 의학전문대학원 신경과 교수

주요 경력:

- 강원대학교병원 신경과 교수
- 서울대학교 의과대학 졸업

- 서울대학교 의과대학 의학박사
- 서울대학교병원 신경과 전공의
- 서울대학교병원 신경과 전임의
- 스탠포드 대학교 수면의학 연수

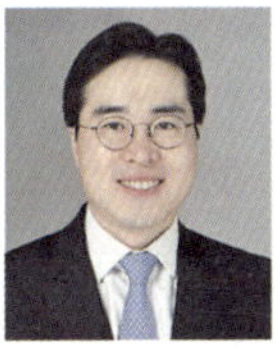

이름: 이순태

소속: 서울대학교병원 신경과

주요 경력:

- 서울대학교병원 신경과 부교수
- 서울대학교 의과대학 졸업
- 서울대학교병원 신경과 전공의
- 서울대학교병원 신경과 전임의
- 하버드의대 암병원 임상연수
- 서울대학교병원 신경과 조교수

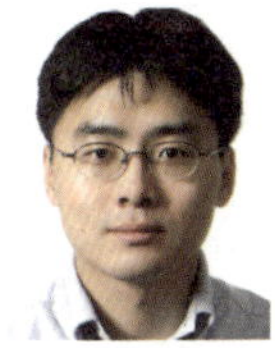

이름: 임병찬

소속: 서울대학교병원 소아청소년과

주요 경력:

- 서울대학교병원 소아청소년과 부교수
- 서울대학교 의과대학 졸업
- 서울대학교병원 소아청소년과 전공의
- 서울대학교병원 소아청소년과 전임의
- 분당서울대학교병원 소아청소년과 조교수
- 보스톤 소아병원, 시애틀 소아병원 연수

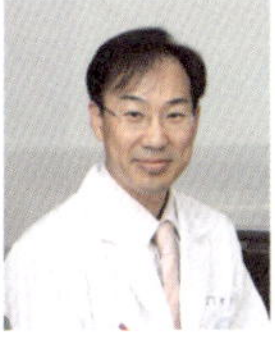

이름: 정기영

소속: 서울대학교병원 신경과

주요 경력:

- 서울대학교병원 신경과 부교수
- University of California, San Diego 방문교수
- 대한뇌전증학회 역학위원장
- International League Against Epilepsy, Asia Chapter, Information Committee

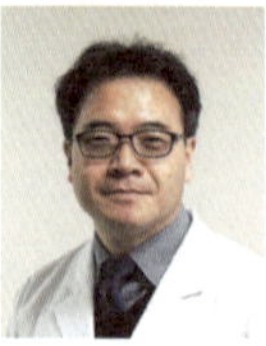

이름: 조용원

소속: 계명대학교 동산병원 신경과

주요 경력:

- 계명대학교 의과대학 신경과학교실 주임교수
- 계명대학교 동산병원 신경과장
- 계명대학교 동산병원 뇌전증센터장
- 미국 존스홉킨스 병원 뇌전증센터 연수
- 미국 국립의료원(NIH) 뇌전증센터 연수
- 에필리아(대한임상뇌전증연구학회) 회장
- 대한뇌전증학회 정회원
- 대한신경과학회 정회원
- 대한수면연구학회 정회원

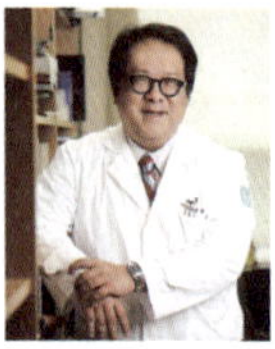

이름: 황희

소속: 분당서울대학교병원 소아청소년과

주요 경력:

- 분당서울대학교병원 소아청소년과/뇌신경센터 부교수
- 서울대학교 의과대학 소아청소년과학교실 부교수
- 서울대학교 의과대학 졸업
- 서울대학교병원 어린이병원 소아청소년과 전공의
- 분당서울대학교병원 디지털헬스케어연구사업부장
- 분당서울대학교병원 CIO(최고정보책임자)
- 대한뇌전증학회 정회원
- 대한소아신경학회 정회원

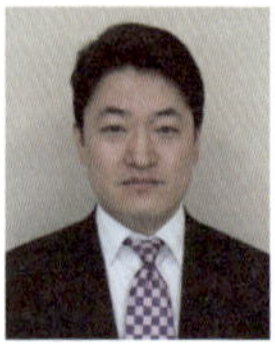

이름: 김윤락

소속: 법무법인 우주 변호사

주요 경력:

- 서울대학교 법과대학 졸업 및 동 대학원 수료
- 제44회 사법시험 합격 및 제34기 사법연수원 수료
- 법무법인 한우리 구성원 변호사
- 서울지방변호사회 운영위원회 운영위원 및 중소기업고문변호사단
- 대한변협법률구조재단 법률구조변호사

- 저작물: 정부합동점검반 감찰활동의 법적 근거에 관한 연구, 민사소송법판례평석, 사례로 알아보는 생활법률 외 다수

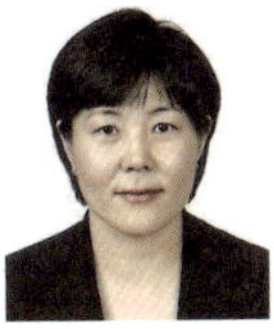

이름: 이주화

소속: 계명대학교 동산병원 신경과 뇌전증센터

주요 경력:

- 계명대학교 동산병원 신경과 뇌전증센터 임상심리사
- 계명대학교 대학원 심리학과 박사 수료
- 정신보건 임상심리사 / 임상심리전문가
- 현실치료 전문가

# 에필리아가 들려주는 뇌전증 이야기 |증보판|

초판 1쇄 : 2013년 02월 20일
초판 3쇄 : 2017년 09월 01일

저 자 : 에필리아 편집위원회
펴 낸 이 : 송주섭
편 집 장 : 이재선
기 획 자 : 이경민
마 케 팅 : 임태완, 김호철, 최성규, 정명한, 김모란, 한태수, 박만근, 박현진
사 이 즈 : 150 × 223 mm
펴 낸 곳 : 범문에듀케이션
주 소 : 서울시 양천구 목동서로 211 범문빌딩(우 07995)
전 화 : (02)2654-5131
팩 스 : (02)2652-1500
홈페이지 : www.medicalplus.co.kr

등 록 : 제 2011-000001호
I S B N : 978-89-97140-58-9
편집 · 디자인 : (주)우일미디어디지텍

* 잘못된 책은 교환하여 드립니다.